소금의
진실과 건강

소금의
진실과 건강

초판 1쇄 발행일 2022년 10월 1일
초판 2쇄 발행일 2022년 11월 1일
초판 3쇄 발행일 2023년 8월 3일
초판 4쇄 발행일 2024년 7월 25일

지은이 조기성
펴낸이 양옥매
디자인 표지혜 송다희
교   정 김민정

펴낸곳 도서출판 책과나무
출판등록 제2012-000376
주소 서울특별시 마포구 방울내로 79 이노빌딩 302호
대표전화 02.372.1537 팩스 02.372.1538
이메일 booknamu2007@naver.com
홈페이지 www.booknamu.com
ISBN 979-11-6752-188-0 (03510)

소금의
진실과 건강

저염식의 위험과 극복

조기성 **지음**

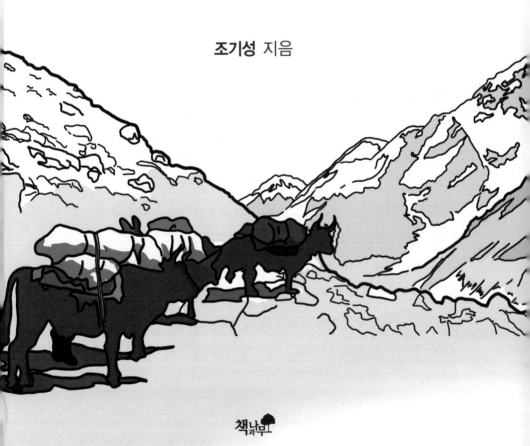

책과나무

머리말

    인류는 몇만 년을 소금과 함께하면서 소금을 구하기 쉬운 지역에 정착해 문명을 이루고 소금은 음식에 맛을 더해주며 전쟁이나 빈곤으로 어려울 때 초근목피도 가능하게 해주는 등 인류의 생사를 좌우했다.

    산업혁명 이후 인공소금인 정제염이 개발, 확대되고 이를 식용과 공업용 구분 없이 사용하면서 소금이 고혈압의 원인이라며 싱겁게 먹어야 한다는 저염식 문화가 세계적으로 확대되었다. 그 후 100년 이상이 지나 저염식으로 인한 부작용이 세계 곳곳에서 나타나고 있는데도 여진은 지속되고 소금을 원수처럼 대한다. 인류가 천연소금을 계속 섭취해왔다면 고혈압의 논란이 없었을 것이다. 미네랄이 없는 순소금인 정제염으로 인한 인재인데도 정제염만을 탓하지 않고 미네랄이 풍부한 암염, 천일염, 죽염을 비롯한 모든 소금을 주범으로 여겨왔다.

    이에 대한 유일한 대안이 일일 소금 섭취량을 일률적으로 권장한 것이다. 사람들은 이에 따라 순소금 따로, 미네랄 따로 섭취하고 있으나 저마다 타고난 체질과 환경이 다르고 내 몸이 필요로 하는 소금과 어떤 미네랄이 얼마나 필요한지 알기도, 일상에서 섭취하기도 어려운 것이 현실이다.

필자는 소금이 고혈압의 원인이라며 세계적으로 100년 이상 지속되어 온 순소금 섭취에 따른 소금-혈압 가설과 미네랄이 풍부한 갯벌천일염, 죽염에도 저염식이 적용되는지 등 소금의 진실을 밝히는데 과학, 의학, 문학, 역사, 음양오행 등 동양철학이 어우러진 우주, 지구, 우리 몸의 순환원리 차원의 탐구로 30여 년을 노력해왔다. 이를 위해 세계의 바닷물과 암염, 천일염, 죽염에 함유된 미네랄을 분석하고 순소금처럼 혈압이 올라가는지 등 인체에 미치는 영향을 동물실험을 통해 분석했다.

결과는 바닷물에 함유된 미네랄이 산천에 따라 다르고 그곳에서 생산되는 갯벌천일염도 달랐으며, 한국의 천일염은 프랑스의 게랑드 천일염과 함께 세계적으로 미네랄이 균형 있고 풍부했다. 또한 소금이 혈액, 콩팥, 혈압에 미치는 영향도 소금의 종류별로 달랐다. 실험용 쥐의 콩팥에 병이 생겨 혈압이 올라가도록 소금을 많이 섭취시켰을 때 정제염은 혈압이 70% 올라가고 천일염, 죽염은 40% 올라갔다. 미네랄이 없는 순소금(정제염)을 많이 섭취하면 혈압이 올라가지만 천일염, 죽염은 몸이 거부하는 것을 거슬러 짜게 섭취하지 않는 한 혈압이 올라가지 않았으며, 서구에서 실험했던 순소금과 한국의 천일염, 죽염이 혈압과 인체에 미치는 영향이 크게 달랐다.

이는 미네랄이 없는 정제염은 소듐(나트륨 Na)과 염소(Cl)만으로 되어 있어 이들이 체내에 많고 적음에 따라 혈액의 균형이 깨져 부작용이 따르나 천일염, 죽염은 미네랄이 풍부해 혈액과 여러 장기의 균형이 깨지지 않는다. 체내에 미네랄의 불균형이 생기면 콩팥(신장)이 남는 미네랄을 체외로 배출시키고 부족한 미네랄을 재흡수한다. 따라서 짠 것보다 싱겁게 먹을 때 콩팥은 체내에 없는 미네랄을 재흡수하려고 더 무리해 질병으로 이어진다. 같은 값이면 싱거운 것보다 짠 것이 오히려 몸에 더 좋다는 것을 알 수 있었다.

소금 섭취량의 진실은 싱겁지도 짜지도 않는 그 사이에 있다.

현재 코로나가 지속되고 있는데 위드 코로나(with corona)를 시작했다. 이에 대응하기 위한 지속적인 면역력 향상에 효과적인 음식백신(food vaccine) 중의 하나가 죽염, 천일염이다. 식사 때마다 간을 맞춰 체내 혈액의 기본조건인 약알칼리성(pH 7.4)으로 유지해 면역력을 향상하면 코로나 등 바이러스에 의한 질병의 예방과 극복에 도움이 된다.

앞으로 지구온난화로 코로나보다 더 강한 바이러스 등의 출현이 잦아지고 온열질환이 심해져 체내 소금기의 수요는 증가하나 순소금 섭취에 따른 부작용은 더욱 심각해질 것이다. 이때가 되면 미네랄이 풍부하고 균형 있는 한국의 천일염, 죽염은 보약이 될 것이다.

필자는 갯벌천일염, 죽염은 천혜의 자연과 선조가 현재의 한국인에게 물려준 보물이고 유산이므로 잘 보존하고 확대하기 위한 소금정책이 필요하다고 본다. 또한 인류 건강을 위해 갯벌천일염의 과학적인 이론을 정립하고, 친환경 갯벌의 보존을 위한 정부와 민간의 노력, 전통 갯벌천일염의 복원, 천일염과 죽염을 코로나 등 바이러스에 대한 체내 면역력을 높이는 음식백신으로 개발할 것을 제안한다.

이 책이 세계적으로 저염식을 옹호하는 의사, 과학자, 정책 결정자가 저염식의 개선, 갯벌천일염전의 보존 등 정책 결정에 도움이 될 수 있도록 의과학적인 용어를 그대로 사용하고, 일반 독자는 이 부분을 건너뛰어도 맥락을 이해할 수 있도록 노력했다.

이 책으로 저염식의 문화가 개선되고 한국의 갯벌천일염, 죽염의 진가가 널리 알려져 인류의 건강향상에 큰 디딤돌이 되기를 바란다. 필자의 어머니는 60대 이후 저염식으로 소화기관 질환이 시작되어 작은창자를 80cm 잘라내는 고생을 했다. 필자가 오랜 기간 이 책을 쓰던 중 어머니 체험 부분을 쓸 때 어머니께서 생을 마감했다. 어머니께서 저염식이 없는 세상에서 건강하시기를 바라며 이 책을 어머니께 바친다.

책이 나오기까지 시험분석과 동물실험을 수행한 한국화학융합시험연구원(KTR) 신우철 박사, 선일식, 김관홍, 맹은호, 한상오 본부장, 정창석, 고상범 센터장, 유병규, 이진희, 탁진경 수석연구원, 오동민, 박기덕 책임연구원을 비롯한 직원 여러분께 감사드린다. 또한 실험분석을 위한 죽염 시료를 제공해준 ㈜인산가 김윤세 회장, 천일염 살리기 운동을 한 박준영 전 전남도지사님과 정순주 전 목포시부시장, 자료와 원고 교정을 도와준 SMKT주식회사 이창승 사장, 친구 홍기현, 신승필, 고영균 회장, 손자 정현진, 정현찬에게 고마운 마음을 전한다.

광교산 자락에서
2022년 1월에
조기성

일러두기

이 책에서 화학원소기호와 인체 장기 관련 용어 표기는 이전에 사용해왔던 독일식, 일본식 화학원소의 명칭을 따르지 않고 현재 사용하는 대한화학회의 학술용어 표기법에 따라 영어로 표현하였으며, 한자로 표현되는 인체 장기(臟器) 관련 용어도 한글맞춤법에 따라 표기하였다. 이전에 사용해 오던 용어는 필요시(   )에 병기하였다.

1. 화학원소기호

B : 붕소 (보론)

Ba : 바륨 (바리움)

Br : 브로민 (브롬)

Cr : 크로뮴 (크롬)

F : 플루오린 (불소)

Ge : 저마늄 (게르마늄)

I : 아이오다인 (요오드)

K : 포타슘 (칼륨)

Mn : 망가니즈 (망간)

Mo : 몰리브데넘 (몰리브덴)

Na : 소듐 (나트륨)

S : 황 (유황)

Sb : 안티모니 (안티몬)

Si : 규소 (실리콘)

Sr : 스트론튬 (스트론듐)

Ti : 타이타늄 (티탄, 지단)

V : 바나듐 (바나디움)

2. 인체의 장기

콩팥 (신장)

지라 (비장)

이자 (췌장)

쓸개 (담), 쓸개즙 (담즙)

갑상샘 (갑상선)

전립샘 (전립선)

샘창자 (십이지장)

작은창자 (소장)

큰창자 (대장)

3. 이외 이 책에서 사용한 용어

순소금 : 소금 성분인 소듐과 염소로만 이루어진 정제염, 기계염

소금기(염분 鹽分) : 소금 또는 소금의 성분인 소듐(Na)이나 염소(Cl)가 함유된 물질

제2장 인류와 함께한 세계의 천연소금

제5장 소금의 진실 - 소금·혈압 관련 동물실험

제6장 소금, 미네랄과 인체의 작용

제7장 죽염의 비밀을 찾아서

제8장 소금의 활용과 체험

제1장

바다는
생명체의 고향

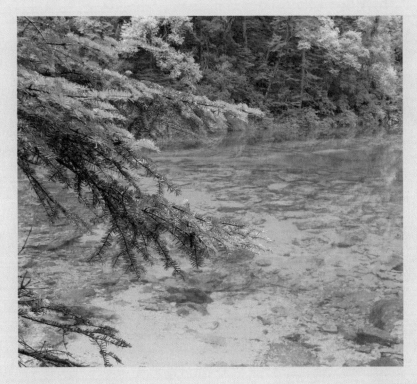

코발트가 함유된 호수물

제1절 우리 몸에 필요한 요소

인류가 지구에 태어나면서부터 햇빛, 공기, 물, 소금의 네 가지 요소를 기본으로 몸이 형성되고 그 후 자라면서 주변 환경에 적응해왔다. 우리 몸의 기초적인 건강은 이 네 가지 요소를 기본으로 하여 타고난 체질과 성장하면서 부모의 식습관, 생활하는 지역의 기후 등 환경에 어떻게 대응하느냐에 좌우된다.

1. 햇빛

햇빛이 없었다면 지구에 인류가 탄생하지 못했을 것이고 햇빛은 우리가 인식하든 못하든 직간접적으로 우리 몸에 많은 영향을 미친다. **인류는 해가 뜨고 지는 낮과 밤의 일주성과 연주성에 익숙해져 있기에 우리 몸의 생체리듬을 유지할 수 있다.** 우리 몸의 뇌는 밤이나 어두울 때는 잠을 잘 잘 수 있도록 **멜라토닌**을 분비하고 낮이나 밝을 때는 멜라토닌 분비를 억제하여 일상의 일에 집중하도록 한다. 멜라토닌은 뇌, 심장 혈관계, 간, 내장, 콩팥(신장) 등에 존재하며 면역과 항염증제 등의 역할을 한다. 멜라토닌이 많이 분비되면 우울증이, 적게 분비되면 불면증이 유발될 수 있으므로 낮의 햇빛과 밤의 어둠에 따라 생체리듬에 맞춘 생활이 중요하다.

해가 짧은 겨울에는 멜라토닌이 많이 분비되어 우울증이 더 많이 발생할 수 있다. 저녁 늦게까지 핸드폰이나 컴퓨터를 사용하면 멜라토닌 분비가 줄어들어 쉽게 잠을 이룰 수 없으며, 낮술이 더 취하는 이유도 햇빛이 있는 낮에는 간에서 알코올 분해효소가 분비되지 않기 때문이다. 그래서 사무실에서 근무하는 사람이나 실내 생활이 많은 사람은 햇빛을 받아 몸의 생체리듬을 유지할 수 있도록 노력해야 한다. 일조량이 많은 봄, 여름, 가을에는 활동적으로 일하도록 멜라토닌이 적게 분비되고 일조량이 적은 겨울철에는 잠을 많이 자고 푹 쉬어서 다시 찾아오는 봄, 여름에 더욱 건강하게 일하도록 멜라토닌이 많이 분비되는 생체리듬을 갖게 한다. 지구에 서식하는 생녕체가 계절의 순환에 적응하려는 생체리듬이며, 햇빛과 어둠의 역할인데 우리는 스스로 노력하지 않아도 햇빛을 얻을 수 있기에 그 고마움을 인식하지 못하고 산다.

2. 공기

공기는 인간이 매 순간 숨을 쉬기 때문에 햇빛, 물, 소금과 달리 가장 민감하고 감사하게 생각해야 하는 요소이다. 산업사회부터 공기의 질에 대한 중요성은 높아져 왔다. 질 좋은 공기를 선호하고 중요성을 인식하더라도 지구의 대기환경은 갈수록 악화되고 있어 우리의 선택은 자유롭지 않다. 다만 공기가 우리 몸에서 하는 역할을 알고 대응한다면 더 건강해질 것이다

우리 몸에서 공기와 영양분을 매 순간 가장 필요로 하는 기관이 뇌이다. **뇌세포는 간이나 근육 세포와 달리 재생이 되지 않아 한 번 죽으면**

그만이기 때문에 공기(산소)를 제일 필요로 한다. 나이가 들어가면서 서서히 기억력이 저하되고 **치매가 오는 것은 뇌세포가 한 번 죽으면 재생이 되지 않고 계속 줄어들기 때문이다.** 술에 취해 자주 필름이 끊기면 뇌세포가 죽어 알코올성 치매가 온다. 등산하다 숨이 차서 쓰러지는 것도 뇌세포에 산소가 부족하여 체내의 어떤 기관보다 우선해 뇌가 뇌세포를 살리려고 심장마비 등을 일으켜 산소를 충분히 공급하라고 발버둥 치는 신호이다.

운동이 몸에 좋다고 과격하게 하여 뇌에 산소가 부족해도 뇌세포가 죽어 치명적인 결과를 가져온다.

3. 물

물은 그 자체가 생명이고 순환한다. 자연에서 물은 얼음, 물, 수증기, 구름으로 끝없이 순환하면서 지구에 생존하는 뭇 생명의 몸이 되고 영양분을 공급하며 노폐물을 제거하고 지구의 온도를 조절한다. 우리 몸에서도 물은 자연계에서와 유사한 역할을 하며 영양분을 운반하고 노폐물을 제거하며 체온을 조절한다.

지구 표면은 70%~80%(빙하 등 얼음을 포함)의 물로 덮여있다. 우리 몸에 있는 물의 양도 지구 표면과 유사하다. **어린애가 태어나면 체중의 약 80%가 물이며,** 성인은 약 70%, 늙어 죽어갈 때는 40%~50%로 줄어들게 된다. 체내의 물 보유량이 어릴 때의 절반 수준으로 줄어들면 죽을 때가 된다.

소금의 진실과 건강

몸에 있는 물의 45%는 세포 안에 존재하여 몸의 일부가 되며, 나머지 55%는 혈액에 존재한다. 물이 체내에서 많은 기능을 원활히 수행하기 위해서는 순수한 물보다 미네랄이 균형 있게 함유된 물이 더 좋다.

더워서 땀을 흘려 체온을 조절할 때도 물만 홀로 체외로 빠져나오지 못하고 포타슘(칼륨 K), 소금 중의 소듐(나트륨 Na)과 함께 땀, 소변 등으로 배출된다. 이렇듯 물이 체내 여러 장기에서 순환하려면 다양한 미네랄과 함께 연합하여 협력해야 한다. 목이 마르고 체내에 물을 많이 보유하기 위해 물을 많이 마시려고 노력해보면 그렇게 되지 않는다는 것을 알 수 있다. **체내 물의 양은 소금(소듐 Na)의 양에 비례하므로 체내 소금기가 부족하면 물을 많이 먹을 수도, 보유할 수도 없다.** 우리가 순소금을 짜게 먹으면 물이 켜고, 싱겁게 먹어 소금기가 부족하면 탈수가 심해져 물을 먹으려고 해도 먹기가 쉽지 않음을 느낀다. 체내에 있는 물은 소금 중의 소듐과 결합해 수많은 역할을 한다.

그래서 미네랄이 풍부한 자연수, 천연수를 선호한다. 시냇물에 오물을 버리고 빨래해도 곧 정화되어 맑은 물이 되는 것은 물의 특성도 있지만 양이 많기 때문이다. 우리 몸도 이렇게 되려면 체내에 물이 많아야 한다. **체내에서 물과 소금은 부부처럼 함께 움직이면서 역할을 하므로 서로 조화롭게 유지돼야 몸에 물이 많아지고 시냇물과 같은 역할을 할 수 있다.**

4. 소금

지구 표면에 있는 70%~80%의 물 중에 약 97%가 바닷물로 소금물이며, 수많은 생명체가 탄생했듯이 인류도 바닷물에서 시작해 육지로 올라왔다. 체내 소금기(염도)가 0.9%, 약알칼리성인 pH 7.4로 이를 증명하고 있다. 인류가 오래전에 바다를 떠났기 때문에 염도의 차이가 나지만 **바닷물에서 미네랄이 차지하는 비율과 우리 몸의 혈액에서 미네랄이 차지하는 비율은 유사하다.** 이와 같은 자연의 순리에 따르면 우리 몸이 필요로 하는 소금기와 미네랄을 공급하는데 가장 적합한 것이 갯벌천일염이라는 것을 유추할 수 있다.

소금의 섭취량은 열대지역과 한대지역이 다르고, 바닷가와 내륙지역에 따라 많이 차이가 난다. 열대 바닷가 사람이 섭취하는 소금의 양을 시베리아, 그린란드 등 추운 지방의 사람이 섭취한다면 생명에 문제가 발생할 것이다. 햇볕이 강하고 무더운 열대에서는 추운 지역에 사는 사람보다 소금을 더 많이 섭취할 수밖에 없다.

또한 **소금(NaCl)은 소듐(나트륨 Na)과 염소(Cl)로 되어 있으며, 소듐은 40%로 혈액에, 염소는 60%로 주로 소화 관련기관에서 작용한다.** 소금의 구성비로 보면 소듐보다 염소가 더 중요하므로 저염식을 하면 콩팥, 소화 관련기관부터 질환이 시작되어 골골해진다.

그런데도 세계는 최근 백여 년 이상을 소금 중에서도 소듐의 일일 섭취량을 설정하여 소듐에만 매달린 저염식底鹽食을 추진해왔다. 그 결과는 어떨까. 일반적으로 한국, 일본, 프랑스 등 미네랄이 풍부하게 함유된 천일염 등의 소금으로 짭짤하게 간을 맞춰 먹는 사람의 수명은 길고 건강하나 저염식을 하는 국가에서 비만과 심혈관질환이 많다는 것이 최근 들어 통계로 입증되고, 이와 같은 현상을 사례로 들고 있는 학자가 늘고 있다.

필자가 소금과 건강 관련한 이야기를 하면 어떤 사람은 소금이 만병통치약이냐며 반문한다. 그렇다. 소금을 짭짤하게 섭취하는 사람에게는 별것 아니지만 저염식을 하는 사람에게는 만병통치약이다. 저염식을 하면 체내 소금기와 미네랄의 부족으로 인한 여러 질병이나 징후가 있기에 소금기와 미네랄을 충분히 공급해주면 체내 환경이 정상으로 회복되어 질병에서 벗어나는 등 건강해지므로 만병통치약이 된다.

우리 몸에 기본적인 요소인 햇빛, 공기, 물은 질 좋은 것을 선호하면서 소금은 질 좋은 천일염, 죽염을 멀리하는 등 질과 양에서 자연의 섭리에 역행해오고 있다.

이와 같은 자연의 섭리에 역행해 온 저염식을 인류의 건강을 위해 자연의 섭리에 따라 몸이 원하는 대로 소금 섭취를 개선하자는 것이 이 책을 쓰게 된 동기이고 목적이다.

5. 태어난 환경과 체질

햇빛, 공기, 물, 소금은 우리 몸을 형성하는 기본 물질로 음양陰陽으로 분류하면 햇빛과 공기는 주로 기氣를 양생하는 양陽으로, 물과 소금은 육체를 구성하고 작용하게 하는 음陰으로 분류할 수 있다. 또한 음양오행에서는 물과 소금기가 같은 수水이며, 체내에서 소변, 땀, 눈물, 콧물로 배출될 때도 애인처럼 손잡고 함께 배출된다. 따라서 **소금을 많이 섭취하면서 물을 적게 마시기도 힘들고, 소금을 적게 섭취하면서 물을 많이 마시기는 더욱 힘들다.**

이런 현상은 우리 몸이 생체리듬을 유지하도록 신체가 요구한 음양의 조화이고 이 조화가 잘 이루어져야 건강할 수 있다. 자연환경에 따라 물, 소금의 섭취량에 차이가 나지만 물과 소금기는 함께 하는 것이 자연현상인데도 의학계에서는 소금을 원수처럼 대한다.

물과 소금은 산하에 따라 질이 다르므로 동물도 지구의 어느 지역에 태어나 서식하느냐에 따라 체질적으로 많은 차이가 난다. 북유럽 바다에 서식하는 갈치, 아귀 등은 한국산보다 훨씬 크고 맛도 다르며 그곳에 사는 사람의 체격도 세계적으로 큰 편이다.

물과 소금에 함유된 미네랄이 생명체의 골격과 활동에 미치는 영향이 크기 때문에 태어난 지역과 환경, 부모의 식습관에 따라 천차만별로 다른 특성을 갖게 된다. 지구에 다양한 미네랄이 있지만 내 몸이 필요로 하는 미네랄은 주로 물, 소금, 음식물을 통해 섭취하기 때문이다.

이에 따라 뒷산의 소나무, 야생화도 자세히 보면 모두 다 다르다. 몇 가지 원소로 구성된 우주의 어떤 별나라에 생명체가 있다면 몸이나 마음이 지구와 같이 다양하지 않고 단순할 것이다.

따라서 질이 좋은 물과 소금을 우리 몸이 요구하는 대로, 입맛대로 섭취하는 것이 중요하다. 그런데도 세계보건기구(WHO)와 주요 나라에서 획일적인 소금 섭취량을 권고하고 있다.

제2절 생명현상의 기본을 규명한 두 명의 과학자

지금부터 140여 년 전에 동식물이 생명을 유지하는데 가장 기본적인 요인이 무엇인가를 최초로 연구한 두 명의 과학자가 있었다.

시드니 링거(Sydney Ringer 1835~1910)는 개구리의 심장이 어떤 조건에서 계속 뛸 수 있는가를 연구한 영국의 생리학자 겸 의사이다. **링거는 순소금 물에 칼슘(Ca)과 포타슘(칼륨 K)을 넣고 거기에 개구리 심장을 오려 넣어두면 계속 뛴다는 것을 발견했다.** 이것이 오늘날 병원에서 사용하는 **링거액의 시초가 되었다.**

시드니 링거의 개구리 심장박동의 연구가 끝날 즈음에 네덜란드의 야코뷔스 반트호프(Jacobus Van't Hoff 1852~1911)가 삼투압을 발견했다. 동식물의 세포막을 경계로 어떤 물질은 세포 내부로 들어가 세포 내의 압력이 올라가 세포가 터지기도 하고, 어떤 물질은 반대로 작용해서 세포가 쭈그러들어 시들기도 했다. 반트호프는 이 연구로 1901년 제1회 노벨화학상을 받았다. 오늘날 우리 몸이 어떤 환경에서 혈압이 올라가고 떨어지는가를 알 수 있게 되었다.

표 1-1 개구리 심장박동과 삼투압 실험 시기

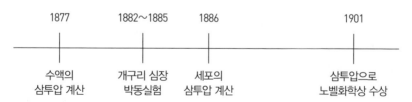

이 두 연구로 우리 몸이 어떤 환경에서 혈압이 올라가고 떨어지는가를 알 수 있게 되었으며 동식물의 생명 유지를 위해서는 다양한 미네랄이 균형 있게 작용해야 한다는 것을 밝힌 최초의 연구였다.

1. 개구리 심장의 박동 조건
- 링거액 발견과 미량원소의 중요성

1800년대 중반 루드비그(Carl Friedrich Wilhelm Ludwig, 1816~1895)가 개구리 심장을 오려내어 계속해서 살아있으려면 어떤 종류의 관류액(灌流液)이 필요한가를 연구했다.

루드비그보다 20년 후에 태어난 시드니 링거는 루드비그의 시험모델을 토대로 개구리 심장의 박동 실험을 했다. 증류수를 사용해 개구리 심장에 있는 혈액의 소금기(염분) 농도와 같은 순소금 물을 접시에 넣고 그 안에 개구리 심장을 오려 넣은 다음 뛰는가를 관찰하는 실험을 반복했다. 그러나 개구리 심장은 뛰지 않았다.

그러던 중 시드니 링거의 조교가 0.75%의 소금물 용액을 만들어 그 안에 개구리 심장을 넣었더니 계속 뛰더라고 링거에게 보고했다. 링거는 조교의 이야기대로 증류수에 순소금을 넣어 0.75%의 용액을 만들어 개구리 심장을 넣었더니 조교의 이야기와는 달리 뛰지 않았다. 조교가 사용한 물이 증류수가 아닌 수돗물(The New River Water Company)이었음을 나중에야 알았다. **조교가 만들기 번거로운 증류수 대신에 손쉬운 수돗물을 사용했던 것이 아이러니하게도 인류 역사에 빛나는 연구 결과**

소금의 진실과 건강

를 가져왔다.

증류수를 사용하면 개구리 심장이 뛰지 않고, 수돗물을 사용하면 개구리 심장이 계속 뛰었다. 수돗물과 증류수의 차이였다. 수돗물에 있는 미네랄 중에 개구리 심장을 뛰게 하는 미네랄을 찾기 위해 영국의 수돗물을 분석했다. 그 결과 칼슘(Ca)이 개구리 혈액에 함유된 농도와 비슷했으며, 칼슘 이외 포타슘(칼륨 K)을 추가하면 개구리 심장의 박동이 더 오랫동안 지속되었다.

영국의 수돗물에 함유된 미량원소의 함유량 (단위 mg/L)

원소명	함유량
칼슘 (calcium)	38.3
마그네슘 (magnesium)	4.5
소듐 (sodium)	23.3
포타슘 (potassium)	7.1
결합탄산 (combined carbonic acid)	78.2
황산염 (sulfate)	55.8
염소 (chlorine)	15.0
실리카 (silica)	7.1
유리탄산 (free carbonic acid)	54.2

링거는 이와 같은 과정과 내용을 네 차례에 걸쳐 논문으로 발표했으며 1883년 4번째 논문으로 마무리했다. 0.75%의 순소금 물에 미량의 칼슘(Ca)과 포타슘(칼륨 K)을 용해한 후 개구리 심장을 넣어두었더니 4시간 이상 뛰었다. 포타슘을 넣지 않으면 개구리 심장박동이 느리고 약해져 오래 지속되지 못했다. 개구리 심장이 계속 박동하는데 미량의 칼슘과 포타슘이 필수였다.

이로부터 오늘날의 생리식염수가 나오게 되었고 그의 이름을 따서 링거액(Ringer's solution)이라 부르게 되었으며 인체의 기능으로 보아 생리식염수(saline solution)라고도 부른다.

링거액은 증류수에 순소금인 염화소듐(NaCl), 염화칼슘($CaCl_2$), 염화포타슘(KCl)등을 넣어 우리 몸의 체액의 염도와 같은 0.9%의 소금물에 치료 목적에 따라 포도당 등 여러 기능을 도와주는 물질들을 추가한다. 링거액은 혈장의 삼투압과 같으므로 체내에서 세포 내부와 외부의 삼투압에 변화를 주지 않아 등장액(等張液, isotonic solution)이라 하며, 세포가 팽창해 터지거나 쭈그러들지 않고 쇼크 등의 증상이 없으면서 심장은 계속 뛸 수 있게 한다.

2. 삼투압의 발견
– 동식물 세포의 기본 생리작용을 규명

설탕을 물에 녹여 얇은 막(膜, membrane)이 있는 그릇에 두면 설탕은 통과하지 못하고 물만 막을 통과한다. 설탕물을 막 안에 넣어 두면 물만 밖으로 빠져나와 막의 밖에는 물이 많아져 압력이 올라간다. 이것을 **삼투압**(Osmotic pressure)이라 하며, 삼투압에 의해 나무의 수액이 나무 꼭대기나 가지 끝까지 올라간다.

이러한 삼투압의 효과를 1877년 페퍼(Pfeffer)가 처음으로 숫자로 표시할 수 있도록 측정했는데 기대했던 것보다 훨씬 높았다고 한다. 예를 들어 1% 설탕 용액의 경우 약 0.7기압에 해당했다.

그 후 네덜란드의 야코뷔스 반트호프(Jacobus Hendricus Van't Hoff)가 1886년경부터 물질의 종류(소금물 등 전하를 띠는 전해질과 설탕물 등 전하를 띠지 않는 비전해질), 물질의 농도, 주위 온도 등에 따라 삼투압을 계산하는 수식을 만들었다. 이 수식을 이용해 세포의 내부와 외부의 삼투압이 같은 조건(평행 상수 K)을 찾아냈다. 이에 따라 세포 내부와 외부의 삼투압이 같은 등장액을 만들었으며, **등장액은 혈액의 용질 농도와 같은 0.9%의 소금기(염분) 농도이기 때문에 등장액에서는 세포가 수축하거나 팽창하지 않는다.** 이것이 오늘날의 **생리식염수**로 응급치료 등 생명의 유지에 큰 역할을 하고 있다.

삼투압의 구체적인 연구 결과로 식물과 동물의 생명을 유지하는데, 특히 세포의 작용에 중요한 역할을 한다는 것을 알게 되었다. 식물이 여름 가뭄에 시드는 것은 물이 줄기나 잎을 통해 삼투압 원리에 따라 증발하기 때문이며 삼투압의 기능이다. 높은 삼투압 기능을 갖는 소금물, 염화포타슘 용액, 염화마그네슘 용액, 설탕물 등에 넣어 두어도 세포 안에 있는 물이 세포 밖으로 빠져나간다. 김장할 때 배추에 소금을 뿌려두면 배추의 세포 안에 있는 물이 세포 밖으로 빠져나와 배추가 쭈그러지듯이. 동물 세포에서도 세포 밖의(혈액의) 용액이 소금, 포타슘, 설탕 등이 많아 농도가 높으면 세포 안에 있는 물이 세포 밖으로 빠져나와 혈관에 물이 많아져 혈압이 올라가게 된다.

인체의 세포를 둘러싸고 있는 막으로 세포 안과 밖에 있는 물, 소듐(나트륨 Na), 포타슘(칼륨 K), 칼슘(Ca) 이온이 농도에 따라 세포 안으로 들어가기도 하고 세포 밖으로 빠져나오기도 하면서 다양한 영향을 미치므로 어떤 미네랄을 섭취하는가가 건강에 중요한 요인으로 작용한다.

3. 개구리 심장박동과 삼투압 발견의 의미
- 미네랄과 바닷물의 중요성

링거액의 발견은 영국의 수돗물에 칼슘(Ca), 포타슘(칼륨 K) 등의 미네랄이 함유되었기에 가능했다. 영국의 수돗물은 석회석이 많아 칼슘이 많고 포타슘 등 다른 미네랄도 어느 정도 함유되어 있었다. 다양한 미네랄이 들어있는 당시 영국의 수돗물에 순소금을 넣어 0.75%의 소금 용액을 만들면 바닷물과 거의 유사하다는 것을 유추해 낼 수 있다. 바닷물에는 순소금 성분(염화소듐 NaCl)을 제외하면 지역에 따라 차이는 있으나 대부분은 마그네슘(Mg), 포타슘(K), 칼슘(Ca), 아연(Zn), 구리(Cu), 붕소(B) 등 다양한 미네랄이 함유되어 있다. 강물이 바다로 흘러가면 바닷물이 되고, 강물에 순소금을 넣으면 바닷물과 유사하게 된다.

예를 들어 서울의 한강 물과 인천 앞 바닷물에 함유된 미네랄의 종류와 함량을 비교해보면 알 수 있다. 한강 물에 순소금을 넣어 염도 3.5 %의 소금물을 만들면 인천 앞 바닷물과 유사하다. 미네랄의 함유량이 다소 낮을 뿐이다.

개구리 심장박동실험과 삼투압의 발견으로 바닷물의 중요성이 이때부터 인식될 수 있었으나 바닷물뿐만 아니라 일상에서 섭취하는 소금과도 연결되지는 못했다. 유럽에서는 당시만 해도 바닷물로 만든 천일염을 식용으로 사용하는 나라도 드물었고 일부 지역에 한정되었기 때문으로 파악된다.

링거의 개구리 심장박동실험으로 미네랄이 없는 순소금 물에서는 생명체의 심장이 뛰지 않는다는 것을 알게 되었다. 심장이 계속 뛰기 위해서는 혈액에 칼슘(Ca)과 포타슘(칼륨 K)이 있어야 한다는 것을 알았고, 그 후에 심장을 수축하는데 칼슘이, 이완하는 데는 마그네슘(Mg)이 필요함이 밝혀졌다.

여기에 반트호프의 삼투압 발견이 기초가 되어 세포의 활동에도 소듐, 포타슘, 칼슘이 중요한 역할을 한다는 것을 알게 되었다. 인체에서 이러한 미네랄의 균형이 깨지면 세포가 부풀어 터지거나 쭈그러들어 혈압이 올라가거나 떨어진다. **생명체가 생명을 유지하려면 기본으로 심장의 박동과 세포의 활동에 소듐(나트륨 Na), 칼슘(Ca), 포타슘(칼륨 K), 마그네슘(Mg)의 미네랄이 필수이고 이들이 서로 균형을 이루어야 한다.**

링거의 개구리 심장박동과 반트호프의 삼투압 실험이 없었다면 지금과 같은 의학의 발전도 더 늦었을 것이다. 이와 같은 연구 결과로 우리 몸의 원천적인 생명 활동과 관련된 두 가지 사항을 유추할 수 있다.

첫째, 심장박동과 삼투압의 조건을 만족시켜 줄 수 있는 가장 쉽고 자연스러운 것이 미네랄이 풍부한 소금이며

둘째, 개구리 심장이나 토끼의 정자 등 생명체가 소금물인 링거액에서 일정 시간 이상 유지하는 것으로 보아 이들의 고향이 바다이며, **인류의 고향도 바다였음을 알 수 있고 바닷물에 있는 미네랄의 종류와 비율이 우리 몸에 가장 적합하고 자연스럽다는 것을 유추할 수 있다.**

그런데도 세계적으로 순소금을 섭취하면서 100여 년 이상 저염식이 만연해 왔고 미네랄이 풍부한 바닷물, 갯벌천일염 등과 우리 몸의 작용에 대해서는 지금까지 관심을 받지 못했다는 것을 살펴보면 현대 과학의 맹점을 발견하게 된다.

링거액과 소금

- 오늘날 병원에서 사용하는 링거액은 개구리 심장박동 실험을 한 **시드니 링거의 이름에서 따온 것으로 인체에 미치는 기능 때문에 그 후 생리식염수(saline solution)로 불린다.**
- 우리 몸의 세포는 세포내액과 세포외액으로 구분되며 삼투압과 관련해 세포외액은 혈장이고 유효 삼투압을 좌우하는 주요 성분은 소금($NaCl$)의 농도이다.
- **링거액은 혈액과 같은 0.9%의 순소금 물을 기본**으로 염화포타슘(KCl), 염화칼슘($CaCl_2$) 등을 넣어 혈액과 같은 약알칼리성으로 삼투압을 유지 시켜 세포와 심장의 생리 활동을 유지해 준다.
- 현대에는 환자에게 염분, 수분, 영양분을 신속하게 공급할 목적으로 포도당, 아미노산, 영양분을 첨가하여 사용하거나 대량출혈, 화상, 외상성 쇼크에 대용 혈액으로 사용한다.
- **병원 응급실에 갈 때 의사는 혈액과 같은 0.9%의 소금물인 링거 주사를 주면서 퇴원할 때는 아이러니하게도 싱겁게 먹으라고 권유한다.** 같은 소금인데 꼭 필요할 때만 찾고 그렇지 않으면 원수처럼 대한다.

제3절 산야가 아름다워야 강물과 바닷물에 미네랄이 풍부하다 - 한국의 강물

강물이라고 다 같은 강물이 아니듯 바닷물이라고 다 같은 바닷물이 아니다. 모든 강물이나 바닷물이 같을 것으로 생각할 수 있으나 함유된 미네랄을 분석해보면 그렇지 않다. 강물이 바다로 흘러가 증발하여 구름되고 비 되어 다시 육지의 미네랄을 바다로 운반하는 순환을 계속하기 때문에 산야에 따라 강물, 바닷물이 다르다. 마치 열대지방과 한대지방의 동물이 다르고, 높은 산과 낮은 산에 서식하는 나무가 다르듯이 지구상의 만물이 이렇다는 것을 자연自然이 증명해주고 있다.

여기서는 한국의 강물에 있는 미네랄이 강에 따라 어떤 차이가 있으며 미네랄의 차이가 그 지역에 서식하는 어류의 특성과 생산되는 갯벌천일염에 미치는 영향을 살펴본다.

1. 백두산 천지와 압록강 하류

백두산 정상에서 중국 쪽으로 내려다보이는 몇백 미터 아래 천지의 수면과 비슷한 위치에 처음으로 물이 솟아 흐르기 시작한 발원지가 있다. 천지의 물이 암반과 토석을 뚫고 흘러나온 것으로 보인다. 천지에 고여있는 물이 아니며 그림 1-1과 같이 천지 밖으로 새어 나와 처음으로 냇물이 되는 발원지의 물을 시료로 채취해 분석했다.

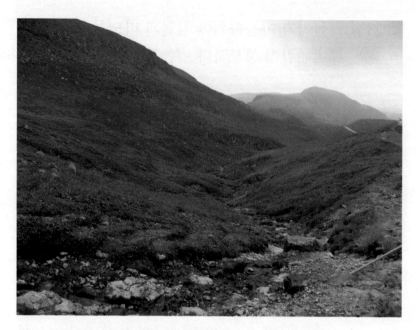

그림 1-1 백두산 천지 인근 냇물의 발원지 (왼쪽 아랫부분이 냇물의 발원지)

물의 기본적인 특성을 나타내는 경도는 6으로 수돗물의 경도 6.7과 비교하면 탄산칼슘 등의 미네랄 함유량이 낮은 연수이다. 수소이온농도는 pH 6.9로 산성이나 알칼리성이 아닌 중성 수(pH 7)에 가까운 순수한 물이다.

백두산 천지 인근의 물에 함유된 미네랄을 분석하면 화산활동으로 만들어진 산답게 다음과 같은 특성을 발견하게 된다.

- 지각에 산소 다음으로 많은 **규소(실리콘 Si)가 6.05mg/L로 다른 어떤 물보다 많은 점이 큰 특징이다.** 백두산 물에 있는 다른 미네랄과 비교해도 월등히 높다.
- 우리 몸의 심장과 근육 세포의 수축과 이완에 필수인 칼슘, 마그네

소금의 진실과 건강

슘, 포타슘, 소듐의 네 가지 미네랄이 0.22mg/L~2.01mg/L로 미량이지만 비교적 균형 있게 함유되어 있다. 이는 한강 발원지의 물에 함유된 0.65mg/L~2.83mg/L보다 약간 낮다.

- 황산이온이 3mg/L로 규소(실리콘 Si) 다음으로 많이 함유되어 있고 염소이온이 있으나 두 가지 모두 한강 발원지의 물보다는 낮다.

- 기타 플루오린(불소 F), 알루미늄, 크로뮴, 망가니즈. 비소 등의 미네랄이 0.002mg/L 이하로 흔적만 있고 다른 미네랄은 검출되지 않았다.

전체적으로 순수한 연한 물에 백두산의 지형적 특성을 갖는 규소와 황산이온이 다른 미네랄에 비해 월등히 많다. 신비하게도 우리 몸의 심장 수축과 이완에 관여하는 칼슘과 마그네슘, 세포의 내액과 외액에 많이 있는 포타슘과 소듐의 함유량은 적으나 다른 미네랄에 비해 균형 있고 많이 함유되어 있다. 이를 다른 측면에서 보면 육지에 많은 칼슘과 포타슘이, 바다에 많은 소듐과 마그네슘이 우리 몸의 필수 미네랄이면서 육지와 바다의 대표로 함유되어 있다. 이들 네 가지 미네랄 함유량은 한강의 발원지 물보다는 조금 더 낮은 수준이다.

백두산 천지의 물이 압록강 하류 단동에 이르면 우리 몸에 가장 필수인 칼슘, 포타슘, 소듐, 마그네슘의 네 가지 미네랄 함량이 최고 10배까지 올라간다. 천지 물의 특성인 규소(실리콘 Si)는 흐르면서 희석되어 없어지고, 황산이온은 더 높아진다. 또한 천지의 물에 없던 바나듐(V), 구리(Cu), 아연(Zn), 루비듐(Rb), 스트론튬(Sr), 몰리브데넘(Mo), 바륨(Ba), 브로민(Br)이 추가된다.

표 1-2 백두산 천지 인근 발원지의 물과 수돗물의 성분비교

(mg/L)

성분	백두산 물	수돗물
경도	6.0	6.7
수소이온농도 pH	6.9	7.3
칼슘 (Ca)	2.01	21.70
마그네슘 (Mg)	0.22	3.15
포타슘 (K)	0.88	1.91
소듐 (Na)	1.61	7.58
규소 (Si)	6.05	5.46
염소이온 (Cl^-)	0.3	9.8
황산이온 (SO_4^{2-})	3	8
질산성질소 (NO_3^-)	0.7	1.0
플루오린 (F)	0.09	0.22
알루미늄 (Al)	0.02 이하	0.02 이하
크로뮴 (Cr)	0.02 이하	0.02 이하
망가니즈 (Mn)	0.005 이하	0.005 이하
구리 (Cu)	0	0.002
아연 (Zn)	0	0.002
비소 (As)	0.001	0.001
바륨 (Ba)	0	0.03

* 시료 : 2009년 백두산 천지 인근 발원지의 물과 김포 수돗물

소금의 진실과 건강

2. 한강의 발원지와 북한강 남한강 강화만

남한강의 발원지인 태백산 물을 분석하면 백두산 물의 특성인 규소(실리콘 Si)를 제외하고는 신기하게도 거의 같다. 인체에 필수적인 칼슘, 포타슘, 소듐, 마그네슘이 백두산 천지의 물보다 조금 더 높다.

천지의 물은 특수하게 규소가 많으나 그 외에는 태백산 발원지의 물이 천지의 물보다 미네랄이 조금 더 다양하고 많으며, 천지의 물에 없는 타이타늄, 바나듐, 아연, 루비듐, 스트론튬, 바륨 등의 미네랄이 있다.

그러나 발원지의 물이 어떤 산야를 거쳐 흘러가느냐에 따라 강 하류에서 미네랄의 종류와 함유량은 많은 차이가 있다. 주요 미네랄인 칼슘, 마그네슘, 포타슘, 소듐은 북한강이 남한강보다 높다.

또한 한강 하류와 압록강 하류의 강물을 비교하기 위해 북한강과 남한강이 합류한 팔당의 물과 이와 위치적으로 유사한 압록강 단동의 물을 분석한 결과를 보자.

- 칼슘, 포타슘, 소듐, 마그네슘의 네 가지 필수 미네랄은 팔당댐이 압록강보다 2배~3배 높다.
- 압록강 단동은 이들 네 가지 원소가 낮은 대신에 나머지 미량 미네랄이 팔당보다 다양하고 함량도 높다. 단동의 물에는 팔당의 물에 없는 바나듐, 크로뮴, 몰리브데넘(Mo) 등의 미네랄이 있다.
- 백두산 천지와 강원도 태백의 남한강 발원지의 물에 3mg/L~3.5mg/L로 비슷하게 함유된 황산이온이 단동은 19.8mg/L, 팔당은 8.4mg/L로 단동이 팔당보다 두 배 이상 많았다.

표 1-3 백두산 천지 발원지의 물과 압록강 하류 단동의 물의 성분

(mg/L)

	pH	칼슘	마그네슘	소듐	포타슘	염소이온	황산이온
백두산	6.9	2.01	0.22	1.61	0.88	0.3	3.0
압록강	7.4	11.7	2.73	3.73	0.99	4.8.	19.8

	붕소	알루미늄	규소	크로뮴	비소	스트론튬	브로민
백두산	0	0.02↓	6.05	0.02↓	0.001	–	–
압록강	0.18	–	–	0.001	0.002	0.07.	0.048

이는 백두산에서 압록강 단동에 이르는 산야의 특성에 따른 것이며 강이 흐르는 산야의 암반과 토질에 따라 강물에 함유된 미네랄의 종류와 양이 달라진다. 이렇게 타고난 특성이 바다로 흘러가면서 주변 산야에 따라 본래 있던 미네랄이 사라지고, 발원지의 물에 없던 미네랄이 추가되는 등 그 강물의 특성으로 자리 잡게 된다.

전체적으로 강물에 함유된 미네랄을 한강이 바다와 합류하는 강화만의 바닷물과 비교하면 극히 미량이다. 육지에 많은 칼슘, 포타슘의 경우 바닷물의 1/10 전후이며, 육지에 적은 소듐과 마그네슘은 1/200∼1/500이다. 미네랄의 종류는 태백산 발원지의 물에 있던 알루미늄(Al), 타이타늄(Ti), 아연(Zn) 등이 강화만에서는 희석되어 없어지고 태백산 발원지 물에 없던 바나듐(V), 구리(Cu), 비소(As), 브로민(Br) 등의 미네랄이 추가되었다. **강물에서는 미량의 미네랄이지만 바다로 흘러가면서 축적되므로 강물이 접하는 강화만 해안에서는 미네랄이 다양하고 풍부해진다.**

표 1-4 압록강, 한강, 강화만 물의 성분

(mg/L)

성분	←육수		육수→				해수
	압록강 단동	백두산 천지	낙동강 발원지	남한강 발원지	북한강 인제	팔당댐	강화만 망정
pH	7.4	6.9	6.7	6.9	6.7	7.3	7.8
전기전도도*	144	–	44	125	150	238	45.5
칼슘	11.7	2.01	2.42	12.6	17.1	25 5	347
마그네슘	2.73	0.22	0.69	3.54	4.09	5.01	1 140
포타슘	0.99	0.88	0.65	4.07	4.68	5.61	375
소듐	3.73	1.61	2.83	11.9	14.7	19.4	8,880
염소이온	4.75	0.3	2.19	14.4	16.7	0	14,700
황산이온	19.8	3.0	3.54	3.87	5.49	8.43	980
붕소(B)	0.176	0	0.002	0.008	0.008	0.009	1.31
알루미늄	–	0.02↓	0.796				
규소		6.05					
타이타늄	–	0	0.014				
바나듐	0.001	0		0.003	0.002		0.030
크로뮴	0.001	0.02↓					
구리	0.002	–			0.001	0.001	0.003
아연	0.008	0	0.002	0.001	0.003	0.002	
비소	0.002	0.001				0.001	0.023
루비듐	0.001	–	0.001	0.005	0.004	0.003	0.054
스트론튬	0.071	–	0.009	0.048	0.058	0.090	4.40
몰리브데념	0.001	–					0.006
바륨	0.019	0	0.005	0.010	0.015	0.022	0.027
브로민(Br)	0.048	0		0.01	0.02	0.02	56.9

* 전기전도도 (μS/cm),

** 낙동강 발원지: 태백 황지연못, 남한강 발원지: 태백 검룡소(충주), 북한강: 강원도 인제 내린천

3. 서해안과 남해안

바닷물의 소금기(염분) 농도는 해안에 따라 차이가 있으며 서해와 남해안이 동해안보다 높고, 개펄이 있는 지역이 없는 지역보다 높고, 바다의 수심이 낮은 지역이 높은 지역보다 더 높다. 육지에서 염분과 미네랄이 흘러 들어오고 깊은 바다보다는 낮은 바다의 증발량이 더 많기 때문이다.

바닷물은 소금과 관련해서는 염분의 농도보다 미네랄이 얼마나 다양하고 균형 있느냐가 더 중요하다.

경기 강화만, 충남 무창포, 전남 신안, 부산 광안리 등 서남해안 바닷물의 분석 결과는 다음과 같다.

- 전체적으로 미네랄 함유량은 신안이 35,950.6mg/L로 제일 높고 다음이 광안리, 무창포이며 강화만이 26,970.8mg/L로 제일 낮다. 신안이 강화만보다 30% 이상 많다.

- 인체에 중요한 주요 미네랄인 칼슘, 마그네슘, 포타슘, 소듐, 염소이온, 황산이온도 **강화만에서 해안을 따라 남쪽으로 갈수록 증가하여 신안에서 현저하게 높아진다.** 리튬(Li), 붕소(보론 B), 비소(As), 루비듐(Rb), 스트론튬(Sr), 몰리브데넘(Mo), 브로민(Br) 등 미량 미네랄은 광안리와 무창포가 높으며, 강화만에서 서해안을 따라 무창포까지 증가한 후 신안으로 흐르면서 희석되어 낮아진다.

표 1-5 서해안과 남해안 바닷물의 미네랄

(mg/L)

성분	강화만 망정	무창포 갯바위	신안군	부산 광안리
pH	7.8	7.9	7.9	8.4
전기전도도(μS/cm)	45.8	54.7	47.4	55.4
주요 미네랄	26,908	29,879	35,882	30,777
칼슘 (Ca)	347	392	387	395
마그네슘 (Mg)	1,186	1,280	1,186	1,280
포타슘 (K)	394	427	394	432
소듐 (Na)	9,301	9,880	9,301	10,240
염소이온(Cl⁻)	14,700	16,800	21,467	17,300
황산이온(SO₄²⁻)	980	1,100	3,147	1,130
미량 미네랄	62.8	69.8	68.6	70.0
리튬 (Li)	–	0.059	0.622	0.058
붕소 (B)	1.31	1.42	3.48	1.43
바나듐 (V)	0.030	0.037	0.074	0.041
비소 (As)	0.023	0.020	0.049	0.021
루비듐 (Rb)	0.054	0.060	0.142	0.067
스트론튬 (Sr)	4.40	5.17	6.95	5.52
몰리브데넘 (Mo)	0.006	0.007	0.013	0.008
구리 (Cu)	0.003	0.257	0.009	–
바륨 (Ba)	0.027	0.013	0.011	0.008
우라늄 (U)	0.002	0.002	0.002	0.002
브로민 (Br)	56.9	62.7	57.2	62.8
크로뮴 (Cr)			0.024	
아연 (Zn)			0.023	
합 계	26,970.8	29,948.8	35,950.6	30,847.0

- **부산 광안리**는 미량과 주요 미네랄의 함유량이 많아 바닷물의 수소 이온농도가 pH 8.4로 알칼리성이 다른 해안보다 월등히 높고 이에 따라 전기전도도가 높다. 태백산에서 낙동강 하구로 흐르는 산천의 특성이고 옛날부터 자염, 천일염을 많이 생산한 이유이다.

- **신안**은 미량 미네랄이 광안리와 무창포보다 약간 낮으나 타 해안에 없는 크로뮴(Cr)과 아연(Zn)이 함유되어 있어 미량 미네랄이 균형을 이루고 있음을 알 수 있다.

신안은 한국뿐만 아니라 세계에서도 주요 미네랄이 많고 미량 미네랄이 다양하고 풍부하다. 부산 광안리의 총 미네랄은 30,847mg/L로 일본 해안보다 약간 높다. 전통적으로 한국의 서해안, 서남해안, 낙동강 해안가에 자염, 천일염전이 많이 분포된 이유이다.

특히 신안은 주요 미네랄은 풍부하고 미량 미네랄이 더 다양하고 균형이 있어 세계적으로도 천일염 생산을 위한 최적의 조건을 갖추고 있음을 알 수 있다.

4. 한국의 서남해안 조기가 맛있는 이유
– 어류도 바닷물에 따라 다르다

왜 한국의 서해안과 남해안 어류는 크지도 작지도 않으면서 맛이 있을까? 바닷물과 갯벌에 함유된 미네랄과 미생물이 풍부하기 때문이다. **바다에 합류하는 강물에 따라 바닷물이 다르듯이 해안에 따라 바닷물고기**

의 크기도, 맛도 다르다. 꽃게, 조기, 홍어, 아귀, 갈치, 낙지, 주꾸미 등 한국 생선은 외국산에 비해 맛이 더 있다. 같은 황해인 중국의 황하 강이 바다로 합류하는 발해만에 서식하는 꽃게, 새우도 맛은 있으나 한국의 서해안 것보다는 맛이 떨어진다.

유럽 북해의 갈치나 아귀는 한국 목포 먹갈치보다 길이가 3배~4배나 되고 몸통도 2배~3배 크지만 먹어보면 한국산에 비해 닭 다리처럼 살코기가 많아 퍽퍽하다. 외국산 아귀도 크지만 한국산 아귀 같은 맛이 안난다. 칠레산 홍어가 아무리 맛이 있다고 한국의 흑산도 홍어를 따라가지 못한다.

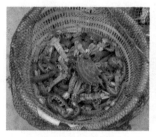 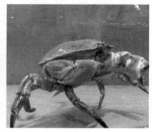 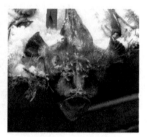

그림 1-2-1 발해만의 꽃게와 새우   그림 1-2-2 프랑스 게랑드 꽃게와 미국 시애틀 어시장의 아귀

1) 드넓은 갯벌에 미네랄이 풍부한 황해

황해는 동아시아의 한강, 대동강, 청천강, 요하, 난하, 황하 등 크고 작은 강이 아름다운 산하를 흐르면서 각양각색의 미네랄을 실어 와 모아놓은 큰 호수와 같다. 여기에 갯벌이 많고 수심이 평균 44m로 깊지 않아 육지에서 흘러온 미네랄을 물고기가 섭취하기 쉬운 상태를 유지하게 된다.

서해안은 황해의 평균 수심보다 더 낮고 개펄이 넓은데다 해안선을 따라 남쪽으로 해류가 흐르고 있어 어류가 해류를 따라 이동하면서 풍부한 먹이를 계속 섭취할 수 있다.

같은 황해이나 한국의 서남해안의 물고기가 중국 동해안뿐만 아니라 세계에서도 가장 맛이 있는 근본적인 원인은 해류가 교차하고 바다와 갯벌에 미네랄이 풍부하기 때문이다. 전라남도의 해남, 신안 등 서남해안은 남쪽에서 올라오는 해류가 황해와 동해로 갈라지고 그 인근에서는 서해안을 따라 남쪽으로 흐르는 해류와 교차하고 있다. 여기에 한국의 서해와 남해안의 바닷물에는 미네랄이 풍부하고 균형이 있으며, 해안의 넓은 갯벌에는 다양한 미생물과 갯지렁이, 어패류, 새우류, 조개류 등이 많아 어류의 먹이가 되고, 서해안에는 적조현상이 없다.

이를 가장 잘 알고 있는 것이 철새들이다. 한국의 서산, 금강 하구의 서천, 남해안, 신안 등은 동아시아 철새들의 보금자리이다. 서산 유부도 갯벌에만 동아시아 철새, 특히 도요 물떼새 약 40%가 머물다 간다고 한다.

필자도 꼬막 껍데기를 보면 골이 깊고 검은 색깔은 벌교 참 꼬막이며, 골이 어느 정도 깊은지에 따라 어느 지역 꼬막인지 대충 알 수 있는데 철새들은 오죽하겠는가.

강물과 바닷물에 함유된 미네랄과 해안의 갯벌, 미생물은 바닷물고기에게 중요한 성장 환경이다. 타고난 유전적인 요인도 있지만 어떤 환경에서 성장하고 살아가느냐에 따라 생을 마감할 때까지 중요한 요인이 된다. 이는 어류뿐만 아니라 인간도 그렇다.

2) 모천회귀 하는 연어

어류 중에서 연어는 회귀성이 제일 강하고 민물과 바닷물을 오가며 산다. 한국 동해안 연어가 산란 후 하천에 살다 바다로 나가 알래스카 만, 캄차카반도, 베링해 등 북태평양에서 3년~4년을 살다 산란기가 되면 자신이 태어나 놀던 하천을 찾아오는 모천회귀(母川回歸)를 한다.

또한 연어는 해양에 따라 살아가는 방법이 다르다. 태평양 연어는 일생에 단 한 번만 알을 낳기 위해 모천회귀 하여 알을 낳고 죽으며, 대서양 연어는 일생에 몇 번 알을 낳는다.

모천회귀에 대해서는 지금까지 연어의 본능이라고만 알려지고 구체적으로 밝혀지지 않았으나 필자는 연어가 하천과 바닷물을 마시면서 물과 소금기(염분), 미네랄에 대한 미각을 느끼고, 새우나 소형 어류를 잡아먹었던 맛으로 회귀한다고 본다. 하천이나 바닷물의 염분농도(염도)와 미네랄이 제각각 다르기 때문이다. **한국 서남해안과 캐나다 시애틀의 바닷물의 염분농도와 미네랄을 비교해보면 한국의 서남해안이 약 3배 높다. 연어가 어릴 때 먹고 살았던 물과 음식 맛을 기억하고 그 맛을 찾아 죽을 때 돌아오는 것이다.**

마치 한국에서 어린 시절을 보낸 사람이 성장한 후 세계 어디에 살더라도 짭짤한 김치 맛을 못 잊는 것과 같을 것이다. 흔한 맥주 맛도 브랜드에 따라 구분하는데 하물며 김치 맛을 잊겠는가.

3) 천명천색인 지구

바다에 따라 연어가 다르고 살아가는 방법이 다르듯이 지구에 사는 모든 동식물은 같은 것이 없다. 자세히 관찰해보면 어디가 달라도 다르다. 산야에 있는 수많은 야생화나 소나무도 모양이 같은 것 같지만 같은 것이 하나도 없다. 가지가 많거나 적고, 굵기가 다르고 가지가 뻗는 방향이 다른 등 어디가 달라도 다르다.

이는 지구가 100가지 이상의 원소로 구성되어 있어 동식물의 모양, 체질도 많은 원소의 조합으로 이루어졌기 때문이다.

천 가지 정신이 있으면 천 가지 몸이 있다는 천명천색(千名千色)으로 지구만의 특성이며 지구를 구성하는 원소가 현재까지 알려진 바로는 가장 많기 때문이다. 우주에 화성, 목성 등 몇 가지 안 되는 원소로 된 어느 별에 생명체가 있다면 그곳에는 지구보다 훨씬 더 단순하고 모양과 마음이 같은 동식물이 있을 수 있을 것이다.

인간도 유럽, 미국, 아프리카 등 자연환경에 따라 키, 몸무게, 생김새, 성격 등이 다르다. 세계에서 키 큰 사람은 네덜란드, 스칸디나비아 등 북유럽 사람과 아프리카의 일부 지역 사람들이다. 신비하게도 북해, 대서양 연안 등 이 지역에 사는 어류도 대체로 크고 맛이 떨어진다.

한국인은 서해안 조기처럼 크지도 작지도 않으면서 용감하고 머리가 좋다. **"물이 너무 맑으면 물고기도 살기 어렵다."라는 말이나 "작은 고추가 맵다."라는 말은 괜히 나온 게 아니다.**

필자는 바닷물, 소금을 찾아 외국을 답사할 때마다 그동안 무심히 여겨왔던 한국에 아름다운 산천을 삼천리 금수강산이라고 부르며, 대한민국에 태어난 것 자체가 복 받은 것임을 느낄 때 저절로 시상이 떠올랐다.

조상의 은덕

조기성

어느 나라
어느 곳에 머물더라도

우리 아버지 어머니의 자식으로
홍익인간의 고귀하고 유구한
역사를 안고
삼천리 금수강산에 태어나
행복했습니다.

푸른 하늘에
내 마음 물들도록

* 백두산 천지에서

제4절 세계 주요 바닷물의 미네랄
– 바다라고 다 같은 바닷물이 아니다

1. 바다는 인류의 고향 – 바닷물과 혈액

지구상에 생물이 최초로 탄생한 것은 약 35억 년 전 바다였고 산소를 이용한 해파리, 갯지렁이, 새우, 게 등이 탄생한 것은 지금부터 약 10억 년 전이다. 해조가 진화해 육상 식물이 되고 육상의 곤충, 전갈 등은 4억 년 전이며 이보다 조금 늦게 척추동물이 육상생활을 시작한다. 인류는 구석기 전기였던 지금부터 최소한 150만 년 전에 출현하고 현생 인류인 신인류(Homo sapiens, 호모 사피엔스)는 약 4만 년 전이다. **인류로 진화한 모체도 몇억 년 전에 바다에서 살다 육지로 왔기에 인류의 혈액도 바닷물의 성분과 유사하다.**

우리의 유전인자는 쉽게 바뀌지 않는다. 마음에 큰 상처를 받는 등 죽을 정도의 충격이 있을 때 조금 바뀐다. 이는 몇천 년 전에 우리와 같은 돌궐족으로 중앙아시아에서 살다 갈라져 나온 우즈베키스탄, 카자흐스탄, 아제르바이잔, 터키 등의 서돌궐과 한국, 캐나다 멕시코 등에 사는 동돌궐 후손의 음식문화, 인성 등을 봐도 알 수 있다. 현재 전혀 다른 지역에서 살아도 송편을 만들고 소금에 절인 반찬, 김치, 채소나 얇은 밀가루 전에 쌈장을 넣어 쌈 싸 먹는 등 **몸이 요구하는 대로 간을 맞춰 먹는 지혜와 습관, 마음씨 등은 몇천 년이 지나도 우리와 비슷한 것을 보면 유전인자가 쉽게 변하지 않음을 알 수 있다.** 오랜 세월이 지나도 이들의 이동 경로에는 그 문화가 고스란히 남아 있다.

필자가 몇 년 전 캐나다 밴쿠버, 멕시코에 있는 호텔에서 열린 두 차례의 국제회의에 참석해 전통 뷔페 식사하는데 얇은 밀가루 전과 큰 통에 쌈장이 담겨 장과 그 맛이 같아서 깜짝 놀랐다.

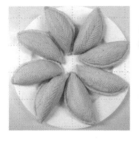 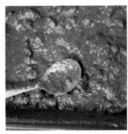 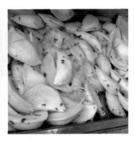

아제르바이잔의 송편   밴쿠버의 쌈장과 송편

그림 1-3 아제르바이잔과 밴쿠버의 송편과 쌈장

과학적으로 볼 때도 우리의 고향이 바다라는 것을 유추할 수 있는 몇 가지를 들면 다음과 같다.

- **지구 표면의 70% 이상이 바닷물이고 인체도 70% 이상이 0.9%의 소금물인 혈액이다. 70%에서 미네랄이 차지하는 비중도 유사하다.**

- 아기가 태어나기 전 엄마 배에 있는 양수의 소금기 농도가 1.2%로 혈액의 0.9%보다 높아 인체에서 바닷물과 가장 비슷하다.

- 해수와 혈액에 있는 미네랄을 비교해보면 해수의 조성과 아주 유사하다. 인체의 60조 개의 세포는 0.9%의 소금물인 세포외액(혈장)과 접하고 있으며, 이는 지구상의 육지가 70%의 바닷물에 떠 있는 것과 같다. 해수의 성분과 다른 점은 인류가 육지에서 생활하고 있

으므로 세포에는 육지에 풍부한 미네랄이 혈액보다 더 많다.

- 육상의 음식 재료에는 칼슘(Ca), 포타슘(칼륨 K)이 많고, 해수에는 소듐(나트륨 Na), 마그네슘(Mg)이 많다.

- 이에 따라 심장이 수축할 때는 육상에 많은 칼슘이, 이완될 때는 바닷물에 많은 마그네슘이, 세포 안에는 육상에 많은 포타슘이 많고 세포 밖의 혈장에는 바닷물에 많은 소듐(Na)이 많아 균형을 유지한다.

표 1-6 육지와 바다의 주요 미네랄과 음양陰陽

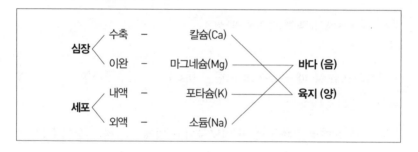

이렇게 육지가 양陽이라면 바다는 음陰으로, 음과 양이 조화를 이루면서 생명 활동을 유지하고 있다. 우주의 신비이다.

다만 현재의 바닷물과 사람의 혈액은 염분(소금기) 농도에 있어서 약 4배의 차이가 있다. 바닷물의 염분 농도는 약 3.5%이고 사람의 혈액은 0.9%이다. 바닷물의 염분 농도가 혈액보다 약 4배 높은 것은 인류가 바다를 떠나 육상생활을 하면서 혈액의 염분 농도는 더 낮아지고 바닷물의 염분 농도는 더 높아져 지금과 같은 차이가 난 것이다.

소금의 진실과 건강

크게 보면 산-알칼리의 농도인 pH는 바닷물이 7.3~7.5, 혈액이 7.4로 유사하며, 바닷물에서 소금 등 미네랄이 차지하는 비중은 우리 몸의 혈액에서 미네랄이 차지하는 비중과 거의 같다.

그러나 자세하게 보면 사람마다 산성, 알칼리성으로 체질이 다르듯이 바닷물의 소금기(염분) 농도와 미네랄도 바다마다 다르다.

2. 한국의 서해와 중국의 발해만

한국의 서해와 중국 발해만을 안고 있는 황해는 동아시아의 큰 강들이 합류하는 바다이다. 한국의 영산강, 금강, 한강, 대동강, 청천강, 압록강이 합류하고 중국의 요하, 난하, 황하, 양자강이 합류한다.

황해 연안의 여러 강이 각양각색의 산야에 있는 미네랄을 바다로 실어 나르면 황해해류는 그림 1-5와 같이 이를 해안으로 흘려보내면서 일부는 자연적으로 혼합된다. 제주도 남쪽에서 북상하는 쿠로시오 해류의 본류는 한국의 남해안과 일본 대마도 사이를 지나 북상하고, 지류는 서해안의 중앙부를 따라 발해만으로 북상한다. 황해해류의 지류는 북상해 발해만과 산둥반도의 해안을 반시계 방향으로 환류한다. 이 해류 중 상당 부분은 중국 동쪽 해안을 따라 남하하다가 양자 강물을 안고 북상하는 쿠로시오 해류와 제주도 남서쪽에서 다시 합류한다.

황해해류는 뚜렷한 유속을 갖지 않아 흐름이 약하기 때문에 흐린 물을 맑게 하거나 황해 바닷물에 함유된 미네랄과 황해에 합류하는 여러 강물의 미네랄에 미치는 영향이 미미하여 미네랄 함유량을 균등하게 하지는 못한다. 따라서 **황해 해안의 미네랄은 지역마다 다르다.**

황해 해안가 바닷물의 주요 특징을 보면 다음과 같다.

- **황해는 주요 미네랄과 미량 미네랄 모두 세계적으로 높은 수준이며 한국의 신안이 제일 높고 다음이 청도, 발해, 상해 순으로 낮아진 다.** 황해해류의 중간에 있는 신안과 청도가 높고 황해해류의 시작과 끝 지점인 상해와 발해만이 낮다. 신안 바닷물의 미네랄 함유량은 발해만보다 약 1.5배, 상해보다 약 2배 높다.

- **발해만**은 압록강, 요하, 난하 등의 강이 합류하며 황해해류를 따라 반시계 방향으로 회전하는데도 미네랄이 그렇게 풍부하지 않다. 이는 발해만을 끼고 있는 산야와 찬 기후의 영향으로 보인다. 황하강 물이 실어 나르는 황토는 계속 발해만에 쌓이고 강물은 해안을 따라 남쪽으로 흘러가 발해만 전체에 미치는 영향은 크지 않는 것으로 파악된다.

필자는 발해만 바닷물을 분석하기 위해 시료를 채취하다가 해안에서 몇백 미터 떨어져 있는 바다에서 사람이 서서 고기 잡는 모습을 보면서 바다 깊이가 사람의 키를 넘지 않는데 깜짝 놀랐다.

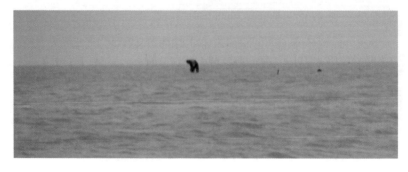

그림 1-4 발해 해안가 멀리서 일하는 어부

소금의 진실과 건강

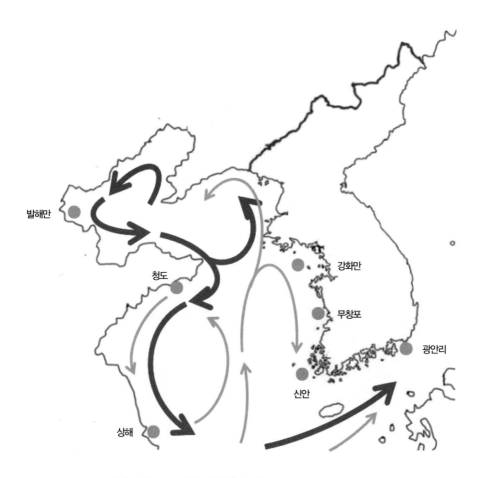

그림 1-5 황해 바닷물 시료 채취 지역(⬤)과 해류

• 청도는 중국 해안에서 미네랄이 제일 풍부하며 동아시아에서는 한
  국의 신안 다음으로 높다. 전통적으로 위해(威海 웨이하이), 청도를
  거쳐 염성(鹽城 옌청)에 이르는 해안이 미네랄이 많고 갯벌이 있어
  천일염 생산지이다. 청도에서 해안을 따라 남쪽으로 약 500km 아
  래에 있는 염성은 천일염을 많이 생산해 지명이 문자 그대로 소금

의 성이다.

　청도 바닷물에는 다른 해안에 없는 알루미늄이 검출되었다. 이 알루미늄이 청도靑島 인근에서 발생하는지 또는 황하강물의 영향을 받은 것인지는 앞으로 더 분석이 필요하다. 황하강물은 발해만 바로 남쪽에 있는 래주만萊州灣(Laizhou Bay)으로 합류한 후 황해 해류에 의해 해안을 따라 연태烟台, 청도를 거쳐 남쪽으로 흐르면서 영향을 줄 수 있기 때문이다.

- **상해**는 미네랄이 많이 함유되지 않은 남쪽 해안의 바닷물이 쿠로시오 해류를 따라 북상하면서 양자강과 합류하여 미네랄이 희석되기 때문에 청도, 발해만보다 더 낮은 것으로 파악된다.

　종합적으로 동북아시아에서 신안의 바닷물이 염도가 높고 미네랄이 제일 풍부하고 균형이 있다. 쿠로시오 해류는 상해를 지나 북상하면서 제주도 먼 남쪽 바다를 경계로 나누어진다.

　그림 1-5와 같이 본류는 남해안을 지나 동해로 흘러가고, 지류는 황해 해류로 북상하면서 백령도 서쪽과 황해도 부근에서 시계방향으로 회전해 한국의 서해안을 따라 남쪽으로 흐르기 때문에 양자강, 대동강, 한강 등 서해로 흐르는 여러 강물이 서해안, 신안의 바닷물에 영향을 주게 된다.

　한국의 다양한 산야에서 흐르는 강물에 있는 미네랄이 해류를 따라 남쪽으로 흐르면서 신안으로 모여든다. 서남해안은 동아시아의 산야, 쿠로시오 해류, 황해해류에 의해 지형적으로 축복 받은 지역이다.

3. 대서양 인도양 태평양

세계 주요 바닷물에 함유된 소금기와 미네랄은 일반적으로 큰 강물이 흘러들어오는 해안이 다양하고 북극이나 남극보다는 중위도 해안이 더 풍부하다. 바닷물의 미네랄 중 인체의 심장박동, 세포의 활동 등 생명 유지에 필요하면서 함유량이 많은 칼슘, 마그네슘, 포타슘, 소듐, 염소이온, 황산이온 등을 주요 미네랄로 하고, 나머지를 미량 미네랄로 분류하여 주요 바닷물에 함유된 미네랄을 비교했다.(표 1-7)

프랑스 게랑드, 터키 이스탄불, 인도 첸나이, 호주 멜버른, 미국 시애틀 등 바닷물 채취지역의 설명에서는 미네랄을 주요 미네랄, 미량 미네랄, 고유 미네랄의 합계이므로 미네랄의 종류별 세부적인 내용은 '표 1-8 세계 주요 바닷물의 미네랄'을 참고 바란다.

전체 미네랄을 보면 터키의 이스탄불이 5만mg/L 이상으로 가장 높고, 3만mg/L 이상인 해안을 순서대로 보면 프랑스 게랑드, 인도 첸나이, 호주 멜버른, 한국 신안, 중국 청도, 일본 와꼬 이다. 주요 미네랄 함유량이 2만mg/L 이하로 낮은 해안은 중국의 상해와 심천, 미국의 시애틀이다. 심천은 주요 미네랄이 가장 낮고 시애틀은 미량 미네랄이 제일 낮다. 미네랄 함유량이 제일 높은 터키 이스탄불과 제일 낮은 미국 시애틀, 중국 심천을 비교하면 3배~5배 차이가 난다.

주요 미네랄이 3만mg/L 이상인 해안은 옛날부터 전통적으로 천일염을 생산해온 지역으로 미량 미네랄의 함유량도 많다.

1) 프랑스 게랑드의 바닷물

게랑드(Guerande)는 남부 프로방스 근처에서 발원하는 르와르강이 서북부로 흘러 투르, 낭트시를 지나 대서양 연안에 합류하는 지점에서 조금 북쪽에 있다. 게랑드는 **해안에 미네랄이 풍부하고 해안 안쪽의 갯벌은 질 좋은 천일염 생산지로 유럽뿐만 아니라 세계적으로 유명하다.** 또한 프랑스이면서 전통적으로 영국의 영향을 받은 특유한 문화가 있는 브르타뉴 지방이다.

게랑드 바닷물에는 다른 해안에는 없는 코발트가 0.002mg/L로 극미량 함유되어 있다. 게랑드에만 있는 고유한 미네랄이다. 게랑드 해안으로 합류하는 르와르강의 발원지가 남부 알프스에서 비교적 가까워 그 영향에 따른 것으로 파악된다.

코발트는 스위스, 노르웨이, 티베트 등의 만년설, 빙하, 설산에서 흐르는 강물이나 호수에 주로 함유되어 있어 그 물의 색이 코발트색으로 짙은 푸른색을 띤다.

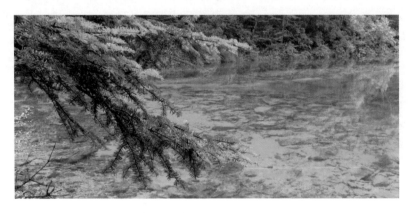

그림 1-6 코발트가 많은 티베트 호수 물의 색깔

소금의 진실과 건강

2) 터키 이스탄불의 바닷물과 소금호수의 미네랄

터키 이스탄불은 여러 지역으로부터 흘러온 강물이 흑해로 모여 지중해 바닷물과 혼합되는 연결통로다. 흑해 주변의 산야를 거쳐 모두 모여들기 때문에 많은 미네랄이 함유되어 있다.

또한 터키 내륙의 한 가운데, **앙카라시의 남쪽에 큰 소금호수**(염호. salt lake)가 있다. 소금호수의 미네랄을 이스탄불 바닷물과 비교하면 주요 미네랄은 6배, 미량 미네랄은 2.5배 높다.

터키 소금호수(염호)는 사막 같은 주위의 여건에서 주변의 모든 물이 모여들기만 하고 흘러나가는 곳이 없어 자연 증발로 강물이 농축된 결과다. 마치 솥에 강물을 조금씩 넣으면서 수백 년 동안 서서히 끓이는 것과 같아 미네랄의 함유량이 많다. 터키의 소금호수는 작은 볼리비아의 우유니(Uyuni) 사막의 소금호수라고 불릴 정도로 규모는 작아도 그 특성은 우유니 소금호수와 유사하다.

3) 인도 벵골만의 첸나이 바닷물

인도의 동북부 벵골만에 접해있는 첸나이시의 인근 해안의 바닷물을 채취해 분석했으며 미네랄이 풍부했다. **인근에 인도를 대표하는 첸나이 갯벌천일염전 등 동북부 해안을 따라서 천일염전이 많다.** 인도는 대륙의 동쪽, 서쪽 해안이 모두 염분의 농도가 높고 미네랄이 풍부해 예부터 유명한 천일염 생산지이다.

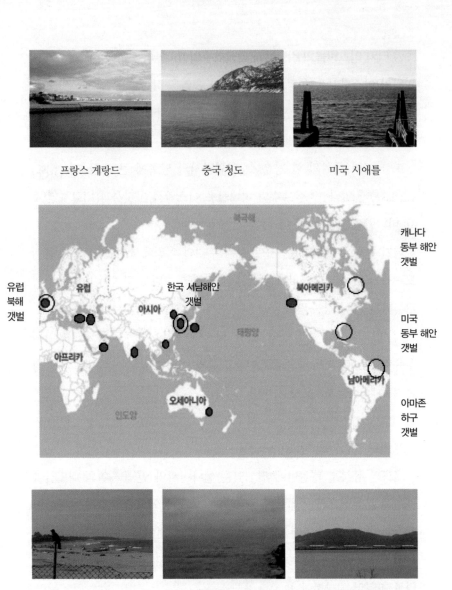

프랑스 게랑드   중국 청도   미국 시애틀

유럽
북해
갯벌

캐나다
동부 해안
갯벌

미국
동부 해안
갯벌

아마존
하구
갯벌

인도 첸나이   중국 상해 절강만   한국 신안

그림 1-7 세계 5대 갯벌(○)과 바닷물 채취 장소(●)

표 1-7 세계 주요 바닷물의 미네랄 요약

(mg/L)

지역	주요 미네랄	미량 미네랄	고유 미네랄	합계
터키 이스탄불	54,884	111		54,995
프랑스 게랑드	39,083	77	코발트	39,160
인도 첸나이	38,864	75	-	38,939
호주 멜버른	36,892	75		36,967
한국 신안	35,882	69		35,951
중국 청도	32,335	66	알루미늄	32,401
일본 와꼬	30,479	62		30,541
중국 발해만	22,654	47		22,701
중국 상해	17,694	37		17,731
미국 시애틀	12,336	22	타이타늄	12,358
중국 심천	10,355	26		10,381
터키 소금호수	345,034	280		345,314

* 인도 첸나이 : 벵골(Bengal)만 동남부 타밀나두주의 수도
* 터키 소금호수(salt lake) : 내륙에 있는 민물호수로 터키 제1의 소금 생산지이며, 안티모니(Sb),
  세슘(Cs), 타이타늄(Ti)이 극미량 함유됨

4) 일본 와꼬의 바닷물과 소금의 변화

일본 해안의 바닷물에는 미네랄이 어느 정도 함유되어 있으나 우기,
태풍 등의 기후로 천일염 생산에 어려움을 겪어왔다. 이를 극복하기 위
해 세계에서 처음으로 바닷물에서 소듐(Na)과 염소(Cl)이온을 추출해
100% 순소금을 만드는 이온교환막식 기계염을 1971년부터 생산해왔다.

일본은 기계염을 생산한 후 천일염전을 폐전했기 때문에 일본 해안의 바닷물 분석은 참고로 했다.

5) 호주 멜버른의 바닷물

세계적으로 천일염을 많이 생산하는 나라가 호주와 멕시코이다. 기온이 높아 증발량이 많으면서 비가 많이 오지 않아 천일염 생산에 좋은 여건이나 갯벌이 달라 미네랄이 거의 없는 순소금에 가깝다. 공업용으로 순소금의 수요가 증가하면서 이들 지역에 천일염전이 개발되었다.

호주에서 인도양과 접하는 서쪽 해안 퍼스(Perth)에서 북쪽에 대규모 댐피어(Dampier) 천일염전이 있다. 이 염전에서 생산되는 천일염은 순소금처럼 미네랄 함유량이 거의 없다.

퍼스의 바닷물과 비교하기 위해 동쪽 끝에 있는 멜버른의 바닷물을 분석해보았다. 서쪽 인도양에 접해있는 퍼스와 달리 동쪽 멜버른의 바닷물에는 많은 미네랄이 있었다. 산야와 지역에 따라 바닷물의 미네랄이 이렇게 다르다는 것을 보여준 사례다.

6) 미국 시애틀의 바닷물

미국 시애틀의 바닷물은 pH 6.8 (백두산 천지의 물과 같음)로 중성수에 가까우며 전기전도도가 타 해안의 1/5~1/2수준으로 아주 낮아 강물에 가깝다. 미량 미네랄의 함유량이 가장 낮은데도 타 바닷물에 거의 없는 타이타늄이 약 0.5mg/L 함유되어 있어 시애틀 바닷물의 고유한 미량 미네랄이다. 미국 서북쪽 산야에서 흘러들어온 강물의 영향으로 파악된다.

표 1-8 세계 주요 바닷물의 미네랄 세부 내용

(단위 : mg/L)

바닷물	물성		주요 미네랄							미량 미네랄			
	pH	전도[1]	Ca	Mg	K	Na	Cl⁻	SO_4^{2-}	소계	Li	B	Ti	V
발해만	7.7	32.7	290	868	257	5960	13153	2126	22 654	0.331	2.74		0.051
중국 청도[2]	7.5	44.5	351	1111	372	8687	18934	2880	32 335	0.303	3.62		0.051
한국 신안	7.9	47.4	387	1186	394	9301	21467	3147	35 882	0.622	3.48		0.074
중국 상해	8.1	26.4	266	624	201	4926	10109	1568	17 694	0.308	2.55		0.049
중국 심천	7.9	23.2	151	439	153	3433	5380	799	10 355	0.046	1.45		0.023
일본 와꼬	8.1	41.8	319	1011	343	7982	18155	2669	30 479	0.890	3.62		0.056
멜버른	8.1	49.0	379	1220	399	9661	21981	3252	36 892	0.570	4.93		0.061
시애틀	6.8	11.6	170	514	151	3650	7080	771	12 336	0.039	0.96	0.493	0.016
인도 첸나이	8.2	52.5	408	1314	434	10370	22909	3429	38 864	0.170	4.79		0.048
이스탄불	8.0	60.0	462	1650	552	13900	34800	3520	54 884	0.305	21.6	–	–
터키 염호[3]	7.7	30.7	677	4713	2071	108200	218072	11301	345 034	23.700	73.10	0.106	0.496
계량드	8.2	51.6	405	1287	437	10210	23307	3437	39 083	0.455	5.40		0.058

1) 전기전도도 (µS/cm)
2) 청도에 미량 미네랄인 알루미늄(Al) 0.447 mg/L 별도
3) 터키 염호(앙가라 시 남쪽 내륙에 있는 소금호수)에 있는 안티모니(Sb) 0.001 mg/L, 세슘
(Cs) 0.05 mg/L 별도

표 1-8 세계 주요 바닷물의 미네랄 세부 내용

(단위 : mg/L)

| 바닷물 | 미량 미네랄 | | | | | | | | | | | | 미네랄 합계 |
	Cr	Co	Cu	Zn	As	Rb	Sr	Mo	Ba	U	Br	소계	
발해만			0.010	0.021	0.036	0.084	5.73	0.013	0.083	0.003	38.1	47.20	22,701
중국 청도	0.019		0.007	0.023	0.046	0.127	6.59	2.02	0.026	0.002	52.8	65.63	32,401
한국 신안	0.024		0.009	0.023	0.049	0.142	6.95	0.013	0.011	0.002	57.2	68.60	35,951
중국 상해	0.028		0.005	0.017	0.028	0.082	3.59	0.011	0.050	0.002	30.6	37.32	17,731
중국 삼천	–		0.134	0.502	0.025	0.040	2.41	–	0.022	0.001	21.2	25.85	10,381
일본 와꼬	0.023		0.006	0.020	0.041	0.130	6.06	0.013	0.009	0.002	50.8	61.67	30,541
멜버른	0.024		0.008	0.027	0.050	0.142	7.24	0.014	0.012	0.002	62.0	75.08	36,967
시애틀			0.031	0.007	0.011	0.027	2.19	0,004	0.032		18.4	22.21	12,358
인도 첸나이	0.013		0.005	0.018	0.045	0.135	7.02	0.013	0.006	0.002	63.0	75.27	38,939
이스탄불	–	–	–	–	0.028	0.136	9.09	0.009	0.006	0.002	79.6	110.78	54,995
터키 염호³	0.052			8.210	0.072	2.000	26.30	0.020	0.134	0.004	146.0	280.19	345,314
게랑드	0.020	0.002	0.007	0.027	0.050	0.149	7.69	0.014	0.008	0.002	63.1	76.98	39,160

인류와 함께한
세계의 천연소금

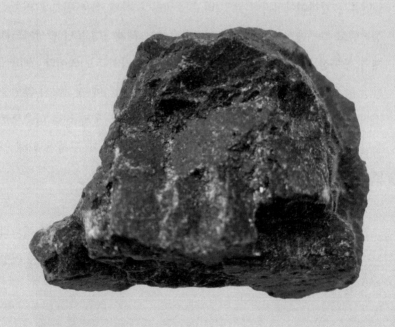

티베트 암염

제1절 천연소금이란?

천연소금은 자연에서 채취한 소금에 어떤 미네랄을 가감하지 않는 것이다. 육상에 있는 암염과 지하 암염에 물이 스며들어 생긴 소금 우물(염정鹽井으로 여기서 나온 소금을 **정염井鹽**이라 함), 소금호수에서 햇볕에 물이 증발하여 자연으로 결정된 **호수염(호염湖鹽)**, 바닷물을 솥에 넣어 끓인 **자염煮鹽**, 갯벌에서 얻은 **갯벌천일염天日鹽** 등이 있다. 암염, 호수염, 정염, 자염은 인류가 처음부터 가장 많이 섭취한 소금이다. 특히 암염이나 호수염은 인간뿐만 아니라 동물도 같이 섭취했다. 태초의 인류부터 함께한 **소금의 역사는 인류의 역사와 같다.**

인류는 가까이에 물, 식료 그리고 소금을 구하기 쉬운 위치에 최초로 정착했고 그곳에서 문명과 문화가 생겨났다. **세계 5대 문명 발상지發祥地의 공통점 중의 하나가 고온 건조한 사막에 가까운 지역이다.** 생활에 가장 필요한 물과 식료만을 위해서라면 건조한 지역에 정착하지 않았을 것이다. 그런데도 사막 가까이에 정착하게 된 것은 물과 식료 다음으로 소금이 필요했다는 것을 유추할 수 있다. 소금을 쉽게 구하기 위해 암염, 호수염 등 천연소금이 있는 지역에 정착한 것이다.

오늘날 갯벌천일염을 생산하는 지역 대부분이 문명 발상지가 아니라는 것을 보아도 인류가 갯벌천일염을 이용한 것은 그렇게 오래되지 않았음을 알 수 있다.

1. 세계 5대 문명 발상지와 소금

세계 5대 문명의 발상지는

① 이집트 나일강 유역

② 티그리스·유프라테스강 유역의 메소포타미아

③ 인더스강 유역

④ 황하강 유역

⑤ 동북아 요하 유역을 말한다.

이집트 문명의 나일강 하구 근처에는 소금 결정이 하얗다. 메소포타미아나 인더스강 유역에는 소금사막, 암염, 염호와 염천鹽泉이 많고 강물이 바다와 합류하는 아라비아해 북부에서 남쪽으로 이어진 해변에는 소금 결정이 널브러져 있다.

인도 대륙에는 중앙에서 동쪽으로 흐르는 갠지스강이 있고, 대륙의 서북쪽에서 아라비아해로 흐르는 인더스강으로 두 개의 큰 강이 있다. **농경과 식품 등을 이용해 인류가 살기에는 갠지스강 주변이 더 유리할 것 같은데도 고대 문명은 사막을 흐르는 인더스강을 선택했다.** 인더스강 주위의 사막에 펼쳐져 있는 소금호수 등이 있어 소금을 구하기 더 쉬웠기 때문이었을 것이다.

황하문명의 황하가 흐르는 중국의 서북부 운성시運城市에는 상고시대부터 소금을 생산해온 중국의 사해로 알려진 하동염호河東鹽湖가 있고 염호 인근에 안읍安邑이 있다. 안읍은 하나라를 세운 우임금 때 수도였다. 염호 인근에서 황하문명이 시작되고 삼황오제 시대에 신농씨 염제 炎帝와 중국의 초대 임금인 황제黃帝 헌원의 전투지역으로 고대부터 이 땅을 차지하기 위해 수많은 전쟁이 있었다.

　동북아시아 요하 유역의 요하 문명은 2천 년대에 들어와 밝혀진 것으로 중국의 황하문명보다 더 오래되어 이 책에서는 세계 5대 문명의 발상지로 포함했다.

　요하 문명은 동이족東夷族의 문화로 이 중에 홍산紅山 문화와 사해查海 문화는 내몽골 지역이며 현재는 중국의 몽골족 자치주에 속한다. 사해 문화는 지금부터 8천 년 전으로 황하문명의 하나라, 상나라, 주나라의 앙소仰韶 문화보다 2천 년 앞서고, 적봉赤峰시 인근의 홍산 문화는 6천 년 전으로 황하문명과 비슷한 시기이다. 이 지역은 농사와 유목이 교차하는 지역으로 사막의 변두리같이 느껴지며 호수염, 암염이 많은 지역이다. 땅이 거칠고 넓은데다 암염, 호수염, 염정 등 소금을 쉽게 구할 수 있고 여기에 강이 흘러 문명의 발상지로 안성맞춤이었다.

2. 인간의 생존 조건

　현시점에서 유추해보면 물만 있고 소금이 없어도 안 되며 물이 없고 소금만 구하기 쉽다고 인간이 살 수 있는 것은 아니다. 어떤 형태로든지 물과 소금을 구하기 쉬워야 인류의 정착이 가능했다.

　고대 로마시는 생활에 필요한 물을 원활하게 공급하기 위해 인근 지역에서 자연경사를 이용해 시내 곳곳으로 관통하는 수로를 만들었다. **물**

과 소금 없이는 생활할 수 없었으며, 우리 몸의 70%가 물과 소금이므로
그만큼의 물과 소금기가 있어야 생활할 수 있었다.

　암염, 호수염, 정염, 자염, 천일염 등 천연소금은 인류가 출현해서 현
재까지 식용으로 직접 또는 가공하여 널리 사용해 왔다. 인류와 함께했
던 천연소금이 산업혁명 이후 공업용 소금 수요의 증가 등으로 가공 소
금, 기계염 등 인공의 순소금을 공업용과 식용의 구분 없이 사용하면서
저염식 등 소금에 대한 논란이 시작된 근본 원인이 되었다. 제4장에서
다루게 될 소금 섭취에 대한 논란과 건강한 소금 섭취를 위해서도 먼저
인류와 수천 년을 함께한 천연소금에 대한 이해가 필요하다.

　지구에 수소, 산소, 탄소, 질소의 4대 원소 이외 미량원소는 바닷물에
가장 다양하고 풍부하며 이를 가장 근사하게 함유한 갯벌천일염부터 살
펴본다.

제2절   천일염
- 바닷물을 닮아도 형제자매처럼 다르다

1. 천일염의 역사

갯벌에서 바닷물을 햇볕에 증발시켜 얻은 천일염天日鹽은 미네랄을 가감하지 않고 노동력을 투입한 일종의 단순 가공염으로 우리 생활에 갯벌천일염이 사용된 것은 생각보다 그렇게 오래되지 않았다. 프랑스에서 AD 700년 전후 해안 염전에서 바닷물을 끓여서 만드는 자염煮鹽이 점차 감소하고 **단순하게 햇볕에 증발시켜 만든 천일염이 684년에 게랑드 인근 지역에서 시작되었다.** 또한 현재의 천일제염법이 아닌 유사한 방법일지라도 기록이 있는 천일제염은 이탈리아 북부 아드리아해에 접한 코마키요(Comacchio) 지방의 제염장으로 814년에 생산한 기록이 있다. 천일염이 본격적으로 사용된 것은 중세 이후부터다.

이렇듯 **천일염전은 역사적으로 천 년 남짓밖에 안 되며 세계적으로 바다와 갯벌은 많으나 생산지가 그렇게 많지 않다.** 고온건조하고 비가 많지 않은 조건을 갖춘 해안 지역이 천일염 생산의 최적지이기 때문이다. 이런 조건을 갖추고 실제 천일염을 생산하는 지역이 지중해 연안, 유럽의 일부 대서양 연안, 멕시코만, 호주 서부 해안, 한국과 중국의 황해 연안, 인도양의 인도 등이다.

또한 바닷물에 미네랄이 풍부하게 함유됐어도 갯벌이 있어야 천일염을 대량 생산할 수 있다. 이 중에 프랑스의 게랑드, 인도 벵골만의 첸나이, 중국의 발해만, 한국의 서남해안의 갯벌천일염에 대한 구체적인 성분을 비교해보았다.

여기서는 각 갯벌천일염의 특징을 쉽게 파악할 수 있는 **미량 미네랄에 대한 자료만 살펴보고 주요 화합물 및 미네랄 등 전반적인 분석 자료는 이장의 후반, 7. 세계 주요 갯벌천일염의 성분과 관리에 있는 '표 2-5 세계 주요 갯벌천일염의 염도와 미네랄'을 참고 바란다.**

참고로 세계적으로 대량 생산하는 천일염전 중에서 호주의 서북부에 있는 퍼스(Perth) 근처의 **댐피어(Dampier)와 멕시코만의 천일염은** 염도가 높아 대부분이 공업용으로 사용되므로 비교에서 제외했다.

2. 프랑스의 게랑드 갯벌천일염

1) 게랑드 천일염의 성장 배경

프랑스의 대서양 연안 브르타뉴(Bretagne) 지방의 가장 서쪽 해안에 있는 반도의 끝 브레스트(Brest)를 중심으로 북쪽 해안에는 파리 시내를 거쳐 센강이 합류하고, 남쪽 해안에는 르와르강이 낭트시를 거쳐 합류한다. **르와르강이 바다와 합류하는 하구에 게랑드Guerande)시가 있고 그 남쪽에 염전들이 있다. 센강과 르와르강이 합류하는 사이의 해안이 프랑스에서 전통적인 갯벌천일염전이다.**

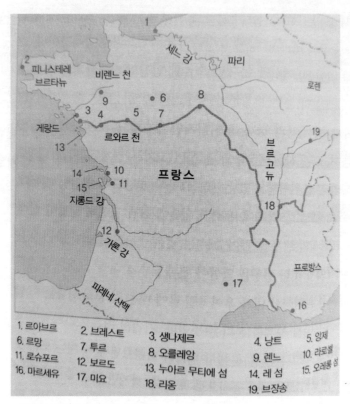

그림 2-1 르와르강 하구의 게랑드(Guerande) 지역
자료: 『게랑드의 소금이야기』, 고린 고바야시, 고두갑 · 김형모 옮김. 시그마프레스.

다른 지역과 마찬가지로 프랑스의 대서양 연안에서도 기원전 800년에서 기원전 50년에 바닷물을 이용해 소금을 만들었다. 농축한 해수를 가마솥에 넣어 끓여서 만든 자염이다. 게랑드 반도에서 바람과 햇볕으로 생산하는 천일제염법은 9세기 이전에도 있었다고 하나 이 무렵에서 크게 거슬러 올라가지는 않는 것 같다.

게랑드 천일염전의 소금 생산량은 16세기에 약 2만 톤이었으며 1840년에는 대서양 연안 39개소에서 염전이 개발되고 생산된 소금을 해상으

　　　　　　　　　　　　　　　　　　소금의 진실과 건강

로 스페인, 영국, 덴마크, 아일랜드 등에 수출했다. 이들 나라에서는 게랑드 소금을 쇠고기, 대구, 청어 등의 절임용으로 사용했다.

19세기에 들어와 영국이 체셔 지방의 염호, 염정 등의 염도가 높은 소금물(12%~25%)을 밀폐된 솥에 넣고 끓여 순소금인 증발염을 대량 생산함에 따라 게랑드 천일염의 경쟁력이 저하되고 덴마크, 스칸디나비아 나라들도 영국의 소금을 사용하기 시작했다. 이때부터 영국이 증발염을 유럽, 인도, 미국 등 세계 5대륙으로 수출하기 시작했다. 여기에 남프랑스 등 지중해 연안의 공업용 소금이 대량으로 개발되어 게랑드 갯벌천일염은 생산 규모나 가격 등에서 사양길을 걷기 시작한다.

1860년 무렵 남프랑스 염전의 소금 생산량은 100만 톤이었고 게랑드는 5만 톤에 불과했다. 남프랑스 염전의 소금은 순도가 높아 주로 공업용으로 사용되고 게랑드 소금은 식용으로 사용되었다. 이 무렵 게랑드 천일염이 프랑스 식용 소금의 36%를 차지한 것을 봐도 게랑드 갯벌천일염은 옛날이나 지금이나 식용이었음을 알 수 있다.

게랑드 천일염이 사양길로 접어든 후 프랑스의 근대화로 게랑드 인근지역에 원자력발전소 건설계획과 해안의 휴양지 개발계획, 시리아산 소금의 수입 등으로 **천일염전의 존폐에 세 번의 위기를 이겨내고 현재의 세계적인 갯벌천일염전으로 거듭났다.**

첫 번째가 1976년에 발표한 게랑드의 북서쪽 해안인 플로고프의 원자력발전소 건설계획이다. 이 계획에 대서양 연안 소금 장인이 제일 먼저 반대했다. 해수가 방사능에 오염되면 바닷물을 이용한 천일염전도 피해가 크기 때문이었다. 대서양 연안 소금 장인 등 주민들의 강력한 반대운동이 이때부터 시작되어 1980년 무렵까지 이어졌고 결국 주민들이 승리했다. 플로고프의 원자력발전소 건설반대운동이 게랑드 갯벌천일염전에 대한 생태환경 운동의 시발점이 되었다.

두 번째가 1968년에 게랑드 지방의 해안을 따라 **휴양지를 개발하는 '마리나' 계획이다.** 인공 섬을 만들고 요트 정박 항구, 고속도로 및 별장 건설 등이었다. 고속도로가 염전을 관통하면 염전에 의해 형성된 습지가 사라지고 생태계가 파괴될 상황이었다. 1972년에는 건설 허가가 난 고속도로 건설에 반대해 약 3년간 행정소송까지 했으나 주민들이 패소했는데도 관련 5개 지방의회의 고속도로 건설 예산을 부결시키는 노력 등으로 고속도로는 건설되지 못했다. 주민이 승리했다.

세 번째가 **1972년 시리아산 소금이 게랑드 지역에 하역하게 된 사건이다.** 게랑드 소금 장인이 반대 투쟁을 하게 되고 도지사의 중재로 시리아산 소금 수입업자가 대량판매를 하지 않기로 해 일단락되었다.

이때까지 게랑드 소금은 소금 생산자가 직접 판매하고 이에 따른 투기 등 부작용이 있었음을 소금 장인들이 깨닫고 같은 해인 1972년에 게랑드 소금협동조합을 설립했다.

이렇게 해서 **게랑드에는 총 약 2,150 ha(헥타르)의 천일염전을 유지하고 있다. 한국의 1997년 소금수입자유화에 따른 폐전 후 천일염전 약 4,000헥타르의 절반 수준이다.** 게랑드 지역의 염부와 주민이 30여 년에 걸쳐 인간의 생활과 생태환경이 상호작용을 할 수 있도록 부단히 노력해 온 염전부흥운동의 성과이다. 여기에 전통적인 장인 기법으로 갯벌천일염을 생산해오고 있는 유일한 염전으로 세계적으로 평가받고 있다.

2) 게랑드 천일염전의 구조와 소금 성분

프랑스의 소금생산 규모에서는 염도가 높은 내륙의 암염이나 남부 지중해 연안의 바다 소금이 대부분을 차지하며 게랑드(Guerande)의 갯벌 천일염은 그렇게 많지 않다. 그러나 식용 소금으로는 프랑스 전체 수요의 30% 이상을 차지한다.

게랑드 갯벌천일염은 유럽에서 역사가 가장 오래되고 현재까지 전통적인 생산방식을 고수하고 미네랄 함유량도 많다. 염전의 구조가 이를 말해주고 있으므로 먼저 염전 구조부터 살펴보자.

염전의 구조는 그림 2-2와 같이 급수로로 들어오는 바닷물을 저장하는 2단계의 저수지와 소금물을 농축 결정하는데 3단계로 총 5단계로 구성되어 있다.

- 4월부터 9월까지 바닷물이 만조 시에 급수로를 통해 바닷물을 **저수지**(vasiere)에 저장했다가 결정지로 바로 보내기도 하고 다음 단계인 예비저수지(cobier 코비에)로 보내며 바닷물이 에비저수지에서부터 농축되기 시작한다.
- 예비저수지의 물은 소금물을 농축시키는 파르(fares)라고 하는 증발지로 보내는데 이 증발지는 모양도 서로 다르고 개수도 제일 많다.
- 증발지에서 농축된 소금물은 예비결정지(adernes)로 보내고, 예비결정지에서 마지막으로 채염하는 최종결정지(oeillets)로 보내는데 바람, 햇빛 등 기상 조건에 따라 조절한다. 예비결정지와 최종결정지는 여러 개의 7m×10m의 직사각형 모양이며 염부 한 사람이 약 60개를 관리한다고 한다.

참고로 증발지는 어느 염전이나 가장 넓은 면적을 차지하며 한국은 5단계~15단계로 되어 있다. 게랑드의 넓은 염전을 보면 이 범위에 들어가는 것으로 보인다. 또한 **저수지와 예비결정지가 한국의 함수창고와 유사한 기능**을 하나 함수의 염도가 다르다.

바닷물이 급수로로 들어와 저수지, 증발지를 거쳐 결정지에서 소금을 채취할 때까지 기계장치를 사용하지 않고 자연 낙하를 이용해 바닷물이 소금물로 변해가는 흐름을 유지한다. 다섯 단계의 구조를 수면의 높이로 비교하면 바닷물이 들어오는 급수로가 제일 높고 마지막 단계인 최종결정지가 가장 낮다.

염부는 각 단계에 있는 수문을 이용해 바닷물이 단계마다 머무는 시간을 조절한다.

여기에 **제도화된 소금 생산기준**을 갖고 있으며 중요한 몇 가지 조항을 보면 다음과 같다.

- 각 단계의 물의 이동은 중력에 의한 자연의 흐름에 맡긴다.
- 소금의 제조는 전통 수공업 장인 방법에 따른다.
- 결정지 등에 사용하는 기구는 금속제품을 사용하지 않는다.
- 수확 후 소금의 세정을 금지한다.

저수지   증발지(농축)

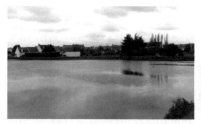 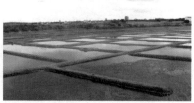

(저수지)   (예비지)   (증발지)

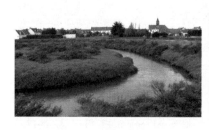 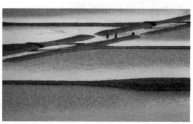

(주로)   (가운데 좌측)   (가운데 우측)
                       예비결정지   결정지(채염)

급수로   결정지(채염)

그림 2-2. 게랑드 천일염전의 구조
자료 : 염전 도면은 게랑드 염전 홍보자료, The salt Workers' Centre in Saillé

3) 제염 과정에서 염부의 역할과 미네랄

제염 과정에서 염부의 역할과 천일염에 함유된 미네랄을 살펴보자. 염부의 역할이 자연과의 조화로 바람과 일조량에 따라 결정지 물의 양을 조절하는 것이다. 소금을 수확할 때 바다에서 습기가 있는 바람이 불면 소금 결정이 느리고 굵다. 반대로 육지에서 건조한 바람이 불면 소금 결정이 빠르고 곱다. **바람에 따라 결정지 물의 높낮이를 조절하는 등 인간과 자연의 조화로 질 좋은 갯벌천일염이 생산됨을 알 수 있다.**

최종결정지에서 소금이 석출된 후 채염採鹽 할 때는 다음번 결정을 위해 염전 바닥에 남은 염도가 높은 함수를 처리하는 방법이 중요하다. 한국 천일염전의 함수창고와 유사한 역할을 하는 것이 저수지와 예비결정지이다. 결정지에서 소금이 석출되고 난 후 남아 있는 고농도 소금물에 저수지의 물이나 예비결정지의 물을 넣어 두 번째 결정을 한다. 갯벌천일염에서 할 수 있는 고도 기술의 제염법이다. 이 방법을 이용해야 맛이 좋고 미네랄이 풍부한 갯벌천일염을 생산할 수 있다.

천일염의 마무리 부분에서 자세한 설명이 있지만 **결정지에서 소금이 결정될 때는 포타슘(칼륨 K), 칼슘, 마그네슘 등의 미네랄이 소금 결정에 포함되는 시기가 소금물의 농도와 결정 시간에 따라 다르다.** 따라서 결정지에서 소금을 어느 시기에, 어떻게 채염하느냐에 따라 미네랄 함유량과 맛에 차이가 난다. 게랑드는 한국과 같은 함수창고가 없는 대신에 최종결정지에서 채염하고 난 후 예비결정지의 고농도 소금물을 최종결정지로 보내는 데 필요에 따라 저수지의 물도 최종결정지로 바로 보내서 최종결정지의 소금물 농도를 조절한다.

소금의 진실과 건강

게랑드 천일염은 염도가 약 88%로 신안 천일염과 비슷하며 나머지는 수분, 불용분, 미네랄이며 마그네슘이 신안 천일염 다음으로 높다. 미량 미네랄은 철 70mg/kg, 규소(실리콘 Si) 470mg/kg, 알루미늄 96mg/kg이 다른 천일염에 비해 5배 이상 높다.

이는 프랑스의 동쪽 알프스의 산자락에서 흐르는 센강과 르와르강이 대서양으로 합류하고 천일염이 결정되는 과정에서 바닷물을 닮아 나타난 것이다. 또한 수확 후 소금을 세척하지 않기 때문에 다른 소금에 비해 불용분이 많다.

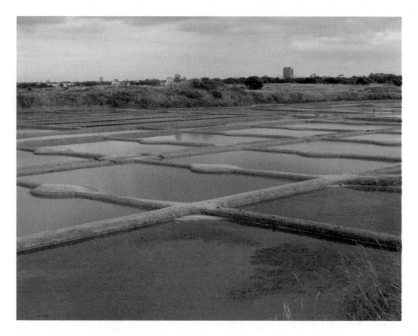

그림 2-3 붉은색을 띤 게랑드 염전 바닥

소금을 수확하지 않을 때 결정지를 보면 염전 바닥이 붉은색을 띠는데 이는 '**두날리엘라 살리나**(Dunaliella Salina)'라는 해양 미세조류이며, 이 조류로 소금에서 독특한 제비꽃 향이 있다.

4) 게랑드 소금은 그로 셀과 플뢰르 드 셀로 구분

게랑드 천일염은 그로 셀과 플뢰르 드 셀 이라는 두 가지가 있으며 프랑스 농림수산부가 최우수 식품에 주는 '적색 라벨'을 갖고 있다.

- **그로 셀**(gros sel, coarse salt **굵은 소금**)은 결정이 완전히 이루진 후 염전 바닥에서 채취하는 굵은 소금으로 제일 많이 생산되는 일반 소금이다.
- **플뢰르 드 셀**(fleur de sel, **소금의 꽃**)은 그로 셀을 채취하기 전 처음으로 소금 결정이 시작될 때 수면에 떠 있는 소금을 살짝 걷어낸 것이다. 한국의 꽃소금과 같은 원리로 생산한다.

플뢰르 드 셀은 수확량이 일반 소금의 1/10~1/20로 적으나 가격은 일반 소금인 그로 셀보다 훨씬 비싸다. 품질은 그로 셀보다 수분, 포타슘, 칼슘, 마그네슘은 더 많으나 염도와 미량 미네랄은 더 낮다. 순소금 성분은 더 낮고 수분이 더 많아 굵은 소금(그로 셀)보다 더 짜지 않아 맛이 더 달콤하게 느껴지며 물에 쉽게 녹아 요리하기에 안성맞춤이다. 플뢰르 드 셀의 이런 특성으로 고급식당의 주방장이 제일 선호한다고 하며 치즈 등의 값비싼 식품에 많이 사용된다.

그러나 맛이 있다고 몸에 더 좋은 것은 아니다. 미량 미네랄은 그로 셀이 플뢰르 드 셀보다 더 많아 그로 셀이 몸에 더 좋을 수 있다.

표 2-1 프랑스 게랑드 갯벌천일염(그로 셀)의 미량 미네랄

게랑드	염도%	미량 성분 (mg/kg)							
	NaCl	Sr	Br	Al	Si	Fe	Mn	B	소계
	88.64	83	218	96	470	70	4	5	946

게랑드 천일염은 친환경에서 전통적인 제염법과 수작업으로 생산하고 있어 미네랄이 많고 향이 있는 등 특성이 있어 생산량은 적지만 가격이 비싸다. 이에 반해 지중해 연안의 천일염은 기계화로 대량생산하고 주로 공업용으로 많이 사용된다.

이처럼 천일염도 제염법에 따라 미네랄, 맛이 다른 등 천차만별이다.

3. 인도 벵골만의 첸나이 천일염

인도는 크게 네 개 지역의 소금 생산지가 있다. 동부에는 벵골만 천일염, 벵골만 동남부에 첸나이 천일염, 서부 아라비아해 연안의 뭄바이 천일염, 북부 펀자브의 소금 산맥과 삼바르 염호가 있다. 서북부 인더스강 남쪽 인도 구자라트주 쿠지 지역에 있는 **타르사막의 그레이트 랜(Great Rann)이라는 소금사막**은 볼리비아의 우유니(Uyuni) 소금사막과 비슷한 규모의 세계적인 소금사막이다. 말 그대로 소금이 지천으로 널려 있는 세계 3대 소금생산지역이다.

인도의 소금생산 규모에서는 북부의 염호나 사막의 소금이 대부분을 차지하며 갯벌천일염은 생산량이 많지 않다. 이 중에 **벵골만 동남부에**

있는 첸나이(Chennai) 천일염전이 전통적으로 오래되었으므로 이를 먼저 살펴보자.

타밀나두(Tamil Nadu)주의 첸나이시에서 야자수와 백사장이 펼쳐진 해안을 따라 남쪽으로 조금 내려가면 해안 안쪽에 첸나이 천일염전이 있다. 염부는 대부분이 최하층 계급인 천민으로 염전 일이 힘들어 아무나 할 수 있는 일이 아님을 알 수 있다.

염부의 이야기를 들어보면 과거 **어려운 시절 어린 나이에 염전에서 일하다가 미국에 유학 가서 학위를 받고 돌아와 천민 계급을 면하고 더 위의 계급으로 올라간 사람도 있다고 한다.** 땀과 눈물의 짠맛을 생활에서 느끼며 한 단계 더 성장해가는 천민의 삶, 다음 생에는 더 좋은 곳에 태어나길 빌었다.

첸나이 천일염전은 많은 증발지와 결정지로 이루어져 있다. 그림 2-4와 같이 두 사람이 두레로 바닷물을 염전에 퍼 올리는 등 모두 수작업으로 이루어지고 있다. 고온 건조한 기후여서 함수를 저장하는 함수창고가 염전에 보이지 않았다. 함수창고가 없어 소금의 결정 시기에 따라 함수 조절이 되지 않아 미네랄이 순차적으로 소금에 함유되기 어려운 여건이다.

소금의 진실과 건강

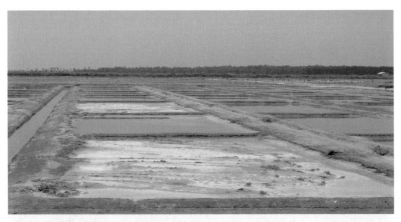

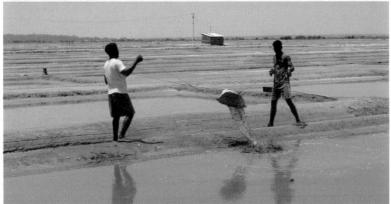

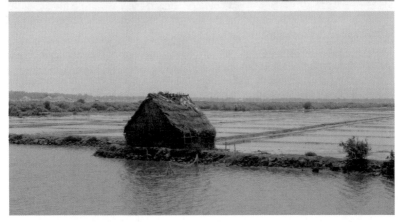

그림 2-4 벵골만 첸나이 갯벌천일염전

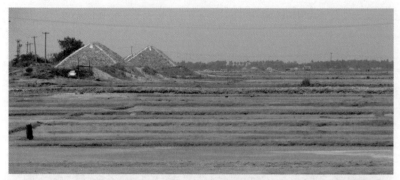

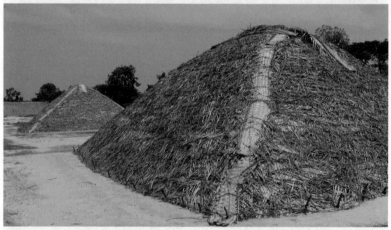

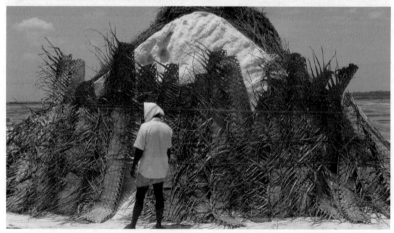

그림 2-5 결정지 옆에 있는 천일염 야적장

* 맨 위 사진의 왼편 상단에 야적장이 있으며, 상세 모습이 아래 사진임

　　　　　　　　　　　　　　　　　소금의 진실과 건강

수확한 소금은 창고가 따로 없고 그림 2-5와 같이 염전 옆에 야적해두고 갈대, 풀잎으로 덮어 보관한다. 이를 보더라도 비가 자주 오지 않고 고온건조 하여 천일염전의 최적지임을 알 수 있다.

첸나이 천일염은 염도가 90% 이상으로 높은 대신에 간수인 염화마그네슘, 황산마그네슘의 함량이 낮은 등 **주요 성분이 적다.** 미량 미네랄은 전반적으로 종류가 다양하지 않으면서 총 함량은 많다. **특히 스트론튬 (Sr) 158mg/kg, 망가니즈(Mn) 9mg/kg로 타 갯벌천일염보다 2배 이상 높다.**

이와 같은 요인은 첫째, 첸나이 남쪽에 큰 강이 합류하고 망가니즈, 마그네슘의 광산이 있어 그 영향을 받은 것으로 보인다. 둘째, 소금 결정이 이루어진 후 즉시 채염採鹽하지 않고 오래 두었다가 채염하는 것이다. 셋째, 결정지에서 소금 결정이 이루어진 후 채염하고 남은 고농도 소금물에 다음 결정을 위한 함수창고가 없는 등 저수지의 소금물을 유입시켜 그다음 결정을 하지 않는 것으로 판단된다.

표 2-2 인도 벵골만 첸나이 천일염의 미량 미네랄

첸나이	염도%	미량 성분 (mg/kg)							
	NaCl	Sr	Br	Al	Si	Fe	Mn	B	소계
	91.20	158	128	23	81	17	9	–	416

4. 인도 아라비아 해안의 천연소금과 간디의 소금행진

인도의 **동부 첸나이는 전통 갯벌천일염전으로**, 이와 반대쪽 **서부 아라비아 해안의 뭄바이는 천일염 대량생산지로 유명하다.** 서부의 아라비아 해안의 백사장 갯벌 땅이 드러난 곳에는 햇볕으로 굳어진 소금 알맹이가 널브러져 있다. 이곳 해안의 주민은 이런 소금을 채취하거나 바닷물을 솥에 끓여서 얻은 소금을 사용해 왔다.

영국이 인도를 식민지로 통치한 이후부터 해변에 널려 있는 소금 알맹이를 갖다 먹는 것도 법으로 금지되었다. 영국이 강요한 소금에 대한 간접세 때문이었다. 소금이 생존에 필수품인데다 널려 있는데도 세금을 내지 않고 소금을 손에 넣는 것이 금지된 것은 인도인에게 생활의 어려움이 가중된 것이었다.

영국의 인도에 대한 소금 채취금지 및 염세鹽稅에 대해 **마하트마 간디와 그를 따르는 사람들은 1930년 4월 6일 아침 단디(Dandi) 해안에서 영국에 대한 비폭력 저항운동을 하게 된다.**

이 비폭력 저항운동을 하기 330년 전에 영국인은 이곳 단디 해안에서 50km 떨어진 수라트 항구에 왔다. 무역하러 왔다고 하면서 인도를 지배하기 위해 수라트 항구에 머물렀다. 이후 영국은 인도와 무역을 위해 동인도회사를 설립하고 무굴제국으로부터 무역의 허가를 받는다.

이렇게 해서 동인도회사가 인도와 무역을 시작하게 되고 영국의 인도 식민지화가 진행됨에 따라 소금산업마저도 식민지화되고 소금이 독립을 위한 비폭력 저항운동의 시발점이 된다.

1) 영국의 동인도회사 설립과 인도의 소금산업

1599년 영국이 동인도회사를 설립하고 100여 년이 지난 후 인도의 소금산업은 영국으로 넘어가게 된다. 동인도회사 설립 이후부터 1930년 4월 마하트마 간디의 소금행진이 있기까지 인도 소금행정의 과정을 이해하기 쉽게 연대별로 정리해 본다.

- 1599년 영국은 인도 동부와 무역을 위해 런던에 동인도회사를 설립하고 다음 해인 1600년에 영국 배가 인도의 수라트 항구에 도착했다. 몇 년 후 영국은 무굴제국을 찾아가 무역의 허가를 요청했고 무굴제국은 동인도회사에 뭄바이 북부 해안에 무역하도록 허가했다.
- 1763년 동인도회사는 무굴제국으로부터 기존의 인도 서부 해안에 이어 동부 해안에 있는 벵골의 재정권을 넘겨받았으며, 소금에 대한 독점권도 포함되었다. 이 당시 벵골의 소금은 바닷물을 끓여서 만드는 자염(전오염)이었다.
- **1835년 인도 소금전매법은 인도산 소금은 국내에서만 판매할 수 있으며 소금 제조는 정부만 할 수 있다고 규정했다.** 정부 이외는 누구도 소금을 제조할 수 없으며 이를 위반하면 6개월 징역에 소금을 몰수하고 소금 가격의 2,400%를 세금으로 내야 했다.
- 1844년 영국령 서인도의 항구들이 영국의 체셔(Cheshire)산 소금에 문호를 열었다.
- **1857년 인도의 무장세력이 영국에 대항하자 영국은 동인도회사를 폐쇄하고 그 권한을 인도의 행정부로 이관했다.**
- 1863년 동인도회사의 지배가 종식되고 소금에 대한 소비세 부과를 위해 정부의 소금독점을 폐지했다. 소금이 형식상으로는 독점에서

자유경쟁시장으로 바뀌었다.

- 영국은 1800년경 리버플의 체셔 지방에서 암염, 염정 등에서 나온 염도가 높은 소금물(12%~25%)을 밀폐된 솥에 넣어 목재, 석탄으로 끓여 순소금인 증발염을 대량 생산했다. 인도의 소금산업이 자유경쟁체제로 개방되자 영국의 체셔 소금은 인도의 자염을 압도해, 벵골은 최대의 외국 시장으로 떠올랐다.

- **1875년부터 그 이듬해까지 약 30만 톤의 소금이 영국 체셔에서 수입되었고, 10년도 체 못돼 벵골의 자염은 거의 파산에 이르렀다.** 소금산업의 문호 개방에 따른 자유무역의 혜택이 인도의 천연소금이 아니라 그 절반 이상이 영국의 순소금인 증발염으로 돌아갔다.

- 영국의 체셔 지방의 소금산업이 정점에 오른 1880년에는 생산량 2백만 톤 중 절반 이상을 수출했는데 주로 식용이었다.

2) 마하트마 간디의 소금행진

영국의 인도에 대한 식민 통치의 저항운동으로 간디와 국회는 1919년 4월 6일 인도 전역에서 상점은 문을 닫고, 직장과 학교에 가지 말라는 결정을 했다. 한국의 1919년 3월 1일 독립운동과 약 한 달 차이로 그 시기와 내용도 유사했다.

그 로부터 약 10년 후 영국인들이 임의로 과도하게 부과하던 **소금에 대한 세금과 독점권에 대항해 마하트마 간디를 선두로 인도인의 봉기가 일어났다. 이것이 1930년 4월 간디의 소금행진이며 독립투쟁의 신호탄이 되었다.** 또한 독립을 위한 비폭력 운동의 시발점이 되었고 식민 통치로부터 해방을 이루고자 하는 다른 실을 뽑는 물레를 대상으로 하는 운동 등으로 연결되고 다른 나라에도 영향을 주게 된다.

(1) 간디와 시인 타고르의 독립운동 전략

1930년 4월 간디는 소금행진 전에 인도의 서북부 아라비아해의 구자라트 주의 수도이자 간디의 고향인 아마다바드(Ahmedabad)에서 해안가로 조금 떨어진 사바르마티 아슈람 사원(Sabarmati Ashram)에 머물고 있었다. 이때 노벨문학상을 받은 **인도의 시인 라빈드라나트 타고르(Rabindranath Tagore, 1861~1941)가 간디를 찾아가 나라를 위해 무엇을 계획하고 있는지 물었다.** 간디는 밤낮으로 생각하고 있으나 암울한 어둠으로부터 나오는 어떤 불빛도 보지 못하고 있다고 대답했다. (I am thinking night and day, but I do not see any light coming out of the surrounding darkness.)

시인 타고르의 충고를 듣고 6주간 생각한 간디는 "소금 법에 저항하라."는 마음 내면의 소리(inner voice)를 들었다고 했다. 간디는 독립을 위해 소금에 대한 캠페인이 인도뿐만 아니라 세계 다른 나라에도 간디의 정당성과 영국 정부의 잘못된 법을 이해시키기 쉬운 길이라는 것을 알았다. 그러나 일부 사람들은 소금 한 줌으로 영국 정부를 뒤엎는 것은 미친 짓이라고 비웃었다.

(2) 간디의 소금행진

마하트마 간디는 6주간 생각해 얻은 마음 내면의 소리를 실행하기 위해 **1930년 3월 12일** 아마다바드시 인근 해안에 있는 사바르마티 아슈람 사원을 출발해 남쪽으로 구자라트 평원의 길을 걸어갔다. 아슈람 사원에서 78명의 신도를 거느렸던 61세의 간디가 마을을 하나씩 지날 때마다 그를 따르는 사람들이 늘어나 도보 행렬은 점점 커졌다. **아슈람 사원**

에서 24일간 388km를 행진해 4월 5일 카티아와르반도의 단디(Dandi) 해안에 도착했다.

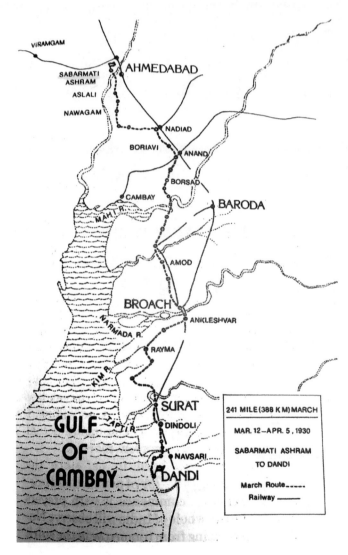

그림 2-6 간디의 소금행진 경로
자료 : A PINCH OF SALT ROCKS AN EMPIRE. p.41.

　　　　　　　　　　　　　　　　　소금의 진실과 건강

1930년 4월 6일 아침, 단디 해안가에는 밤새 약 4천 명의 사람이 모여들었고, 간디는 해안가로 걸어가 바닷물에 잠시 몸을 담근 후 소금발이 빛나는 백사장에 섰다. 그리고 4천 명의 군중이 지켜보는 가운데 허리를 굽혀 **백사장에서 소금 한 줌을 들어 올린 다음 손바닥을 펴 하얀 소금 결정을 관중들에게 보여줬다.** 이것은 인도인의 자유에 대한 상징이었다.

바로 그 직후 인근 마을에서 온 56명의 지원자가 해안가에서 소금 500kg을 모았다. 그날 저녁 경찰이 와서 그 소금을 압수한 후 경찰이 떠나자 그 마을 사람들은 바로 그 소금을 동네 주민에게 나눠줬다. 간디와 주민들은 공공연하게 소금법을 위반한 것이다. **간디는 이후 5월 초에 소금법 위반으로 체포되었다.**

간디의 소금행진 이후 인도에는 외국산의 옷, 공산품, 술 등을 거부하는 불매운동이 확대되는 등 영국에 대한 비폭력 독립운동의 시발점이 되었다.

간디도 영국에서 유학했고 타고르도 영국에서 법률을 전공한 시인으로 두 사람이 평소에 잘 아는 사이였다. 타고르의 충고와 이를 실천한 간디의 소금행진을 볼 때 소금은 피와 땀과 눈물의 짠맛을 아는 사람에게만 그 진실을 드러낸다는 것을 느낄 수 있다.

(3) 타고르의 시, 동방의 등불이 탄생한 배경

시인 타고르는 암울한 식민지 시절 인도의 독립운동뿐만 아니라 인도와 유사한 처지에 있는 **한국을 보는 시각에도 탁월한 영감을 보여줬다.**

첫째, 소금에 있어서는 인도와 한국의 환경이 비슷했다. 영국이 인도에 대한 소금 정책을 통해 인도의 소금시장을 장악하고 있을 때 일본은 한국의 인천 주안 소금을 인천에서 수원을 연결하는 수인선 협궤철도를 건설하여 만주와 일본 본국으로 운반했다. 영국과 일본은 식민지를 대상으로 생활의 필수품인 소금마저도 자국의 이익을 위해 노력했다.

둘째, 간디의 소금행진이 있기 약 1년 전인 1929년 타고르가 일본을 방문했다. 그때 한국의 동아일보 기자가 **타고르에게 조선에도 방문해 주기를 요청했으나 이에 응하지 못해 미안한 마음으로 전한 짧은 시가 타고르의 '동방의 등불'이며,** 그해 4월 4일 동아일보에 실렸다. 이 시를 오늘날에 음미해 봐도 간디의 소금행진처럼 타고르는 한국에 대해 선견지명이 있었던 것 같다.

이 시에서 타고르는, **한국은** 과거 황금 시기에 아시아의 등불이었으며 **그 등불이 다시 켜지기를 기다리고 있고 다시 켜지는 날 동방의 빛이 될 것이라고 예언했다.** 9천 년이라는 유구하고 찬란했던 한국 고대사를 알고, 암울한 식민지 시절에 앞으로 과거 선조 현인들처럼 한국이 세계를 밝혀줄 동방의 빛이 될 것이라 예언했다.

여기서 동방의 빛이라는 빛은 지혜(?)를 상징하는 것으로 알기 쉽게 표현하면 빛과 소금이며, 캄캄한 암흑에서 인류를 안내하는 **제3의 지혜의 등불**이라 할 수 있을 것이다.

(4) 타고르와 토인비의 조선을 보는 견해 차이

한편 타고르가 일본을 방문했던 1929년 같은 해에 영국의 역사학자 아놀드 조셉 토인비(Arnold J. Toynbee, 1889~1975)도 태평양 문제 조사 위원으로 일본을 방문했다. 일본 방문 후 중국을 가기 위해 부산항에 도착해 신의주행 열차를 탔다.

중국으로 가는 길에 한국도 방문해 주기를 요청했는데, 토인비는 조선은 한 번 왕조가 들어서면 몇백 년을 가는 나라에 볼 것이 뭐 있겠느냐고 하면서 거절했다. 부산에서 신의주를 가는 동안 열차에서 내리지 않고 중국으로 직행했다.

토인비는 나이 들어 한국의 효孝 사상에 감동하기는 했으나 동방의 등불은 생각도 못 했다. 타고르와는 대조적이었다.

타고르가 영국의 식민지배에 항거하는 인도인을 위해 48세 때 발표한 서정시집 '기탄잘리(Gitanjali: 신께 바치는 노래)'로 노벨문학상을 받았다. 이를 읽어봐도 타고르가 많은 영감을 갖고 있음을 느낄 수 있으며 시집의 제목인 '기탄잘리'의 뜻이 '신께 바치는 송가'라고 한다. 이처럼 48세 이전에도 많은 영감을 갖고 있었는데 동방의 등불을 쓴 68세 때는 어떠했겠는가.

한국의 암울한 일제 강점기에 우리에게 희망을 준 타고르의 시 '동방의 등불'을 코로나바이러스 등 앞으로 어떤 형태로 우리에게 다가올지 모르는 시련의 극복에 도움이 될 수 있도록 내용이 심오하므로 이해를 돕기 위해 영어원문과 함께 소개한다.

동방의 등불

라빈드라나트 타고르

일찍이 아시아의 황금시기에
빛나던 등불의 하나인 코리아
그 등불 다시 한 번 켜지는 날에
너는 동방의 밝은 빛이 되리라.

In the golden age of Asia

Korea was one of its lamp—bearers

And that lamp is waiting

to be lighted once again

For the illumination

in the East.

5. 중국의 발해만 갯벌천일염

1) 중국의 주요 소금 생산지 및 제염법

중국의 주요 소금 생산지는 크게 북부지방, 중부지방, 남부지방, 서부지방의 4곳으로 분류된다.

(1) 북부지방은 발해만을 중심으로 북쪽에는 만주, 서쪽에는 산서성의 운성시運城市 하동河東, 남쪽에는 산동성 제남 아래에 있는 회북淮北이 있고 동쪽은 발해만으로 천진이 수도인 장로長蘆와 산동의 바닷가 염전이다. 산동 인근지역으로 북쪽에 만주, 서쪽에 하동, 남쪽의 회북은 내륙이고 나머지는 발해만이다.

이 네 지역의 특징은 만주와 하동, 회북은 내륙이어서 자염을 많이 생산했으며 장로와 산동은 바닷가여서 자염煮鹽과 천일염을 생산해왔다. 특히 서쪽 운성시運城市 인근의 염호인 **하동염지河東鹽池는 황하문명의 발상지로 중국에서 가장 오래된 소금 생산지이다.** 만주는 연나라 때부터 생산해오던 전통적인 자염이 1691년 다단계 천일제염법으로 점차 전환되었다.

북쪽 지방의 주요 전통적인 천일염 생산지는 천진의 장로와 산동이다. 장로에서는 다단계 천일제염이 원나라 후기에 도입되었고 산동은 천일제염법과 자염이 혼합된 방법으로 소금을 생산했다. **1900년대 초 청나라 때는 장로나 산동반도의 끝 연태 등에서 생산된 소금을 조선, 일본 등에 수출**하기도 하고, 이곳 염전에서 일하던 염부들이 천일염전을 이제 시작한 조선의 평안도 천일염전에 와서 일하며 제염법을 전수하기도 했다.

(2) **중부지방**은 양자강과 연결된 **동정호와 파양호 인근으로 회북**淮北**과 회남**淮南**의 양회**兩淮 **지역과 양자강이 흐르는 인근 지역이다.** 양회가 주요 소금 생산지이며 양회는 하남성에서 발원해 안휘성, 강소성을 거쳐 북쪽의 황하로 흘러가는 강의 북쪽과 남쪽이 주요 소금 생산지이다. 회북은 안휘 북부와 중부, 강서 북부, 하남 동부 지역으로 천일염 생산지이며 산동에서 멀지 않아 때로는 북부지방으로 분류되기도 했다. 회남은 강소, 안휘, 강서, 호북, 호남 지역으로 양자강과 연결되며 **양자강 주위의 자염 생산지로 근세에 중국 제1의 소금 생산지였다.**

(3) **남부지방**은 양자강 삼각주 남부지역으로 양광兩廣 지역(광동, 광서), 강소 지역 등으로 가파른 절벽으로 이루어진 해안가인데다 여름철의 우기와 태풍 등으로 천일염을 생산하기 어려운 지역이다. 근세 초 이전까지는 주로 자염을 생산했으나 연료 부족으로 천일염으로 전환한 지역도 있다.

양광 지역에서 큰 통을 이용한 다단계 천일염을 생산하고, **양자강 남부 강소 지역 등에서는 이동식 목재상자나 용기 안에 바닷물을 넣고 햇볕에 증발시키는 판쇄법**板曬法**을 이용했다.** 이 판쇄법은 상해에서 해남도까지 중국 남쪽 해안지역으로 퍼져나갔다.

(4) **서부지방**은 사천과 사천 남쪽 부순과 건위(성도 인근 지역)이며, 남쪽으로는 운남과 귀주의 고원, 서쪽으로는 섬서와 감숙성의 분지이다. 이 지역은 바다가 없는 고산지대나 평원으로 염갱이나 염정을 이용해 소금을 만들었다. 특히 운남은 베트남과 미얀마 국경 근처에 질이 낮은 암염을 소금물로 사용했다.

소금의 진실과 건강

사천은 염정의 소금물을 나무를 연료로 증발시켜 소금을 만들었다. **고대부터 염갱을 개발하고 염정의 소금물을 이용**해 소금을 만들었으며, 기원전 한나라 때에 성도 서부에 불이 솟아나는 우물이 있다는 기록을 보면 이때 천연가스를 이용해 소금을 생산한 중요한 지역이었다. 사천의 북쪽 지역에서는 연료로 목재를 사용했으나 **남쪽 건위와 부순 지역에서는 석탄을 사용해 획기적으로 소금생산을 선도했다.**

이 이후 사천에서는 천연가스를 본격적으로 이용해 당시 중국뿐만 아니라 세계적으로 가장 혁신적이고 수준이 높은 자염 생산지였다. 중세에 염갱을 개발해 염정을 만들고 천연가스를 이용하는 기술은 직접이든 간접이든 유럽으로 전파되었을 것이다. 그 후에는 유럽이 더 발전해 1800년대 초에는 규모는 작지만 로렌이나 영국의 체셔와 같은 생산 형태를 갖추게 된다.

중국의 주요 네 지역의 소금은 시대에 따라 서로 경쟁하거나 제염법이 이동하는 등 부침을 달리해왔다. 서부의 사천 소금은 한나라 때부터 1900년경까지도 중국에서 선도적인 역할을 해왔으나 그 이후 침체되었다. 양자강을 근거로 하는 남동부는 연료 등의 여건에 따라 자염과 천일염의 부침이 상호 교차되면서 발전을 거듭해 한 때 중국의 소금 주도권을 잡기도 했다. 이에 반해 산동, 발해만 등의 북동부는 자염과 천일염의 병행 생산지로 지속되어 오다 1914년 화학산업의 발달과 함께 정제염회사가 설립되는 등 근대적 발전을 이루고 이 변화의 중심이 천진의 장로 등 발해만이었다.

중국 제염법의 발달과 생산 규모로 보면 상고시대부터는 하동염지가 있는 북서부지역이, 고대에는 서부지역이, 중세 이후에는 북동부지역이 주요 소금 생산지였다. 고대에는 서부 사천성의 염정과 염천에서 나오는 소금물을 목재나 천연가스 등의 연료를 사용해 소금을 만들었고, 한나라 때는 이 소금물을 단일 염지에서 햇볕에 증발시켜 만드는 천일제염법을 처음 사용했으며 중국에서 규모가 가장 큰 소금 생산방식을 개발했다. 고대에서 한나라 때까지도 사천 등 고산지대인 서부지방이 소금을 가장 많이 생산했다.

중세 이후 당나라 때 북서부지역의 산서성 하동河東 안읍安邑에서 다단계 천일제염법을 개발해 소금의 혁신이 일어났다. 이 지역은 현재 산서성 운성시運城市로 고대 황하문명의 발상지 중 하나인 서안시西安市와 운성시가 하나의 평야로 연결되어 있다. 운성시는 황하강이 북쪽에서 남쪽으로 흐르다 운성시를 끼고 동쪽으로 흐르기 시작한 모서리에 위치하고 운성시 근처에 **하동염지**(河東鹽池 : 송나라 때부터 하동염지라 했으며 현재는 **운성염호**運城鹽湖)가 있고 그 옆에 안읍이 있다.

이 운성염호에서 상고시대부터 소금을 생산해와 **황하문명 발생지**였으나 당나라 이전까지는 큰 기술 향상이 없었다. **당나라 때에 세계에서 처음으로 단일 염지를 사용하던 서부의 천일제염법을 개선해 다단계 천일제염법을 개발했으며 이를 휴쇄畦曬 제염법이라 했다.** 염호의 소금물을 집수지, 농축지, 결정지 등 3단계를 거쳐 천일염을 만드는 방법이다. 비가 오면 강우량을 활용하는 방법에 따라 소금의 질이 달라지는데 소금 간수를 낮춰서 쓴맛을 감소시키는 우윳빛 소금을 처음으로 생산하고 이를 백염白鹽이라 했다.

소금의 진실과 건강

하동 안읍에서 처음 개발된 이 다단계 천일제염법은 그 후 북동부 내륙 만주, 회북 및 바닷가인 장로, 산동으로 확대되었으며 주위 여건과 날씨에 따라 집수, 농축, 결정 등의 염지 수가 지역에 따라 산동 5개, 만주 21개로 다양해졌다. **이렇게 해서 동북부 발해만 인근이 현재까지 주요 소금 생산지가 되었다.**

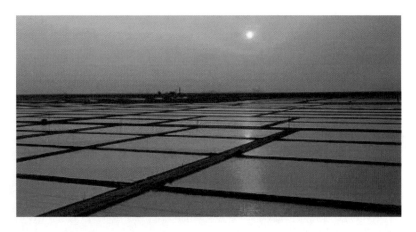

그림 2-7-1 다단계 천일염전(휴쇄염전)

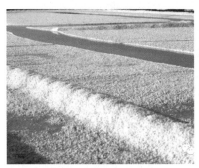
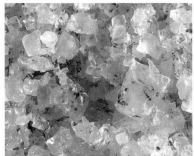

그림 2-7-2 우윳빛 소금(백염) 결정

휴쇄법과 갯벌천일염

- 고대에는 사막의 소금 분지, 고산지대의 염호, 해안가 갯벌 등에 있는 웅덩이나 호숫가에서 햇볕에 자연 증발로 드러난 소금을 채취만 하면 됐다. 이런 소금을 중동 등에서는 아라비아어로 '샤브카(Sabkha)'라 한다.

- 중국도 몽골의 염호에 있는 샤브카를 이용하고 이를 채취하는 과정을 **노채撈採(물에서 캐서 건져냄)**라 불렀다. 여기서 발전해 염호, 염정의 소금물을 단일 염지에서 햇볕에 증발시켜 소금을 얻는 방법은 고대 이후 보편화된 제염법이었다.

- 단일 염지를 사용하던 제염법이 어느 때부터 여러 개의 염지를 이용한 다단계 천일제염법으로 발전한다. 기록으로 확인된 **다단계 천일제염법에 해당하는 휴쇄畦曬 제염법이 800년경 당나라 때 하동 안읍에서 시작되었다. 휴쇄는 치휴요쇄의 약어로** 밭두둑(휴畦)에 (소금)물을 끌어들여(요澆) 햇볕에 말린다(쇄曬)는 뜻으로 현재의 다단계 천일제염법에 해당한다. 이후 북동부 내륙의 회남, 천진의 장로 등으로 확대되어 **발해만 갯벌천일염의 원조가 되었다.**

- 다단계 천일제염법은 염지의 높낮이를 두고 집수지, 농축지, 결정지의 세 단계로 구분해 여러 개의 염지를 만들므로 많은 투자비가 들어가는 대신에 연료비가 안 들어 값싼 소금을 생산하는 장점이 있었다. 또한 햇볕과 바람을 고려해 소금물이 여러 염지

에 머무는 시간을 어떻게 조절하느냐에 따라 소금의 순도, 맛, 미네랄 함유량이 다르므로 기술이 필요했고 입맛에 맞고 질 좋은 소금을 만들 수 있었다. **소금 결정이 빠르면 소금이 곱고 맛도 좋으나 느리면 굵고 거칠다.**

- 휴쇄법을 이용한 다단계 천일제염법은 당시에는 획기적이었을 것이며, 지금 생각해도 바닷가의 갯벌이 아닌 내륙에서 개발되어 더욱 그렇다. 이 다단계 천일제염법을 쉽게 생각하면 고산지대에 있는 계단식 밭에 염호의 소금물을 붓고 햇볕에 증발시키는 것과 같다.

  필자는 히말라야 산골짜기에서도 이런 방법으로 소금을 생산하는 것을 봤다. 문제는 낮은 곳에 있는 염호나 염정의 소금 물을 높은 곳에 있는 염전까지 운반하는 방법이다. 히말라야에서는 여자들이 염정의 소금물을 통에 담아 머리에 이거나 손으로 들어서 운반하고 있었다.

- 이렇게 **중국에서 천일염은 바닷가 갯벌염전에서 시작된 것이 아니라 내륙의 염호에서 시작되었다. 천일염의 천일天日은 문자의 뜻으로 보면 소금을 만드는 장소가 아닌 햇볕을 이용하는 방법에 의미를 두고 있다.** 나무 등 연료를 이용해 소금물을 인위적으로 끓이면 전오염의 전煎자를 사용했고, 햇볕에 증발시키면 쇄曬자를 사용해 휴쇄염이라 했다. 현재 중국에서는 갯벌천일염을 **일쇄염日曬鹽**이라 부른다.

2) 발해만의 갯벌천일염

중국 고대에는 서부지방에서 염갱의 소금을 채취하거나 염정의 소금물을 지상으로 끌어올려 끓여서 소금을 생산했으며, 끓일 때 천연가스를 이용하기도 해 서양의 소금산업보다 혁신적이었다. 그러나 규모가 큰 것은 북서부의 산서성, 하남성, 섬서성, 감숙성 등 황하문명이 발생한 인근지역 염호의 소금이었다.

단일 염지를 사용한 서부지방의 천일제염법이 북부지방의 하동 안읍에서 다단계 천일제염법으로 발전하고 산동 등 발해만 바닷가로 확대되었으나 그 후 몇백 년간 크게 성장하지 못하고 명맥만 유지하였다. 다단계 천일염은 초기 투자비가 많이 들고 자염은 가마솥과 땔감 등 연료만 있으면 되니까 투자비가 많지 않다. 여기에 자염은 결정이 곱고 백색으로 질 좋은 소금으로 인식되어왔다. 이에 비해 천일염은 결정이 굵어 물에 빨리 녹지 않고 색깔이 좋지 않아 정부와 국민으로부터 질이 낮은 소금으로 취급받아왔기 때문이다.

근세까지는 세계 어느 나라나 염세가 국가재정에 큰 부분을 차지하므로 정부가 소금을 관리했다. 중국에서도 정권이 바뀔 때마다 지역별로 소금에 대한 정책이 달랐다. **천일염은 질이 낮은 소금으로 취급받아 오다가 한나라 이후 정치적 후원으로 발해만에서 다단계 천일염의 명맥을 유지해왔다.** 발해만 천일염은 청나라 때에 한국, 일본에 수출하는 등 동아시아를 장악했다.

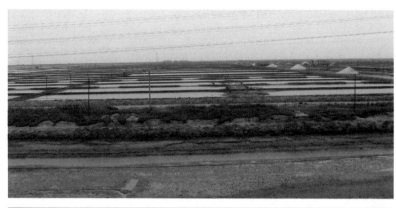

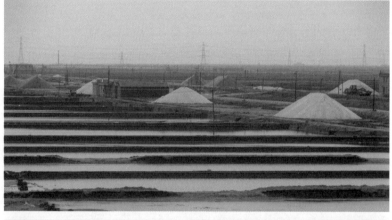

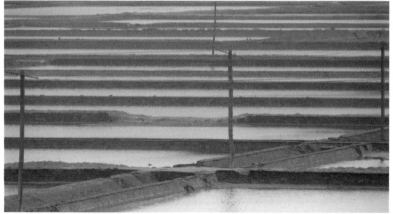

그림 2-8 발해만의 갯벌천일염전

* 맨 위와 중간 사진의 우측에 하얀 지붕 모양은 야적된 소금임

제2장 인류와 함께한 세계의 천연소금

발해만 갯벌천일염전의 구조는 그림과 같이 집수지, 농축지, 결정지의 3단계로 구분되어 있어도 수확한 소금이 결정지 옆에 쌓여있는 것을 보면 농축지가 많지 않고 대부분이 농축지 겸 결정지 역할을 하는 것으로 보인다. 갯벌천일염은 염지에서 오랫동안 결정시키고 수확하는 시간이 길면, 즉 채염採鹽 기간이 길면 염도는 높고 미네랄이 적어지므로 천일염의 용도에 따라 채염 기간을 조절한다. 공업용 천일염의 채염 기간은 중국이 3개월~4개월, 호주와 멕시코는 약 6개월이다.

발해만 갯벌천일염의 성분은 염도는 높고 미네랄은 적다. 여기에 바닷물 중의 미네랄 함유량이 상해, 심천보다는 많지만 청도나 한국의 서해안보다는 낮아 바닷물을 닮았다. 이에 따라 염도 95.8%로 세계의 주요 갯벌천일염인 인도 첸나이, 프랑스 게랑드, 한국 신안에 비해 제일 높고 마그네슘, 칼슘, 포타슘(칼륨 K), 황 등의 주요 미네랄의 화합물은 제일 낮다.

미량 미네랄은 알루미늄(Al), 철(Fe), 망가니즈(Mn) 등 전반적으로 낮으나 이 중에 브로민(Br)이 170mg/kg로 프랑스 게랑드의 218mg/kg 다음으로 높다.

표 2-3 발해만 천일염의 미량 미네랄

발해만	염도%	미량 성분 (mg/kg)							
	NaCl	Sr	Br	Al	Si	Fe	Mn	B	소계
	95.80	67	170	8	32	7	2	–	286

6. 한국의 신안 갯벌천일염

1) 일제 강점기 천일염전 조성 배경

한국은 암염, 염호, 염정 등이 없어 필요한 소금을 오직 바다에 의존하거나 외국에서 수입 사용했다. 소금을 직접 얻을 수 있는 곳이 오직 바다여서 단순하다. 3면이 바다이고 내륙에서 바다가 멀지 않아 누구나 생선, 해초 등 해산물을 쉽게 접할 수 있고 해산물과 소금으로 가공한 음식이 풍부해 우리 몸에 필요한 소금기와 미네랄을 음식물을 통해 직간접으로 섭취할 수 있었다.

고대부터 한국에서 소금은 공급과 가격이 문제였지 질이 문제가 되지 않았다. 간장, 된장, 젓갈, 김치 등 일상에서 소금이 안 들어간 음식을 찾기 어렵다. 이것은 전통적인 우리 민족의 식습관으로 중앙아시아에서 멕시코, 남아메리카까지 우리 민족과 같은 돌궐족의 이동 경로에는 식습관 등이 유사한 문화를 갖고 있다.

한국은 전통적으로 바닷물을 끓여 소금 결정을 얻는 자염煮鹽을 만들어 왔다. 바닷물을 가마솥에 넣어 끓이거나 갯벌 웅덩이에서 농축시킨 염도가 높은 소금물을 육지의 가마솥에서 서서히 끓여서 소금을 만들었다. 이 소금물을 서서히 은근하게 또는 강하게 증발시키거나 가열하는 동안 떠오르는 거품을 걷어내는 방법 등에 따라 소금의 순도, 맛, 미네랄 함유량이 달라진다. 일반적으로 자염이 갯벌천일염보다 염도가 낮아 맛이 순해 고급 소금으로 여겨왔다. 현재도 충청남도 태안 등에서 자염의 명맥이 남아 있다.

구한말 이전까지 소금생산은 기후에 따라 변동이 심해 공급 부족과 정부의 염세와 이를 둘러싼 아전들의 세금과 소금의 착취가 문제였지 소금의 질은 문제 되지 않았다. 1900년대 구한말까지 조선의 염세는 1751년에 제정된 균역법이 적용됐다. 군포의 폐단을 줄이기 위해 군포 2필을 1필로 줄여주고 부족한 재원은 어염세漁鹽稅 등으로 충당하며, 어염세는 궁내부가 담당하고 관리해 실질적으로 왕실의 재정에 사용되었다.

이런 상황에서 **1900년 초 일제의 강화도조약으로 개항이 되자 일본산 자염(일본은 전오염煎熬鹽이라 함)이 들어오고, 그 후에 대만 천일염이, 이어서 청나라 산동 반도의 천일염이 수입되어 소금시장에 변화의 물결이 일어난다.**
조선의 자염이 기후에 따라 생산량 변동이 심하고 가격이 비싸 질이 떨어진 저가의 소금들이 수입된 것이다. 당시 소금 가격을 비교해보면 청나라와 대만의 천일염이 제일 저가로 비슷하고, 조선의 자염이 제일 고가이며, 일본의 자염이 중간 정도였지만 시장의 실재 거래가격은 청나라 천일염이 조선 자염의 절반 가격이었다고 한다. 1902년부터는 청나라 발해만 천진 등의 갯벌천일염이 황해도 해주 등으로 들어와 밀거래되기 시작하고 계속 증가하자 일제는 이를 염세 등 소금 관련 정책을 변경할 빌미로 삼았다.

여기에 1905년 을사늑약을 체결하고 2년 후인 1907년 정미년에 헤이그 밀사 사건이 터지고 고종이 물러나게 된다. 일제는 실질적으로 조선을 통치하게 되고 소금 정책에 적극적으로 개입해 전통적인 조선의 제염법 등의 전면 개조에 착수했다. 1907년 정미丁未년 순한 양띠 해에 불행한 일들의 씨앗이 많이 움트게 되는데 소금과 관련해 일어난 두 가지 큰 변화된 정책을 보자.

첫째, 1907년 조선통감부統監府에서 발표한 새로운 염세규정으로 핵심 내용은 다음과 같다.

- 소금을 생산하려면 탁지부(현재의 기획재정부)의 허가를 받아야 한다. 소금생산은 정부가 하고, 판매는 위탁한다는 것이다.
- 왕실의 궁내부 소관이던 어염세漁鹽稅를 탁지부로 이관한다. 염세의 관리를 왕실에서 행정부로 이관해 표면석으로는 합리적인 것처럼 보이지만 균역법에서 군포의 폐단을 줄이기 위해 군포 2필을 1필로 줄여주고 부족한 재원은 어염세 등으로 왕실 재정에 충당한다는 취지에 반하는 것이다. 왕실의 재정은 줄이고, 식민지 통치재정은 늘리고, 조선의 소금을 장악해 생산된 소금을 일본 본국의 화학산업용과 만주의 일본군에 공급하고, 또한 당시 저가인 청나라 천일염에 대응하려는 일석사조의 효과를 노리는 전략이었다.

  몇백 년 동안 내려오던 **소금생산을 갑자기 새로 허가받아야 하고 염세도 종래보다 더 높아지자 많은 염업자의 반발이 함경남도에서 제주도까지 일어났고 일제의 폭력적인 진압이 있었다.** 함경남도에서 일어난 반대 시위에서는 일제의 총칼에 많은 염민이 다치고 죽었으며 35명이 감옥에 갇혔다.

  1930년 인도에서 영국의 식민지 소금 정책에 반대하고 독립을 위한 간디의 비폭력 저항운동을 연상케 하는 소금 정책이었다.

둘째, **일본식 전오염과 대만식 천일염을 생산하기 위한 시험염전을 만들어 생산해보고 그 결과에 따라 확대한다는 정책이다.** 일본식 전오염

시험생산지로 그 전부터 자염을 생산해온 부산 동래의 용호리에, 대만식 천일염 시험생산지는 인천의 주안리를 선정했다. 이 배경은 일본이 1895년 대만에 총독부가 들어선 후 대만의 천일염전에서 배운 천일제염법을 조선에서 시험하려는 것이었다.

이 두 시험염전의 시험 결과 **일제는 연료를 사용하는 부산의 일본식 전오염보다 가격이 싸고 순도가 높은 주안 천일염이 더 높게 평가되어 한국의 전통 자염은 사양길을 걷게 되고 대만식 천일염전을 확대하게 된다.**

1910년 10월 1일 일제는 한일합방으로 조선통감부는 조선총독부로 바뀌고 본격적인 식민 통치하게 된다. 이 시기를 전후해서 천일염전 확대 계획에 따라 **1910년에 평안도 광양만에 갯벌천일염전을 만들고 생산을 시작하자 중국의 산둥성 천일염전에서 일하던 염부들이 들어오고, 산동의 천일제염법이 조선에 전파되는 계기가 되었다.** 이후 천일염전이 평안도 여러 지역과 황해도로 확대되어 남한 지역 천일염전의 2배~3배가 되었다.

한국 천일염의 뿌리를 찾아 올라가면 당나라 때의 중국 섬서성 운성시 하동 안읍에서 시작된 다단계 천일제염법이 천진, 산동 등 발해만을 거쳐 한국의 평안도로 이어진 것이다.

조선총독부가 천일염전을 확대하면서 왜 생산 여건이 좋은 남쪽의 서남해안을 두고 이보다 더 불리한 북쪽의 평안도 해안으로 결정했는지 의문이 든다. 이는 일제가 만주 지역 일본군에게 소금을 공급하기 위한 것이고, 그 후 남한의 주안 등 경기 서해안 지역에서 생산된 천일염은 주로 일본 본국의 공업용으로 사용하려는 의도로 보인다. 당시 조선통독

소금의 진실과 건강

부의 입장에서는 소금이 일본, 한국, 만주 지역 등의 일본군과 일본의 화학공업에 필수품인데 일본, 한국, 만주를 합해 한국의 서해안이 제일 적합하고 그중에서도 운송을 고려할 때 평안도 해안이 제일 적합했다. 그렇기에 소금의 질과 맛이 좋은 자염을 버리고 순도가 높은 천일염을 한국에 확대한 것이다. 9천 년의 한국 역사에서 소금과 관련해 가장 큰 변화였다.

일제는 1937년에 수원시와 인천시를 잇는 **수인선 협궤철도를 개통**시킨다. 인천 인근의 주안염전, 군자 염전 등 경기도 해안지역의 소금과 경기 동부지역의 곡물을 인천항 또는 철도를 통해 만주나 목포항을 거쳐 일본으로 운송하기 위한 것이다. 이를 유추할 수 있는 것은 일제 말기에 충남 서산지역에 천일염전을 구축하려다가 완공하지 못하고 해방이 되었던 것을 보아도 알 수 있다.

1945년 광복이 되면서 북한에는 천일염전이 많은데 남한에는 천일염전이 많지 않아 소금 부족으로 어려움을 겪었다. 1946년 시장에서 거래되는 소금 가격이 17배나 올랐다고 한다. 남한에서 소금을 자급자족하기 위해 민영염전(삼양사)이 고창군에 들어서고, 충남 서산 등에도 천일염전이 들어서기 시작한다.

전남 신안 갯벌소금은 광복 후 1946년~1950년에 조성된다. 평안남도 귀성 천일염전에서 염부로 일했던 전남 신안군 비금도 출신의 박심만이라는 염부가 광복 후 비금도 고향으로 내려와 이 지역 재력가와 손을 잡고 1946년에 시험염전으로 구림 염전이 준공된다. 이후 비금도, 도초

도, 신의도, 중도 등 신안의 여러 섬과 서남해안으로 확대되었다. 한때
는 인천 인근의 시흥 군자 염전, 주안염전 등에서 충청 서해안, 남해안,
낙동강 하구 명지, 녹산 등 서남해안에서 천일염을 생산했다.

조선에서 일제의 소금 정책은 영국의 인도에 대한 소금정책과 닮은 점
이 많다. 이 무렵 영국은 1900년대 초 인도에서 생산된 소금에 과도한
세금과 독점권을 행사해 소금시장을 장악하고 있었다. 당시 식민 통치
의 핵심 중의 하나가 소금전매법을 이용한 소금의 독점 생산관리였다.
물론 옛날부터 염세는 나라 재정의 상당 부분을 차지했으며, 이 시기에
인도나 조선의 국민은 소금에 생사가 달려있었다. 특히, 인도에서는 해
안가에 널브러져 있는 소금을 가져다 먹을 수가 없었고, 조선에서는 아
무나 소금을 생산할 수가 없게 된 것이다.

소금이 고대에서 근세까지 일상생활뿐만 아니라 국가에도 중요하다는
것을 강조하여 '황금 없이는 살 수 있어도 소금 없이는 살 수 없다.'라는
말이 있다. 그래서 황금, 소금, 지금을 3금金 이라 한다.

2) 신안 천일염전의 구조와 소금성분
**한국 천일염전의 구조는 집수(저수지), 농축(증발지), 결정(수확)의 3
단계로 되어 있다.** 바닷물을 저수지로 끌어들인 다음 6단계~15단계의
농축지에서 수분을 증발시켜 약 2주일간 20%로 농축해 결정지로 보낸
다. 결정지에서 한 번 채염하고 남은 소금물의 농도는 27%~28%이다.
이 소금물은 염도는 높아도 간수인 마그네슘과 칼슘 등의 성분이 많아
소금 결정이 잘 형성되지 않는다. 다시 소금을 결정시키기 위해서는 새

로운 함수를 섞어 성분을 맞춰야 하고, 비가 올 때는 고농도 소금물이므로 창고에 넣어 보관하고 비가 그치면 함수를 다시 꺼내 결정지에 보내야 한다.

이런 역할을 하는 것이 함수창고이며 그림 2-9와 같이 신안 천일염전에는 함수창고가 크고 여러 개가 있다. **함수창고의 관리는 한국 천일염전이 가장 잘 되어 있다.**

한국 서남해안에는 미네랄이 균형 있고 풍부해 세계에서 으뜸가는 갯벌이 있으며 여기서 생산되는 천일염의 질이 우수한 요인을 보자.

첫째, 함수관리로 함수창고가 다른 나라 천일염전보다 많고 크며 날씨 등 여건에 따라 다양하게 활용한다.

둘째, 염전의 바닥인 염지의 전통적인 관리 방법이다. 소금 수확이 끝난 후 겨울 휴지기간에 결정지 바닥의 갯벌을 산야의 황토로 덮고 롤라 등으로 평편하게 다진다. 황토에는 망가니즈(Mn), 크로뮴(Cr), 아연(Zn), 알루미늄(Al), 철(Fe), 비소(As) 등의 미네랄이 많이 있어(제7장 죽염 참조) 황토에서 재배한 고구마, 감자, 배추 등이 맛있고 몸에 좋다.

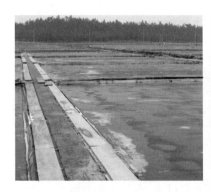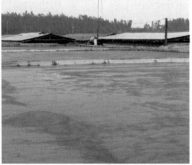

그림 2-9 신안 갯벌천일염전 (멀리 있는 건물이 함수창고)

결정지 갯벌에 황토를 덮으면 황토 중의 미네랄이 소금에 함유되어 미네랄이 풍부하다. 이 소금을 **토판염土版鹽**이라 하며 맛도 좋고 질도 좋다.

갯벌이나 황토에 대한 과학적인 시험분석기술이 없던 시대에 어떻게 이런 방법을 알게 되었는지 선조의 지혜에 놀랄 뿐이다. 현재 토판염은 명맥만 유지되고 대부분은 갯벌 위에 타일이나 장판을 깔아 사용하고 있다. 소금의 질보다 노동력 절약, 외관 등을 더 중요시한 현대인의 선호 결과이다.

셋째, 경험을 바탕으로 한 과학적인 제염기술이다. 바닷물을 저수지로 끌어들여 농축지에서 20% 정도로 농축시켜 마지막 채염 단계인 결정지로 보낸다. 결정지에서는 기후 조건을 고려해 햇볕이 강하고 바람이 있을 때는 소금물의 높이를 1cm 정도로 깊게 하고, 여름철같이 햇빛이 있어도 습도가 높아 증발이 잘 안될 때는 0.5cm 정도로 얇게 한다.

아침에 농축지의 소금물을 결정지에 넣으면 점심 무렵에 소금꽃이 수면 위로 뜨고, 이 소금꽃을 걷어낸 것이 꽃소금이다. 꽃소금은 간수가 적어 쓴맛이 덜 하므로 일반 소금보다 맛이 있게 느껴지지만 분석해보면 미네랄 함유량은 일반 소금보다 더 적다. 꽃소금을 걷어내고 나서 오후 2시~3시경에 수면 아래로 가라앉은 소금을 채염한 것이 일반 소금이다.

꽃소금은 프랑스 게랑드 천일염전에서 생산된 고급 소금인 플뢰르 드 셀(Fleur de Sel, 소금의 꽃)과 같은 소금이다. 소금물에 있는 미네랄은

소금의 진실과 건강

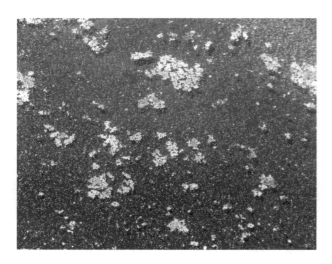

그림 2-10 신안 갯벌염전의 소금꽃

소금 결정이 되기 전후에 결정되어 소금에 포함되지 않는 미네랄도 있으나, 마그네슘은 맨 마지막까지 소금에 포함된다. 그래서 일반 소금은 간수의 성분인 마그네슘이 많이 함유되어 있어 꽃소금보다 쓴맛이 더 있다.

결정지에서 소금을 수확할 때는 햇빛, 바람, 비 등의 자연현상을 이용한 과학적인 기술이 있어야 질이 좋은 소금을 생산할 수 있다. 바람이 강하고 기온이 낮을수록 소금의 결정이 작고 간수 성분인 염화마그네슘, 황산마그네슘 등이 많아 맛이 쓰다. 이 때문에 건조한 4월~6월에 전체 소금의 60% 이상이 생산되고, 초여름에 생산한 소금이 제일 좋다.

신안 천일염은 염도가 88%로 낮고 나머지는 수분과 미네랄로 미네랄의 함량이 높다. 주요 미네랄 함유량이 3.77%로 세계적으로 제일 많고 특히 염화마그네슘과 황산마그네슘 등 마그네슘 함량이 높다. 미량 미네랄의 총량은 118mg/kg로 인도 첸나이, 프랑스 게랑드의 천일염에 비해 제일 낮으나 **표 2-4와 같이 미량 미네랄의 종류가 다양하고 함유량이 월등히 많은 고유 미네랄이 없어 균형이 있다.**

마그네슘이 많은 것은 서해안을 끼고 있는 북한 등 내륙에 마그네슘 광산이 있어 서해안 바닷물에 많이 함유된 원인도 있지만 제염법이 다른 데 더 큰 원인이 있다. 이는 프랑스 게랑드의 바닷물 중의 마그네슘 함유량이 한국의 서해안보다 더 높은데도 천일염 중의 마그네슘은 신안보다 더 낮은 것으로도 유추할 수 있다.

이렇게 미네랄이 제일 균형 있는 한국의 천일염은 생산량이 국내 총 소금 소비량의 20% 이하이며, 대부분이 일본으로 수출되어 실제 한국인이 섭취하는 양은 얼마 안 된다.

표 2-4 한국 신안 갯벌천일염의 미량 미네랄

신안	염도%	미량 성분 (mg/kg)							
	NaCl	Sr	Br	Al	Si	Fe	Mn	B	소계
	88.39	66	28	3	3	2	4	12	118

7. 세계 주요 갯벌천일염의 성분과 관리

앞에서 분석한 주요 바닷물과 천일염에 있는 미네랄을 보면 바닷물에 미네랄이 풍부하면 그 천일염도 미네랄이 풍부하나 바닷물에 있는 미네랄이 그대로 천일염으로 옮겨오지 않는다는 것을 알 수 있었다. 바닷물의 미네랄은 천일염이 결정될 때 천일염에 함유되거나 함유되지 않는 것도 있고, 바닷물에 있는 양보다 감소하거나 증가하는 미네랄도 있다.

천일염전에서 소금이 석출될 때 미네랄도 소금물의 농도에 따라 순서대로 칼슘(Ca), 소듐(나트륨 Na), 마그네슘(Mg), 포타슘(칼륨 K) 등으로 결정된다. 염전에서 바닷물이 약 1/5로 농축되면 소금이 결정되기 전에 황산칼슘(석고 $CaSO_4$)이 석출되어 밑으로 가라앉고, 그 후 소금이 결정되기 시작해 황산칼슘이 반 이상 석출되면 소금의 결정이 끝나고 황산마그네슘($MgSO_4$), 염화포타슘(KCl) 등이 석출되기 시작한다. 간수 성분의 하나인 염화마그네슘($MgCl_2$)은 쉽게 석출되지 않고 소금 속에 수용액으로 남는다.

소금 간수는 염화마그네슘을 주성분으로 황산마그네슘, 염화포타슘이 혼합된 용액이며, 염화마그네슘이 쓴맛을 내기 때문에 **고즙(苦汁)**이라 한다. 간수는 소금 창고나 가정에서 보관 중에 공기 중의 습기와 결합한 간수 물($Mg(OH)_2$)이 끈끈한 액체로 흘러내리는 것이다. 소금 간수가 빠지고 있는 상태다. 천일염 중의 마그네슘 함유량은 간수의 양에 비례하므로 간수가 너무 많아도, 적어도 우리 몸에 좋지 않으므로 적당해야 한다. 간수를 너무 오랫동안 뺀 천일염을 짭짤하게 섭취해도 마그네슘이 거의 없어 근육경련, 부정맥, 심정지를 일으켜 병원에서 마그네슘을 별도로 처방받게 된다.

천일염 중에 우리 몸에 적합한 양의 간수. 즉 마그네슘이 함유되었는지를 알 수 있는 두 가지 방법이 있다. 염전에서 바로 생산된 천일염은 쓴맛이 강하고 손바닥으로 만져보면 손바닥이 보이지 않을 만틈 달라붙는다. 소금 창고나 가정 등 여건에 따라 다르나 **천일염이 생산된 후 1년 ~3년이 지나 맛을 보아 쓰지 않고 단맛이 감돌고, 손바닥으로 만져서 몇 알만 달라붙으면 간수가 몸에 적합한 수준이다. 이때부터 천일염이 담긴 포대를 비닐봉지에 넣고 공기와 접촉하지 않도록 봉지 입구를 묶어 보관해야 한다.**

이처럼 소금이 결정되면서 결정 시간 등 주위 여건에 따라 미네랄도 결정되기 시작해 소금에 포함되기도 하고 포함되지 않기도 한다. 바닷물에서 분리되어 있던 소금 성분인 소듐(Na)과 염소(Cl)가 염전에서 서로 결합해 비로소 소금(NaCl)으로의 일생이 시작된다.

사람도 친한 사람과는 가깝게 하고 싫은 사람은 멀리하는 것과 같다. 우주에는 소금뿐만 아니라 모든 것이 홀로 존재할 수 없고 상호작용을 하며 생기고 사라지는 것이다.

이렇게 바닷물에 함유된 미네랄이 바다에 따라 다르듯이 갯벌천일염에 함유된 미네랄도 바닷물과 제염법에 따라 다르다. 발해만과 벵골만은 염도가 90% 이상으로 높은 대신에 주요 미네랄은 낮고, **신안과 게랑드는 염도가 조금 더 낮은 대신에 주요 미네랄 함량이 높다.**

미량 미네랄은 게랑드가 제일 많고 이어서 벵골만, 발해만이며 신안이 제일 낮다. 그러나 표 2-5와 같이 게랑드, 벵골만, 발해만은 미량 미네

표 2-5 세계 주요 갯벌천일염의 염도와 미네랄

지역	일반 (%)			주요 성분의 화합물 (%)			
	NaCl	수분	불용분	MgCl$_2$	CaCl$_2$	CaSO$_4$	MgSO$_4$
발해만	95.80	2.53	0.13	0.71	0.02	0.26	
신 안	88.39	7.62	0.02	2.58		0.37	0.40
벵골만	91.20	6.57	0.33	0.71	0.33	0.31	
게랑드	88.64	7.69	0.63	1.62		0.41	0.13

지역	주요 미네랄 (%)							
	KCl	소계	Cl	Ca	Mg	K	SO$_4$	소계
발해만	0.16	1.15	58.73	0.08	0.18	0.085	0.18	59.26
신 안	0.42	3.77	55.74	0.11	0.74	0.220	0.58	57.39
벵골만	0.10	1.45	56.11	0.21	0.18	0.055	0.22	56.78
게랑드	0.31	2.47	55.12	0.12	0.44	0.160	0.39	56.23

지역	미량 미네랄 (mg/kg)							
	Sr	Br	Al	Si	Fe	Mn	B	소계
발해만	67	170	8	32	7	2		286
신 안	66	28	3	3	2	4	12	118
벵골만	158	128	23	81	17	9		416
게랑드	83	218	96	470	70	4	5	946

랄 중에 특정한 몇 가지가 많아 미량 미네랄 간 불균형이 크다. 이러한 불균형을 고려하면 신안이 제일 균형이 있고 그다음이 발해만이다.

구체적으로 보면 **칼슘, 마그네슘, 포타슘(칼륨), 염소, 황산이온 등이**

결합한 주요 성분의 화합물은 신안이 3.77%로 게랑드보다 1.5배, 벵골만과 발해만보다 2배~3배 높다. 신안과 게랑드는 염도가 88% 수준으로 낮은 대신 나머지 12%가 수분, 미네랄, 불용분이다.

미량 미네랄을 보면 게랑드가 946mg/kg로 다른 천일염보다 2배~8배로 제일 많으며 규소(실리콘 Si), 브로민, 알루미늄, 철 등이 다른 미네랄보다 월등히 높아 미량 미네랄 간의 불균형이 크다.

이러한 불균형은 벵골만은 스트론튬(Sr)과 브로민(Br), 발해만은 브로민이 있다. 이에 반해 신안은 미량 미네랄이 제일 낮지만 특별하게 많은 미량 미네랄이 없어 제일 균형이 있다.

한국의 신안 천일염과 프랑스 게랑드 천일염이 세계에서 제일 미네랄이 풍부하고 비교적 균형이 있다. 특히 신안 천일염은 특별하게 함유량이 많은 고유 미네랄이 없고 미네랄 간 균형이 있어 질 좋은 식용 소금임을 알 수 있다.

다음으로 세계 주요 갯벌천일염전의 관리 내용을 보자.

일본은 태풍과 장마가 잦아 습기가 많은 등 기후 여건이 갯벌천일염을 생산하기에 적합하지 않은 환경이다. 여기에다 1971년에 미네랄이 없는 순소금인 기계염機械鹽을 생산하기 시작하면서 경제성을 고려해 갯벌천일염전을 폐전했다.

30여 년이 지난 후 잘못된 정책임을 알고 일부 마을에서 천일염생산을 재현하고 있으나 극히 미미한 생산량이어서 옛날 같이 회복하지 못하고 있다. 현재는 오키나와 인근 섬 등에서 기계장치를 이용해 태평양 바닷물을 증발시켜 천일염처럼 미네랄이 풍부한 식용 소금을 생산하고 있으나 활성화되지 못하고 있다.

중국의 발해만 갯벌천일염전은 천진, 청도 등의 해안을 따라 공업단지가 조성되면서 갯벌도 많이 없어졌다. 여기에 공업단지에서 발생한 환경오염으로 **식용 갯벌천일염의 제조 허가를 금지하고 있다.** 식용 소금은 정제염 등으로 하고 갯벌천일염은 주로 산업용으로 사용한다.

프랑스의 게랑드 갯벌천일염전은 세 번의 존폐 위기를 극복하고 현재의 친환경 천일염전으로 거듭났다. 천일염 제조과정에서 중금속 등의 혼입을 방지하기 위해 전통적인 제염법을 사용해 미네랄이 풍부한 천일염으로 세계적으로 알려져 제 가격을 받고 있다.

한국의 갯벌천일염은 미네랄이 풍부하고 균형 있는데도 프랑스 게랑드 천일염에 비해 세계 시장에서 이에 상응하는 대우를 받지 못하고 있다. 한국도 과거 소금수입자유화로 질이 낮고 저가인 해외 천일염을 수입하면서 폐전을 추진하는 등 존폐 위기에서 유지돼왔다.

몇 고비를 넘긴 한국의 갯벌천일염전에 새로운 바람이 불고 있다. **2018년 무렵부터 탈원전과 신재생에너지 활성화정책에 따라 갯벌천일염전에 태양광 발전시설을 설치하는 붐이 일어났다.**

자연과 친화적인 소금생산 여건을 힘들게 유지하여 세계적인 갯벌천일염전이 된 프랑스 게랑드와 대조적이다.

8. 세계 대규모 바다 천일염

생산 규모가 큰 근대식 바다 천일염전은 멕시코, 호주 등에 있다. 1953년 미국의 회사가 **멕시코에 대규모 천일염전**을 만들기 시작해 연간 600만 톤 이상을 생산하며 세계에서 단일 염전으로는 규모가 제일 크다. 일본에 공업용으로 수출할 목적으로 조성한 천일염전으로 현재도 생산량의 반 이상을 일본으로 수출한다.

호주 서남해안의 퍼스(Perth)로부터 1,300km 떨어진 북쪽 해안에 댐피어(Dampier) 천일염전이 있다. 일본이 공업용 소금의 조달 목적으로 대규모 천일염전을 조성했다. 연간 강우량이 25mm로 작고 증발이 빨라 소금이 결정되는데 5일밖에 걸리지 않는다. 염도를 높이고 대량생산을 위해 드넓은 평지에 바닷물을 끌어들여 6개월 이상 증발해 소금 결정이 쌓이면 불도저로 밀어 수확한다. 수확 후 불순물을 제거하기 위해 세척, 탈수한다.

멕시코 천일염, 호주 댐피어 천일염은 미네랄이 거의 없는 염도 98%～99%의 순소금인 정제염(기계염)과 별 차이가 없어 주로 공업용으로 사용된다.

세계의 소금 총생산량은 2019년에 약 2억 3백만 톤으로 중국 6,000만톤, 미국 4,200만 톤, 인도 3,000만 톤, 호주 1,300만 톤, 멕시코 900만 톤이며, 이중 천일염이 약 40%이다.

소금의 일생 (1)

- 소금(NaCl)은 소듐(나트륨 Na)과 염소(Cl)로 되어 있으며 소듐 과 염소는 물과 죽고 못 사는 연인 사이이다. 바다에서 물과 소 듐, 물과 염소는 서로 친해 지역에 따라 다를 뿐 짠맛이 거의 일 정하다.

- 염전의 소금물에서 물이 증발되어 떠나면 연인을 잃은 소듐과 염 소는 새로운 연인으로 결합해 소금 결정이 된다. 그동안 바닷물 에서 같이 지냈던 미네랄이라는 친구들도 헤어지거나 함께한다. **이때부터 소듐과 염소는 물과 헤어지고 새로운 신혼부부가 되어 미네랄이라는 친구들과 함께 소금으로써 한 생을 시작한다.**

- 육지로 올라온 소금은 인간의 체내에 들어가 혈액과 세포에서 과 거에 연인이었던 물과 다시 정을 주고받는다. 인체에서 소듐과 염소는 염전에서 헤어졌던 물을 다시 만나 **소듐과 물, 염소와 물 이라는 두 가정을 이루고 하는 역할도 다르다. 소듐은 주로 혈액 에서, 염소는 위 등 소화기관에서 활동한다.**

- 우리 몸에 머물다 소변, 땀, 눈물로 떠난 소듐과 염소는 바다로 흘러가 안락하게 머무는 순환을 한다. 소금에게 바다는 인간의 하늘과 같다. 물도 바다로 흘러가 증발해 구름, 비 되어 육지로 올라와 우리 몸속에 머무는 순환을 되풀이한다. 어찌 소금과 물 만 그렇겠는가. 사람, 지구, 우주도 크나 작으나 오가는 길이 다 를 뿐 다 그렇다.

제3절   자염, 토염, 정염

자염煮鹽, 토염土鹽, 정염井鹽은 갯벌천일염보다 몇천 년 전의 원시
시대부터 섭취해온 소금으로 호수염(胡鹽 호염), 암염 다음으로 인류와
함께해온 소금이다. 중앙아시아, 아프리카, 남미 등에 그 흔적이 있으
며 연료를 사용해 끓이는 원리는 같았다.

한국의 자염은 제조 방법과 대상에 따라 토염, 정염, 경염耕鹽, 육염
陸鹽 등이 있다. **자염은 연료를 사용해 소금물을 끓인다는 의미로 만드
는 방법에 따른 이름이며, 토염은 염토鹽土에서, 경염은 갯벌을 갈아엎
어서, 정염은 소금 우물인 염정鹽井에서 소금물을 얻는 등 이들은 장소
에 따른 명칭이다.** 같은 바다 갯벌에서 소금을 만들어도 자염, 토염, 정
염, 천일염이 있다.

1. 자염煮鹽

**한국의 전통 제염법으로 바닷물을 가마솥에 넣고 끓여서 얻는 소금으
로 해수직자법海水直煮法이라 한다.** 그 후 연료를 절약하기 위해 농도가
높은 소금물을 만든 후 가마솥에 넣고 끓이는데 농도가 높은 소금물을
얻는 방법이 다양하게 발전하고 그 명칭도 다르다. 고대 한국에서 가장
많이 이용했던 제염법으로 농도가 높은 소금물을 얻는 방법에 따라 경염
과 정염이 있다.

- **경염耕鹽**은 조수가 빠질 때 소와 써레를 이용해 갯벌을 갈아 뒤엎

어 놓고 작은 웅덩이에 모인 바닷물이 햇볕에 증발해 농도가 높아진 소금물을 모아서 육지로 옮겨 가마솥에 넣고 끓이는 방법이다. 경염은 갯벌을 갈아야 하므로 눈비가 오면 생산하지 못하는 단점이 있다.

- **정염 또는 육염**은 갯벌에 구덩이를 판 다음 마른 갯벌을 넣어두고 가운데에 짚으로 짜 만든 통 자락(함수를 모으는 통)을 둔다. 밀물 때 바닷물이 마른 갯벌을 통과해 염도가 높아지면서 통 자라 안에 모이면 이 소금물을 육지로 옮겨 끓인다.

  또는 **갯벌에 구덩이를 파고 바로 옆에 1m~2m의 다른 구덩이를 만들어 흘러나오는 농도가 높은 소금물을 채취했다. 이 샘을 염정鹽井이라 하며** 점토를 다듬고 내부에 목재를 엮어서 넣고 맨 위에는 갈대, 솔가지, 짚 등을 덮어 두고 바다의 짠물을 부어 여과하는 여과장치이다. 조선의 실학자 정약용은 이를 소금 우물이 아니라 간수를 받아 내는 구덩이라고 지적하면서 아전들이 몰라서 염정鹽井이라 부른다며 간수를 담아내는 구덩이라고 했다. 이 샘을 경상도에서는 '**섯**', 전라도에서는 '**섯등**', 충청도에서는 '**간통**', 강원도에서는 '**간수통**'이라 했다. 소금에서 염정은 일반적으로 몇십 미터 이상 깊은 육지의 소금 우물을 말한다. 한국에는 육지의 염정이 없어 갯벌에 판 구덩이를 염정이라 표현한 것으로 생각된다.

  소금생산 지역에 따라서는 갯벌 흙에서 생산했다는 의미로 이를 '육염'이라 하기도 한다. 정염은 서산, 안면도 등 태안 해안에서 1600년대 광해군 때도 생산했고 눈비가 와도 소금을 생산할 수 있어 많이 사용했다.

• **자염은 구한말까지 조선의 소금이었으며** 큰 생산지는 전남 나주, 충남 태안, 부산 낙동강 하구 등이었다. 예부터 이런 지역에서 생산되는 전통 소금을 자염이라 했으며, **전오염煎熬鹽 이라는 용어는 일제 강점기에 사용한 일본식 용어로 일본에서는 현재도 자염을 전오염이라 한다.**

이는 일제가 한국 고대사의 고조선이나 대한민국을 '한반도'라고 개명한 것과 같고 성씨 개명과 일맥상통한 것이다. 중국의 산동반도를 중심으로 한 고조선의 영토와 유구한 역사를 당시의 영토로 역사와 강역을 축소하려는 일제의 의도였다. 이를 인식하지 못하고 일제 강점기에 사용했던 반도 호텔 등 '반도'를 상호로 아직도 사용하는가 하면 외교부 장관뿐만 아니라 대통령도 국제적인 연설에서 대한민국을 '한반도'라고 언급하고 있다. 일제 강점기에도 역사를 아는 사람은 고조선이나 대한민국을 한반도라고 부르지 않았을 것이다.

낙동강 하구 명지도 등의 염전은 바닥에 모래가 깔려있고 염전 중간중간에 필터 역할을 하는 여러 개의 **섯(염정鹽井)이 있다.** 섯에 모래, 자갈, 대나무로 짠 자리를 깔고 섯에서 나온 짠물을 대나무 관으로 자연의 경사를 이용해 가마솥으로 옮기는 등 노동력을 절감했다. 또한 연료 절약을 위해 앞 가마와 뒤 가마를 붙여서 끓였다. 대동여지도에 낙동강 하구에 있는 명지도의 지명에 자염 최성煮鹽最盛 라고 표기된 것을 봐도 자염을 많이 생산한 지역임을 알 수 있다.

충남 태안도 오랫동안 유명한 자염 생산지였으나 계속되지 못하고 그 명맥을 유지하기 위해 전통적인 방법으로 자염을 생산하는 축제를 하고 있다.

자염은 이렇게 바닷물을 갯벌 웅덩이에서 농축시킨 다음 육지의 솥에서 10여 시간 서서히 끓이면서 불순물을 걷어내기 때문에 노동력을 많이 필요로 했다. **염도가 80%~85%로 낮아 맛이 순하고 미네랄은 많아 옛날부터 최고급 소금으로 인정받았다.** 단점은 노동력과 연료비가 들어 가격이 비싸다.

조선의 전통 자염은 신안의 갯벌천일염에서 기술한 바와 같이 일제가 1907년 전오염과 천일염의 시험생산을 하고 그 결과 1910년에 평안도 광양만에 천일염전을 만들고 확대하면서 큰 전환점을 맞게 된다. 여기에 1942년에는 염전매령을 공포해 천일염 제조는 국가에서 운영하는 관영계획을 세운다. 소금의 판매전매가 아닌 천일염 제조전매로 전환했다. 이에 따라 자염 생산지였던 충청도, 전라도, 경상도는 쇠락하고 천일염전은 일제의 비호를 받으며 성장하는 관염官鹽이 된다. **일제의 소금 정책에 따라 조선의 전통 자염은 역사에서 점점 사라지게 되고 천일염은 확대된다.**

일제 강점기에 확대된 천일염은 전통 자염에 비해 염도가 높아 더 짜고 맛이 떨어졌다. 한국인이 천일염이 짜서 싫어하자 천일염을 바닷물에 녹인 후 다시 끓여서 만든 순소금에 가까운 **재제염再製鹽을** 만들기 시작했고, 이 재제염을 상류층이나 생선 절임에 많이 사용했다. 그러나 현재의 시험분석방법으로 분석해보면 재제염이 염도가 낮아 덜 짜고 모양이 백색으로 보기에는 좋으나 미네랄이 거의 없어 우리 몸에는 자염이나 천일염보다 더 좋지 않은 것으로 분석된다.

광복될 때는 자염은 거의 사라지고 일부 남아 있던 서산지역 자염은 1950년대 초에 천일염전이 들어오고 마지막으로 남은 태안 자염도 1960년대부터 천일염전으로 바뀌게 된다.

세계적으로 자염은 1900년대부터 산업의 발전과 함께 큰 변화가 오는데 영국과 한국은 대조적이다. 한국에서 일제가 기존의 자염을 줄이고 천일염을 확대하는 정책을 추진하기 몇십 년 전에 영국에서는 기존의 전통적인 자염을 혁신적으로 개발 확대해 세계의 소금시장을 장악하게 된다.

1800년대 초에 영국의 체셔(Cheshire) 지방에서 종전의 개방된 솥 가마를 밀폐된 솥에서 석탄 등을 연료로 사용해 새로운 형태의 자염 생산을 시작하였는데 이는 전통적인 자염과 달라 지금의 순소금인 정제염에 가까운 증발염이었다. 이와 같은 체셔 지방의 증발염은 1875년 유럽, 북아메리카, 아프리카, 오스트레일리아 등 5대륙으로 수출하는 등 세계의 소금시장을 장악했다.

이렇게 **한국의 전통 자염은 인류 역사에서 최근세까지 가장 많이 섭취해온 소금 중의 하나로 맛도 좋고 미네랄도 풍부해 우리 몸에도 좋았다.**

이 책에서는 우리 몸이 필요한 소금과 미네랄을 공급하기 위해 언젠가는 자염제법 그대로는 아니더라도 이 원리를 활용할 날이 올지도 몰라 자염제법을 상세하게 서술하려고 노력했다.

2. 토염土鹽

가장 오래된 제염법 중 하나로 소금기가 있는 염토鹽土나 바닷가 식물을 태운 재에 물을 부어 흘러나오는 소금물을 가마솥에 넣고 끓여서 소금을 만들었다. 소금을 만드는 원재료로 보면 토염이고 제염법으로 보면 자염이다.

사막처럼 어쩌다 비가 올 때만 하천의 물이 흐르고, 물은 토사土砂 중의 소금기(염분)를 녹여 흐르다 마르면 하천의 바닥에 축적된다. 이렇게 하천이나 호수였던 곳에 물이 증발해 소금기가 남거나 사막이나 초원에 염분이 많은 토양을 염토라 한다. 사막에서는 소금 결정이 섞인 벌판을 소금사막이라 하며, 물이 흘러 들어오기만 하고 나가는 곳이 없는 호수는 염호鹽湖가 된다. 염호와 염토는 대부분이 함께 있고 한국처럼 사막이 없는 곳에는 갯벌 근처나 늪지의 소금기가 있는 흙을 염토라 했으며 이런 염토에서는 소금을 대량 생산하기에 적합하지 않았다.

세계적으로 염토인 소금사막은 아라비아사막의 동부(카스피해 남쪽으로 이란의 중부)에 있는 카비르(Kavir), 호주 북서부, 중앙아시아, 몽골, 미국 서부, **칠레의 아타카마 고원 등 사막 지역**이다. 일반적으로 비가 올 때는 염호가 되고 비가 오지 않을 때는 염토가 되지만 우기 때도 비가 많이 오지 않는 고온 건조한 지역의 사막에 염토가 많다.

안데스의 해발 1,600m 고지에서는 염토에 물을 부어 여과시킨 뒤 장작불로 끓여 소금을 생산했다. 독일, 알프스산맥 인근 등 유럽에서도 도기 안에 소금기가 있는 흙, 모래, 재를 넣고 나무를 연료로 소금

을 만들었다. 잉글랜드는 바닷물의 염도가 낮아 천일염을 제조하기에 적합하지 않아 고대에 링컨셔(Lincolnshire)의 토염土鹽 등이 주요 소금 공급원이었다. 또한 중국의 서경書經이나 마르코폴로의 동방견문록에 의하면 발해만과 태산 사이에 있는 청주靑州에서 소금기가 많이 밴 염토를 파서 거대한 흙무더기를 만들어 그 위에 물을 뿌리고 그 물을 받아 항아리와 쇠로 된 가마솥에 넣고 오랫동안 끓여서 소금을 만들었다고 한다.

3. 정염井鹽

정염은 소금기(염분)가 있는 우물물을 끓여서 만든 소금으로 **소금 우물에는 염천鹽泉과 염정鹽井 의 두 종류가 있다.** 암염 형성 중에 지하에 매장된 소금물이나 지하수가 암염 층을 용해하여 지하의 소금물이 지표로 용출 한 것을 **염천 또는 자분정自噴井**이라 하고, 소금물이 있는 암염 층을 인공으로 판 우물을 **염정(소금 우물)**이라 한다.

정염은 소금물을 얻는 장소만 다르고 솥에 넣고 끓이는 방법은 자염과 같다. 그러나 염정의 소금물을 밭에 옮겨 햇볕에 증발시켜 만들면 천일염이 된다. 이렇게 같은 소금물도 넣는 가마솥이나 밭 등에 따라 다르고, 햇볕이나 연료 등을 사용해 증발시키는 방법에 따라서도 다른 등 천차만별이다.

고대부터 바빌로니아는 염천, 염정의 소금물을 햇볕에 증발시켜 소금을 만들었으며 유럽 내륙지방도 염천, 염정, 암염을 사용해왔다.

소금의 진실과 건강

중국 진나라 사천성 성도成都에서 기원전 300년경에 최초의 염천 鹽泉을 개발했다. 사천은 당나라 때까지도 염천이나 염정의 소금물을 이용한 방법과 염정을 파는 기술이 발달했으며 이때 900여 곳의 염천에서 3만 2천 톤을, 약 640여 곳의 염정에서 1만 6천 톤의 소금을 생산했다. 한나라 때는 염정의 깊이가 200m 이상이었으며 19세기에는 1,000m를 넘었고, 초기부터 회전하는 드릴이 달린 굴착 도구를 사용해 염정을 개발하는 등 사천과 운남은 광산업이 염정을 개발하는데 도대가 되었다.

중국 사천에서 고대에 시작된 염정 굴착 기술이 1800년대 초 유럽으로 그다음에는 미국에 도입되었다.

이렇게 정염은 육지의 암염을 개발하고 암염에 물을 넣은 다음 지하에서 소금물을 끌어 올려 지상에서 증발 농축하는 제염법으로 일반화되었다. 소금 광산이 인공적인 염정으로 전환되는 계기가 되었다. 이런 **소금광산에서 소금물을 얻는 주도권이 1900년대에 유럽에서 미국으로 넘어가고, 소금이 식용보다는 산업용으로 급격하게 확대된다.**

산업혁명 이후 새로 대두된 **화학산업은 대량의 소금이 요구되고 소금보다는 소금물이 더 필요하여 염정의 소금물이 다시 떠오르게 된다.** 그러나 자분정과 같은 염정이 많지 않았다. 그동안 축적된 굴착 기술, 석탄, 가스, 원자력의 다양해진 연료와 소금의 수요가 결합해 염갱을 굴착하고 물을 넣어 **소금물을 만드는 인공 염정이 확대되어 오늘날까지 소금을 대량 생산하는 방안으로 이어지고 있다.**

제4절   호수염 (Lake Salt)

1. 염호란?

염호(鹽湖, 소금호수)는 오래전에 바다가 육지로 들어와 호수가 되거나 지형이 물의 유입만 있고 유출이 없으면 수분이 증발해 염호가 된다. 염호는 호수 물 중의 염류가 0.5g/L 이상을 말하며 소금기(염분)의 농도는 높고 미네랄은 낮다. 이런 염호에서 생산된 소금을 호수염 또는 호염 胡鹽이라 한다.

세계적인 소금호수는 사해, 아프리카의 킬리만자로에 있는 염호, 미국 라스베이거스 북쪽 네바다주와 유타주에 걸쳐 있는 **그레이트 솔트 호 (Great Salt Lake)**, 남미 볼리비아의 약 3,600m 고지에 있는 **우유니 소금 사막호수(Salar de Uyuni)**, 몽골의 염호, 중국 산서성 안읍 염호, 영국 체셔 지방의 염호, **터키의 투즈 염호(Lake Tuz)** 등이 있다.

2. 사해와 볼리비아의 우유니 소금 사막호수

사해死海는 수면이 해수면보다 약 400m 낮아 지표에서 최저점에 해당하며 물이 들어오기만 하고 흘러나갈 수 없는 구조다. 기후도 건조해서 염분농도가 바닷물의 8배~10배나 높아 생물이 살 수 없어서 붙여진 이름이다. 마그네슘, 칼슘, 포타슘(칼륨 K), 브로민(브롬 Br) 등이 많아

류머티즘, 피부병 등의 치료를 위해 많이 이용한다.

아프리카의 킬리만자로에 있는 염호와 미국 캘리포니아주 살트론(Saltron) 염호에는 특히 소다(soda: 탄산소듐 Na_2CO_3) 함유량이 많아 공업용 천연소다를 채취하고 있다. 이런 지역에서는 고대부터 소다를 이용해 유리를 만들거나 비누, 세제 등에 활용해 왔다.

미국의 그레이트 솔트 호수도 소금호수처럼 주변의 강물이 흘러 들어와도 나가는 출구가 없기에 증발만 되어 소금호수가 된 것으로 염도가 바닷물보다 높은 20%~27%이다.

볼리비아의 우유니 소금 사막호수(Salar de Uyuni)는 세계에서 제일 큰 염호로 우기인 12월에서 3월까지도 비가 많이 오지 않아 염도가 높고 자생하는 조류藻類에 따라 호수 바닥이 흰색, 적색, 녹색 등의 빛깔을 띤다. 염도가 높아 어류가 많지 않으나 유일하게 홍학紅鶴이 호수의 조류를 먹고 산다. 우유니 염호의 소금 매장량은 100억 톤 이상으로 매년 25만 톤의 소금을 채취하며 건전지 등에 사용하는 리튬(Li) 매장량이 많다.

몽골의 염호에서는 모래밭에 산재해 있는 소금을 모아 물이 빠지면 자루에 담아 옮기면 되었다. 이를 소금을 물에서 건져낸다고 해서 노채撈採라고 했다.

3. 터키의 투즈 염호

투즈 염호(Lake Tuz, 소금 호수)는 앙카라 남쪽 터키대륙의 중앙에 위치하며 유명한 관광지인 카파도키아(Kapadokya)에서 그렇게 멀지 않다. **강물이 염호로 흘러들어오기만 하고 나가는 곳이 없기에 증발만 이루어져 염분농도(염도)가 99% 이상으로 높다.**

필자는 이 염호를 보면서 마치 밑이 넓은 용기 한 가운데 소금물이 있고 주변에는 물기가 말라 소금 결정이 드러나 있는 거대한 가마솥과 같은 느낌을 받았다.

큰 호수의 주변에는 모래밭이 드넓게 펼쳐져 있고 그 위에 소금 결정이 하얗게 널브러져 있어 손으로 움켜쥘 수 있다. 소금 수확은 모래밭에 널려 있는 소금을 자루에 담기만 하면 된다.

염호의 소금은 연분홍색을 띤 하얀 결정으로 여기에 아이오다인(요오드 I), 플루오린(불소 F) 등의 미네랄을 첨가해 식용 또는 가공해 비누, 샴푸 등 미용 관련 제품으로 판매한다.

투즈 염호에서 생산된 소금 성분은 표와 같이 염도가 99% 이상으로 순소금처럼 높으나 주요 성분, 미량 미네랄이 순소금보다 훨씬 많다.
미량 미네랄은 브로민(브롬 Br), 스트론튬(Sr)이 타 미네랄에 비해 월등히 많으며 나머지는 거의 미미하다.

소금의 진실과 건강

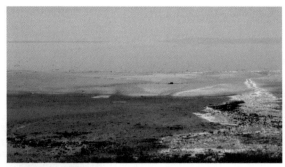
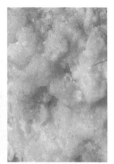
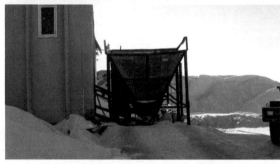
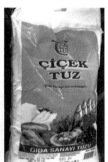

그림 2-11 터키 투즈 염호(소금 호수)의 소금과 가공 소금

표 2-6 터키 투즈 호수염의 성분

터키 투즈 호수염	일반 (%)			주요 성분의 화합물 (%)			
	NaCl	수분	불용분	$MgCl_2$	$CaCl_2$	$CaSO_4$	$MgSO_4$
	99 .16	0.17	0.08	0.09	0.18	0.16	–

		주요 미네랄 (%)					
KCl	소계	Cl	Ca	Mg	K	SO_4	소계
0.03	0.46	60.35	0.11	0.02	0.016	0.11	60.61

미량 미네랄 (mg/kg)							
Sr	Br	Al	Si	Fe	Mn	Li	소계
28	46	1	2	2	–	4	83

제5절 암염(巖鹽, rock salt)

1. 암염의 생성과 특성

예전에 바다였던 곳이 지각변동으로 육지로 바뀌면서 소금호수가 되고 호수의 물이 말라 소금 결정이 쌓인다. 그 후 다시 지각변동으로 소금 결정이 지층으로 매몰되어 암염 층이 형성된 후 밖으로 드러나거나 땅속에 소금층을 이루고 있다.

세계 각 대륙에 광범위하게 매장되어 있는 암염 중에 유럽의 폴란드, 오스트리아, 독일의 암염 층은 약 2억 3천만 년 전, 미국 북부의 암염 층은 약 3억 7천 5백만 년 전, 러시아 바이칼 호수 북부는 약 5억 7천만 년 전에 형성된 것이다.

세계적으로 내륙에서는 대부분 소금을 암염과 정염에 의존했다. 세계 5대 문명 발상지에 포함되지는 않았으나 남미 **페루의 해발 3,000m 고산지대에 고대 잉카제국의 살리나스(Salinas) 소금밭이 있다.** 안데스산맥에서 흐르는 물이 암염지대를 통과하면서 바닷물보다 더 염도가 높아졌고 그 소금물을 산비탈의 밭에서 수분을 증발시켜 소금을 생산한다. **이런 소금이 있어 고산지대에 고대 제국이 형성된 것이다.**

암염은 지상에 있는 것과 지하에 매장된 것으로 두 종류가 있다. 내륙의 소금생산은 처음에는 지상의 암염을 파내 들어간 암염 갱이었고 그 후 굴착 기술이 발전하면서 깊은 암염 갱에 물을 넣어 농도가 높은 소금

소금의 진실과 건강

물을 지상으로 퍼내 이용했다. 유럽, 미국의 암염 갱 굴착 기술은 고대 중국 사천의 암염과 염정 굴착 기술이었다. 사천의 암염 갱과 염정의 굴착 기술이 16세기 이후 유럽으로 이어졌으며 유럽에서 본격적으로 암염 갱을 개발한 것은 산업혁명 이후 몇백 미터 깊이까지 파는 채광 기술이 발달한 19세기부터이다. 이 굴착 기술이 약 2천 년 후에 더 발전된 제염법으로 일반화된 것이다.

1800년대 스위스에서는 지하 100m 이상의 암염을 발견하고, 영국은 1857년 티사이드에서 400m 깊이의 암염을 개발했는데 이는 ICI 소금회사의 토대가 되었다.

미국은 버팔로 인근 워셔에서 1878년 석유 채굴단이 300m 깊이의 소금층을 발견한다. 그 후 염갱의 굴착기술이 더 발전해 1900년대 후반 루이지애나, 텍사스, 미시간, 뉴욕주에서 암염을 개발하고 물을 넣어 깊은 염정처럼 소금물을 만들어 이용했다

미국의 **버팔로라는 지명은** 버팔로(Buffalo) 소가 산자락으로 오가는데 이상하게 생각해 소를 따라가 보니 바위에 있는 소금을 핥아 먹고 있었다. **버팔로 소가 소금을 핥아 먹기 위해 오가면서 길이 난 것이다.** 이 지역을 소 이름을 따서 버팔로라 했다.

굴착 기술을 이용한 암염 갱의 확산은 암염 갱에 물을 넣어 염정처럼 고농도 소금물을 지상으로 퍼 올려 증발 농축하는 제염법으로 일반화 되어 현재까지 지속되고 있다. 이에 따라 **암염은 세계적으로 생산량이 가장 많으며 세계 소금의 60% 이상이 암염 등 육지에서 생산된다.**

암염은 오랜 시간 고착되면서 순소금만 남고 미네랄은 씻겨 내려가 염

도가 98%~99%로 높고 미네랄이 많지 않아 순소금과 비슷하다. 지하의 암염에 물을 넣어 지상에서 증발 농축한 소금은 원래의 암염보다 순도가 더 높아 공업용으로는 좋으나 식용으로는 적합하지 않다. 따라서 암염을 증발 농축한 소금에는 인체에 필요한 아이오다인(I), 플루오린(불소 F) 등의 미네랄을 첨가하도록 유럽, 미국 등에서 소금 규격으로 정하고 있다.

현재도 암염을 채굴한 그대로 전통적인 방법에 따라 식용이나 공업용으로 사용하거나 여러 가지 방법으로 가공해 이용한다. 이런 **암염 중 일부는 지각변동을 거치는 동안 발생한 열 때문에 흰색이 아닌 소금에 함유된 미네랄 특유의 회색, 갈색, 적색, 청색 등의 색깔을 띠고 있다.**

2. 유럽대륙의 암염

폴란드의 비엘리츠카(Wieliczka) 소금 광산은 소금층이 동서로 10km에 걸쳐 있고 두께는 500m~1,500m이다. 이 소금 광산의 시작은 1044년으로 전해지고 있으며 13세기부터 채굴이 성행하여 17세기부터는 소금 채굴 양이 줄면서 현재는 관광지가 됐다. 수백 년간 소금을 채굴하면서 생긴 내부의 공간에 예배당, 운동장, 기념관, 요양원의 시설이 있으며 소금 덩어리로 만든 많은 예술작품을 전시하고 있어 1978년에 유네스코 문화유산으로 등록되었다. 현재는 입욕제(bath salt) 등 암염 가공 소금을 판매하고 있다.

오스트리아는 고대부터 잘츠부르크(Salzburg) 인근에 암염, 철 등의 광산을 개발하고 소금, 철의 교역지로 이들과 함께 문화가 정착된다. 잘

츠부르크라는 이름 자체가 소금의 성城 이라는 뜻으로 소금으로 시작된 도시임을 암시하고 있다.

잘츠부르크에서 멀지 않는 동쪽에 잘츠카머구트(Salzkammergut) 지역의 중심도시인 **할슈타트(Hallstatt)에는 기원전 1000년부터 암염을 개발해 세계에서 가장 오래된 할슈타트 소금 광산이** 있다. 호숫가에 전통주택들이 있고 호수 맞은편 산자락에 할슈타트 암염광산이 있으며 현재는 관광지로 유명하며 암염도 생산 가공하고 있다. 할슈타트 북쪽에 바드 이슬(Bad Ischl)에서도 소금을 생산하고 있다.

잘츠부르크에 인접한 할라인 소금 광산은 할슈타트보다 약간 늦게 소금을 생산하기 시작했으며, 할라인 암염광산도 할슈타트 못지않게 많은 양의 암염을 생산해왔다.

할슈타트나 할레 암염광산은 처음에는 암염을 생산했고 나중에 소금물을 이용해 자염 등을 생산했다. 이들 지역에서는 현재도 암염을 일부 생산하고 있다. 암염 그대로도 판매하고 암염을 정제한 후 아이오다인(요오드 I), 플루오린(불소 F) 등 여러 가지 미네랄을 첨가하거나 로즈마리, 마늘, 양파 등을 첨가한 가공 소금도 판매하고 있다.

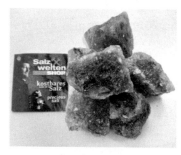 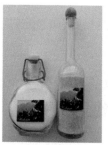 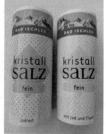

그림 2-12 할슈타트 암염 그림 2-13 요오드, 불소를 첨가한 할슈타트와 바드 이슬의 가공염

제2장 인류와 함께한 세계의 천연소금

3. 히말라야 지역의 암염

티베트고원에는 여러 지역에 암염이 있고 물의 유출구가 없는 호수가 산재하며 그중 몇 개는 염호이다. **티베트 암염은 그림과 같이 히말라야 암염보다 색이 더 짙은 자색을 띠고 있다.** 유럽 내륙의 일부 지역에서는 암염에 코발트가 많이 함유되어 있어 코발트 고유 색깔인 청색을 띤 암염도 있다.

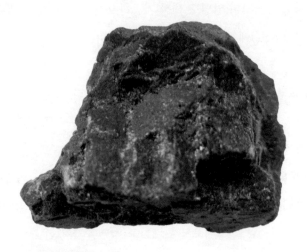

그림 2-14 티베트 암염

히말라야 암염의 성분은 철(Fe), 브로민(브롬 Br), 인(P), 규소(실리콘 Si), 망가니즈(망간 Mn) 등의 미네랄이 타 암염에 비해 많이 함유되어 있다.

이 중에 **철(Fe)이 820mg/kg로 유난히 많고 철이 산화되어 철 색깔인 분홍색을 띠고 있어 히말라얀 핑크 솔트(Himalayan Pink Salt)라 한다.**

소금의 진실과 건강

표 2-7 히말라야 암염의 성분

주요성분 (%)	Cl		Ca		Mg		K		SO₄		합계	
	59.70		0.007		0.001		0.20		0.66		60.57	
미량성분 (mg/kg)	Sr	Br	Al	Si	Fe	Mn	B	P		Li	합계	
	4	99	4	46	820	5	10	36		–	1,024	

히말라야 암염은 여러 곳에 산재해 있으며, **파키스탄 훈잡의 캐우라 소금 광산**은 매장량이 8,200만 톤에서 6억 톤으로 연간 약 35만 톤을 생산하고 있다.

히말라야, 티베트의 암염 가공 소금은 그림 2-15-2와 같이 야크를 이용해 Le Yack Noir 라는 상품명으로 교역하는 차마고도의 소금 상품이다. 히말라야산맥의 북쪽에는 실크로드가 있고 남쪽 티베트고원을 중심으로 중국의 서남부 운남성雲南省, 사천성四川省에서 티베트를 넘어 네팔, 인도에 이르는 해발고도 4천 m 이상에 길이 5천 m에 달하는 차마고도茶馬古道가 있다.

차마고도는 실크로드보다 200여 년이나 앞선 기원전 2세기 이전부터 말, 야크를 이용한 인류역사상 가장 오래된 교역로이다. 중국 운남성의 보이차普洱茶와 티베트 말의 교역으로 시작됐으며 교역 물품은 소금, 자기, 비단, 약재, 버섯류, 금은 등 지역특산물이었으며 최근에는 한약재인 동충하초가 주요 교역 물품이라고 한다.

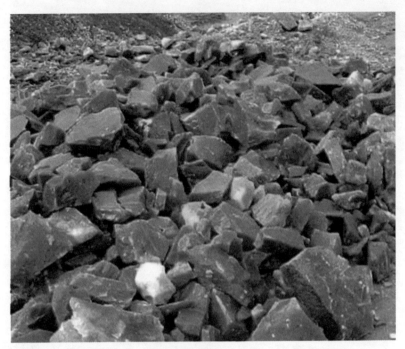

그림 2-15-1 히말라야 암염광산(파키스탄 캐우라)

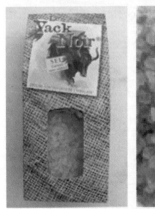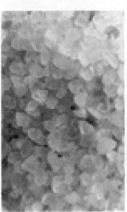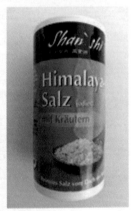

그림 2-15-2 히말라야 암염을 가공한 소금

소금의 진실과 건강

제6절   천연소금의 변화

　고대부터 암염, 정염井鹽, 호수염胡鹽은 인류와 함께해온 소금으로 수천 년 동안 가장 널리 많이 사용한 소금이다. 그 후 자염, 천일염 등이 생산되어 1700년대까지 이용되다 산업혁명 전후 소금 수요의 증가와 석탄, 가스, 전기 등 연료의 다양화로 정염, 호수염, 암염 등이 최근세에 다시 주요 소금으로 부상하게 된다.

　1800년대 초에 영국은 밀폐된 가마솥을 이용한 증발염이라는 순소금을 생산 확대하면서 세계 소금시장을 장악하고 그 후 화학공업의 발달과 함께 독일, 프랑스, 스위스의 유럽에서 미국으로 이어져 순소금인 정제염이 생산 확대되면서 세계 소금시장을 장악한다. 새로 대두된 화학산업은 소금보다는 소금물을 더 필요로 해 진공팬 증발을 이용한 새로운 형태의 제염산업이 석탄, 석유, 천연가스, 원자력 등의 에너지원과 합류해 저가의 순소금(정제염) 생산이 급속히 증가한다. **이때부터 소금이 식용과 공업용의 구분이 없어지면서 고혈압의 주요 범인으로 인식되기 시작한다.** 여기에 서구의 일대일 사고방식인 단행태성이론(單行態性理論)이 합세해 싱겁게 먹어야 한다는 저염식이 세계로 확대되었다.

　문제는 내 몸에 필요한 미네랄의 종류와 양을 어떻게 알고, 어떤 방법으로 섭취할 수 있느냐다.

제3장

소금시장의 큰 물결과
백색 소금의 확산

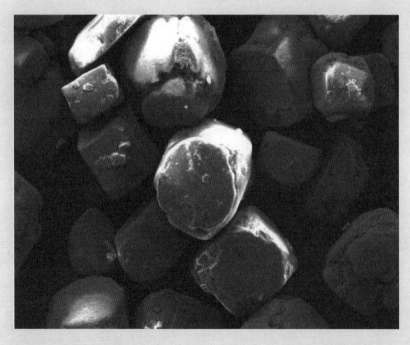

정제염 30배 확대

제1절   소금시장 변화의 큰 물결

중세까지는 천연소금이나 소금물에 나무 등 연료를 사용해 단순하게 소금을 생산했다. 기원전에 중국 서부지방에서는 천연가스를 이용했으나 개방된 가마솥이었다. 이런 환경에 소금 수요의 증가, 연료의 다양화, 깨끗한 백색 소금의 선호로 소금시장에 변화가 오게 된다.

소금의 수요는 버터, 치즈, 초콜릿, 커피가 나오고 청어 등 생선의 염장 수요 증가로 1500년에서 1800년까지 3배로 늘어났고, 제염에 사용하는 연료도 나무에서 천연가스, 석탄으로 다양해졌다. **소금 수요가 대서양 청어의 이동 경로를 따라 증가하고 이와 함께 소금시장과 경제의 주도권도 지중해에서 대서양 연안을 따라 이동해 영국에서 절정에 이른다.**

1800년경 영국 체셔 지방에서 밀폐된 솥에 소금물을 끓이고 증발시켜 결정이 작은 순소금의 증발 제염법을 개발해 대량생산을 하면서 생산과 수출에 앞서기 시작했다. 1875년 체셔 지방의 소금은 유럽, 북아메리카, 아프리카, 오스트레일리아 등 5대륙으로 수출했으며, 1858년 톈진 조약으로 중국만이 영국 소금의 영향권에서 벗어났다.

이 시기 소금시장 변화의 핵심은 수요의 증가와 암염, 천일염 등 미네랄이 풍부한 천연소금에서 미네랄이 거의 없는 백색의 순소금인 정제염으로 전환되는 질의 변화였다.

1. 소금 주도권의 이동

1500년 이후 유럽의 경제주도권이 지중해의 제노바와 베네치아에서 베네룩스 3국과 대서양 연안국가로 이동해 앤트워프, 암스테르담, 리버풀 등이 주도하게 된다. 소금의 거래도 이 경제권의 핵심 상품 중의 하나로 함께 이동한다. 제노바와 베네치아, 앤트워프는 인근 지역을 대상으로 소금을 교역했는데 암스테르담으로 이동하면서 베네수엘라 등 다른 대륙으로 확대되고, 영국의 리버풀로 이동해서는 세계로 확대된다.

이후 주도권이 미국으로 이동하며 공업용의 순소금이 확대되고 미네랄이 풍부한 갯벌천일염은 살아남기 어려운 여건이 된다. 순소금인 정제염이 공업용으로 확대되면서 식용과 공업용의 구분이 사실상 없어지게 되는데 그 변화의 추이를 단계별로 살펴보자.

첫 번째, 이탈리아 제노바(Genova)와 베네치아(Venezia)로 지중해를 중심으로 소금을 거래해 자본이 축적되는 등 도시가 활성화되고 현재 도시의 근간이 되었다. 소금을 바탕으로 형성된 도시들이다.

제노바는 1150년경부터 프랑스 남부 툴롱과 니스 사이의 바닷가에 있는 예르, 토르토사 염전의 소금을 나폴리 인근에 공급하고 밀라노의 금속, 섬유제품을 만드는 생사生絲 등을 지중해에 수출하는 중계무역을 했다. 이 무렵 제노바의 소금 수요가 증가하면서 예르에 천일제염법이 도입되기도 했다.

베네치아는 초기에 소금공급으로 이익을 얻고 그 이익으로 곡물 거래로 확대해 나갔다. 거래 규모가 증가하자 1281년부터 지중해 밖의 먼 거리에서 수입되는 소금에 보조금을 지급하자 소금을 수출하고 향료 등 다른 상품을 수입할 때 베네치아 이외의 상인들보다 싼 운송비로 우위를 차지할 수 있었다. 1400년까지 제노바와 베네치아는 소금거래를 두고 경쟁을 벌여왔는데 소금에 대한 보조금의 효과로 베네치아가 승리했다.

교역대상지는 지중해에서 규모가 큰 3대 소금 생산지로 서쪽의 이비사(Ibiza, 스페인 남쪽의 섬)의 적염赤鹽, 동쪽의 키프로스, 중앙에는 프랑스 남부 론강 하구의 천일염으로 카마르그(Camargue)와 카마르그 서쪽 에그모르트(Aigues Mortes) 근교에 있는 페케 염전이었다. 카마르그는 최근까지 천일염을 계속 생산하고 있다.

두 번째, 벨기에의 앤트워프로 이동했다. 청어가 대서양 연안을 따라 이동하면서 청어 등 생선을 소금에 절이기 위한 소금 수요도 지중해에서 대서양 연안으로 함께 이동했다. 앤트워프는 대서양 연안의 청어와 천일염이 만들어낸 도시가 되었다.

이 무렵 청어뿐만 아니라 음식에 사용하는 소금도 백색의 순소금을 선호하면서 수요 증가와 질의 변화가 함께 일어난다. 앤트워프는 필요한 소금을 대서양산 천일염과 영국 링컨셔의 토염土鹽으로 조달했는데, 이 소금은 미네랄은 많지만 잿빛이라 선호도에서 밀렸다. 이를 만족시키기 위해 대서양 연안에서는 소금물을 끓여서 만든 순소금에 가까운 증발염을 생산하기 시작했으며 소금 결정이 굵지 않아 물에 잘 녹고 백색으로 보기도 좋았다.

세 번째, 네덜란드의 암스테르담으로 이동했다. 이 당시 암스테르담은 세계 각지의 식민지를 상대로 유럽에서 가장 큰 상선단이 있는 등 대표적인 중계무역도시로 소금은 여러 상품 중의 하나였다. 그동안 지중해,

대서양 연안 등 유럽 중심으로 거래되던 소금이 암스테르담이 베네수엘라 해안의 아라야 갯벌소금을 유럽에 공급해 대서양 연안의 소금 교역을 통합하는 등 처음으로 유럽 이외 다른 대륙으로 확대하여 세계적인 소금 교역 도시가 됐다.

네 번째, 영국의 리버풀(Liverpool)로 이동했다. 암스테르담에서 리버풀로 이동하면서 **생산 규모뿐만 아니라 백색 소금으로 전환되는 등 양과 질에서 소금시장 변화의 첫 번째 물결을 맞이하게 된다.** 이후 소금의 주도권이 영국에서 미국으로 넘어간다.

2. 소금시장 변화의 첫 번째 물결

소금 주도권이 영국 리버풀로 옮겨간 배경은 소금 생산방식의 변화에 있다. 영국은 바닷물의 염도가 낮아 천일염 제조에 적합하지 않은 여건이어서 고대 링컨셔의 토염土鹽 등에 의존했으나 공급이 충분하지 않아 중세 이전까지는 주로 수입 충당했다.

로마가 브리타니아를 정복할 때 로마의 제염사가 **리버풀 체셔(Cheshire) 지방**의 토착민에게 소금물을 끓여서 만드는 자염(전염법煎鹽法)을 가르쳐 주었다고 한다.

체셔 지방은 리버풀 항구에서 내륙으로 약간 들어간 세인트헬렌스와 낸트위치 사이에 있으며 염호, 암염 등에서 12%~25% 고농도 소금물이 나오는 지역이다.

고대에는 소금물을 솥뚜껑이 없는 개방형 솥에 끓여서 만들었으며 이

것을 자염이라 한다. 영국의 체셔 지방은 뚜껑이 있는 밀폐된 솥을 이용하는 방법을 개발했고, 이 소금은 고대의 자염도 아니며 그 이후에 만들었던 순소금인 정제염도 아닌 그 사이에 있는 제염법이다.

이 제염법으로 만든 소금을 전염煎鹽, 정제염 등으로 부르기도 하나 이 책에서는 편의상 증발제염법에 의한 '증발염'이라 표현한다. 밀폐된 솥을 이용한 이 제염법은 이후 1800년대 말에 다중효용 진공식 증발관(진공관)으로 바뀌어 현재까지 순소금의 대량생산에 이 원리가 이용되고 있다.

영국은 체셔(Cheshire) 지방에서 증발염을 대량 생산해 1800년대에 소금 수입국에서 수출국으로 전환되고 이 중심지가 리버풀이며 그곳에서 멀지 않은 체셔가 소금 생산지이다. 체셔는 염도가 높은 소금물이 있고 목재, 석탄 등 연료가 풍부해 증발염을 대량 생산하기에 적합해 제2의 제노바와 베네치아가 되었다. 이에 따라 리버풀은 1850년경에 영국에서 두 번째 가는 항구로 성장한다.

이때까지만 해도 소금은 주로 식품, 생선 절임 등의 식용이었으나 이후 산업혁명으로 공업용 소금이 확대되고 일상생활에서 천일염이 사라지게 되는 시발점이 된다.

3. 소금시장 변화의 두 번째 물결

18세기 중엽 산업혁명이 시작되면서 소금 수요는 급격히 늘어나 1800년경 전체 소금의 90% 이상이 식용이었으나 1985년에는 최소한 90% 이상이 공업용 등 비식용으로 소비되었다. 소금 소비 증가의 가장 큰 원인은 세 단계에 걸친 화학산업의 발전이다.

1800년 이전에는 자연 물질에 소듐(나트륨 Na)이나 염소(Cl)가 화합물 형태로 존재하는 것을 활용해 왔다. 1807년에 영국의 화학자인 **험프리 데이비(Humphry Davy)가 처음으로** 수산화 소듐(가성소다, (양)잿물 NaOH)에서 소듐(Na)을 유리遊離시키고 **Na를 소듐(sodium)이라 명명**했다. 이를 전후해 소듐 관련 화합물을 자연에서 얻거나 인공으로 제조하다가 저가의 소금에서 소듐이나 염소를 유리시켜 활용하면서 화학산업의 혁명으로 발전한다.

1) 첫 번째 단계로 소금으로 소다를 만드는 알칼리혁명

유리, 비누 등의 원료인 인공 소다(soda: 탄산소듐 Na_2CO_3)의 개발 생산으로 소금의 성분인 소듐(Na)과 염소(Cl)에서 소듐을 분리해 소다를 만드는 기술이다.

선사시대 후기 천연소다의 산지인 이집트 나일강이나 메소포타미아에서 유리를 제조했고 기원전 2000년경에 유리 제법이 일반화되었다. 천연소다와 모래를 혼합해 처음으로 유리(glass)를 만든 것은 시리아의 페니키아이고, 기원전 1세기에 동물의 기름과 나뭇재로 비누도 만들었다. 기원후 1세기에는 이탈리아, 갈리아, 히스파니아, 이집트, 인도에서 유리 제품을 만든다. 7세기에는 이탈리아에서 나뭇재가 아닌 해조를 태운 해조회海藻灰로 비누를 만들고 1290년 베네치아가 유리 제조의 중심지로 발전한다.

그 후 1662년에 영국에서 크리스털 납 글라스를 만들고 1673년 런던에 2개의 공장이 건설된다. 1720년 무렵에는 스코틀랜드에서 유리, 비누에 사용하기 위한 해조회제조업이 발전하면서 천연소다의 수요는 증가하나 공급이 부족해 인공으로 소다를 만드는 연구와 개발이 유럽대륙에 확대된다.

나무를 태운 재, 해변의 모래, 해조를 태운 해조회 등에서 천연소다를 얻어 유리, 비누 제조에 활용해왔다. 나뭇재의 주성분은 탄산포타슘(K_2CO_3)이고, 해조회는 포타슘(칼륨 K) 이외 소듐(나트륨 Na)이 많이 함유되어 있어 주성분은 소다(탄산 소듐)이다.

소듐(나트륨 Na)이나 포타슘(칼륨 K)의 화합물은 물에 녹으면 알칼리성이 되는 대표적인 물질로 이전까지는 나뭇재, 해조회, 모래 등 천연물질에서 얻어 사용해 왔으나 **1800년경부터는 인공으로 대량 생산하여 첫번째 화학산업의 변화를 알칼리혁명이라 한다.**

알칼리혁명은 소금(NaCl)에서 소듐(Na)을 분리해 활용한다. 프랑스는 스페인으로부터 해조회를 수입해 비누를 만드는 공업이 발전했는데 해조회 확보에 많은 어려움을 겪게 되자 1755년 10만 프랑의 상금을 걸고 바닷소금에서 소다(soda: 탄산 소듐 Na_2CO_3)를 만드는 방법을 공모했다. 화학자이며 오를레앙(Orleans) 공가의 의사 출신인 **니콜라스 르블랑(Nicolas Leblanc)이 소금을 황산에 녹여 합성으로 소다를 만드는 방법을 개발해 1783년 아카데미상 수여가 약속되었다.**

르블랑은 오를레앙공의 지원을 받아 파리 근교에 소다공장을 건설해 생산을 시작했으나 프랑스혁명으로 오를레앙공이 처형되고 공장이 몰수되자 르블랑은 자살하고 만다. 이와 같은 사회적 문제로 프랑스에서 해조회 생산은 이뤄지지 못하고 천연 해조회로 이미 소다 산업의 중심인 영국 글래스고에서 먼저 산업화하여 1823년에는 소다 산업이 부흥하게 된다.

이 기술의 단점은 부산물로 나오는 황산 가스와 염화수소를 활용하는 기술이 발달하지 못해 폐기물이 되면서 경제성이 떨어진 것이다.

이런 단점을 보완해 벨기에의 사업가 **에른스트 솔베이**(Ernest Solvay)가 1861년 소금물에 르블랑법에서 사용한 황산 대신에 석회석과 암모니아로 소다를 만드는 솔베이법(암모니아-소다 법)을 개발해 특허를 취득했다. 이 제법은 부산물로 황산 가스가 발생하지 않아 르블랑법보다 더 경제적이었다. 솔베이법은 영국의 ICI(Imperial Chemical Industries)의 소금 지대의 모체가 되고 영국, 유럽대륙에서 르블랑법이 솔베이법으로 대체되면서 소금이나 소금물의 수요가 증가하게 된다.

2) 두 번째 단계로 소금으로 가성소다를 만드는 기술

레이온, 아닐린 염료, 페놀 플라스틱 등의 생산에 필요한 가성소다(수산화소듐, NaOH)의 개발 생산으로 두 번째도 소금의 성분인 소듐(Na)과 염소(Cl)에서 소듐을 추출해 가성소다를 만드는 기술이다. 아닐린 염료를 생산하는데 소금 중의 소듐이 제일 필요했고, 처음으로 인공으로 옷에 색깔을 염색할 수 있는 염료가 나왔다. 여기에 최초의 합성섬유인 레이온이 생산되어 붐을 일으켰다. 독일이 이 화학산업을 주도했으며 1865년에 설립된 바스프(BASF, Badische Anilin und Soda Fabrik)가 이 사업으로 크게 성장한다. 여기에 1909년 벨기에의 화학자 베이클란트가 페놀을 개발해 페놀 플라스틱을 생산했다.

소금의 간직접인 사용으로 콜타르에서 페놀이나 벤젠을 만들 때 소금에서 얻은 가성소다(수산화소듐)를 사용하므로 한 다리 거쳐 소금이 필요했고 페놀, 벤젠의 수요 증가로 소금 소비도 증가할 수밖에 없었다.

3) 세 번째 단계로 소금으로 플라스틱을 만드는 기술

세 번째 단계는 염화비닐, 염화에틸렌, 클로로벤젠, 사염화탄소 등 유기화합물의 개발 생산으로 **소금의 성분인 소듐(나트륨 Na)과 염소(Cl)에서 이번에는 염소를 활용하는 기술이다.** 염소는 이 무렵까지는 단지 표백제에 불과해서 남는 염소가 유독 화학물질로 폐기물에 불과했는데 이후 산업에서 가장 중요한 대우를 받게 된다.

나이가 어느 정도 된 분들은 한국에서 1960년대 나일론 섬유가 나오고, 1970년대에는 PVC(polyvinyl chloride) 비닐 장판, 파이프, 플라스틱 등이 세상을 바꾸게 된 것을 기억할 것이다.

1970년대 플라스틱 산업의 개발 확대로 세계적으로 염소 수요가 폭발적으로 증가하고 생산된 소금의 약 50%가 염소를 만드는 데 사용되었다. 소금의 주요 용도가 염소를 만드는 것으로 전환되어 소금은 순도가 높고 미네랄이 없을수록 좋았다. 이 무렵 소금은 마치 염소를 위해 존재하는 물질 같았다.

이에 따라 소금의 주도권도 영국에서 산업화가 빠른 미국으로 넘어갔다. 미국은 뉴욕, 펜실베이니아, 버지니아 등 주로 북부에서 소금이 생산되고 남부에서는 소금이 전혀 생산되지 않아 영국에서 수입 조달했다.

미국의 소금 생산은 암염광산을 개발하고 암염 갱에 물을 넣어 고농도의 소금물을 채취한 후 진공관에서 증발시키는 제염법으로 소금 광산의 굴착 기술, 연료, 다중효용증발관 등 영국보다 한 단계 발전된 기술로 순소금인 정제염을 대량 생산했다. 미국에서 1800년에 1만 톤을 생산하던 소금이 1914년에 3백만 톤으로, 1985년에 5천만 톤으로 증가했다.

세 단계로 이어진 화학산업의 발전으로 암염, 천일염 등의 원염을 순소금으로 만들기 위해 다양한 에너지를 사용해 증발 결정시키면서 에너지를 절약하는 제법들이 개발된다. 결국 원염을 소금물로 만든 다음 진공관에서 끓여 소듐, 염소 또는 순소금을 제조하는 방법으로 일반화됐다. **화학산업의 발달과 소금의 백색화로 산업뿐만 아니라 식용도 순소금인 정제염이 세계적으로 확대된다.**

이에 따라 2000년 무렵 세계의 소금 총생산량은 2억 톤을 넘고 이 중 소다 공업용이 1억 1,000만 톤으로 50% 이상을 차지하며 소다를 포함한 **공업용이 약 90%였다. 식용 소금은 전체 수요의 10% 이하로 떨어지고 거의 순소금으로 공업용과 식용의 구분이 큰 의미가 없게 된다.**

이렇게 18세기 중엽(1760년)에 시작된 산업혁명은 소금(NaCl) 중에서 처음에는 알칼리성인 소듐(나트륨 Na)을 분리해 활용하므로 알칼리혁명이라 했으며 나중에는 산성인 염소(Cl)를 분리, 활용하였다. 이는 화학공업의 발전과 증기기관의 발명으로 기계공업이 발달한 결과로 소금의 성분인 소듐과 염소의 활용이었다.

천일염, 암염 등의 식용 소금은 거대한 공업용 수요의 틈바구니에서 몸부림치게 되고, 성경에서 빛과 소금이라는 소금이 대부분 사람이 저주하는 불행의 씨앗으로 움트기 시작한다.

제2절   식용 소금의 백색화

서구에서 18세기 이후 세 단계로 이어진 화학산업의 발전에 따라 산업에 필요한 소듐(나트륨 Na), 염소(Cl), 포타슘(칼륨 K)을 공급하기 위해 암염, 천일염을 소금물로 만든 후 증발 건조하여 순소금(정제염)을 만드는 제염법이 서구에서 일반화됐다. 동양에서는 일본이 이온교환막을 이용해 바닷물에서 순소금 성분만을 분리해낸 기계염機械鹽을 개발 생산했다.

서구와 일본은 기계장치에서 차이가 있을 뿐 미네랄이 없는 백색의 순소금이라는 점은 같다. **20세기 이후 세계 소금시장은 백색의 순소금을 그대로 사용하거나 인체에 필요한 몇 가지 미네랄을 첨가한 가공염이 일반화되어 천연소금보다 단순화되었다.**

또한 기계염이나 암염, 천일염 등 수입한 소금을 국산 천일염과 혼합해 재결정하는 재제염이나 가열 또는 용융하는 가공염은 가공할 때 재결정이 되기 때문에 가공염마다 미네랄의 함유량, 결정구조가 다른 등 다양한 백색의 가공 소금이 생산된다. 따라서 식품 가공, 요리에 사용할 때 가공 소금에 따라 염도, 녹는 시간에 차이가 있다.

1. 백색의 순소금이 주도

1) 증발염-다중효용 진공관식 제염

영국이 19세기에 체셔(Cheshire) 지방의 염호, 염정 등의 염도가 높은 소금물을 밀폐된 가마솥에 넣고 끓인 순소금의 제염법이 에너지 절약과 함께 점진적으로 발전해간다. 이는 증기의 열 이용방식의 변화다. 밀폐된 가마솥이 증발관으로 바뀌게 되고 에너지 효율을 위해 증발관을 여러 개 잇대어 사용하는 다단계 증발관의 개발이 이루어진다.

이런 제염법이 미국에서 진공식으로 전환되었다. 영국에서 설탕을 만들 때 진공식 증발관(진공관)을 사용하고 있었는데 이것을 1887년 미국에서 Duncan이 제염에 응용했다. 이후 증기의 열 이용을 위해 1899년에 미국에서(Manistee Iron Works가) 제염용 다중효용 진공관을 개발해 세계적으로 확대되었다.

이렇게 생산된 소금은 미네랄이 없는 순소금으로 유럽, 미국에서 많이 사용하고 있으며, 일반적으로 정제염 또는 기계염이라고 하나 이 책에서는 구분을 위해 편의상 정제염, 기계염, 증발염(vacuum pan salt)을 같은 순소금으로 분류했다.

진공식 증발관의 발달로 사탕수수에서 나온 황색 설탕이 백색 설탕으로, 암염이나 천일염을 원료로 한 자색, 회색 소금도 백색 소금으로 설탕에 이어서 백색화가 된다. 설탕과 소금이 약간의 시차를 두고 백색화 되었는데 이후 100년이 지난 현재까지 백색 소금만 저주의 대상이 되어왔다.

2) 기계염(이온교환막 소금), 정제염

바닷물에는 소금 성분과 미네랄이 혼합되어 있는데 이 중에 소금 성분만을 분리해낸 것이 기계염機械鹽 이다.

바닷물에 있는 소듐(나트륨 Na)과 염소(Cl) 이온을 이온교환막에 통과시켜 선별해 모으는 방법이다. 한쪽 끝에는 플러스 전극을, 반대쪽 끝에는 마이너스 전극을 설치하고 그사이에 양이온 교환 막과 음이온 교환 막을 교대로 설치해 여러 개의 교환 막 사이로 바닷물을 보내면서 전류를 보낸다. 소듐(Na), 포타슘(K), 칼슘(Ca), 마그네슘(Mg) 등 양이온은 음극(-)으로 이동하고, 염소화합물, 황화합물 등 음이온은 양극(+)으로 이동한다. 양이온 교환 막은 소듐 이온만을, 음이온 교환 막은 염소이온만을 통과하므로 바닷물 중의 순소금 성분만을 한데 모아 약 20%의 소금물을 만든다. 이 소금물을 증발관에서 물을 증발시켜 염도 99% 이상의 백색의 순소금을 얻는다. 증발관은 열효율을 높이기 위해 여러 개를 연속으로 연결해 사용하는 다단계 증발관이나 진공식 증발관(vacuum pan)을 사용하기도 한다.

이런 기계염은 1971년 일본에서 처음 개발 생산했으며, 그 이후 대만에서, 1979년에 한국 울산에서 15만 톤 규모(그 후 5만 톤 증설)의 공장이 가동되고 이어서 강릉에 10만 톤 규모의 제2공장이 가동되어 생산능력이 연간 총 30만 톤으로 확대되었다. 현재는 값싼 수입 소금의 증가로 울산공장에서만 연간 18만 톤을 생산하고 있다.

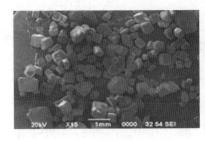

15배 확대   30배 확대

그림 3-1 기계염(정제염)

소금의 진실과 건강

이렇게 바닷물과 이온교환막을 이용해 만든 소금을 **기계장치를 이용한 관점에서 기계염機械鹽 이라 부르고, 소금의 질로는 염도가 99% 이상으로 높아 순소금인 정제염精製鹽 이라 부르기도 한다.**

3) 재제염再製鹽

정제염, 암염, 천일염을 식품회사, 가정에서 사용할 때 소금의 종류에 따라 염도와 물에 녹는 시간이 달라서 간을 맞추기 불편하므로 물에 잘 녹고 염도를 일정하게 하려고 원염을 물에 녹여 끓인 후 재결정한 소금이 재제염이다.

염도가 높은 호주 퍼스(Perth)나 멕시코의 천일염에 소금 결정이 잘 형성되도록 국산 갯벌천일염을 섞어 물에 녹인 다음 100℃를 넘는 온도에서 서서히 끓여 소금을 재결정시켜 만든다. 수입 소금과 국산 천일염을 혼합해 끓이면서 소금을 재결정시킬 때 불순물도 걷어내고 염도가 낮게 결정시키므로 한국과 프랑스 게랑드 갯벌천일염전에서 생산된 꽃소금처럼 물에 잘 녹고 염도가 낮다.

갯벌천일염전에서 생산되는 **꽃소금은** 일반 천일염보다 염도가 낮고 물에 잘 녹아 요리에 사용할 때는 재제염과 유사하면서 미네랄이 더 많다. 한국 서남해안과 프랑스 게랑드의 갯벌천일염전에서 생산되는 꽃소금이 세계에 널리 알려져 있다. 한국 신안의 **'한여름 눈꽃'**은 천일염전에서 생산되는 꽃소금이며, 재제염으로 만든 소금도 꽃소금이라고 부르고 있어 유심히 보아야 갯벌천일염전에서 생산된 것인지 재제염으로 생산된 것인지 구별할 수 있다. 이름만으로는 쉽게 구별하기 어렵지만 **천일염전에서 생산되면 꽃소금이라 하고, 정제염으로 재제조하면 맛소금이**

라 한다. 한국에서 맛소금은 정제염 약 90%에 화학조미료의 원료인 글
루탐산 소듐(MSG, monosodium glutamate)을 첨가한 것이다.

　재제염의 제조는 호주, 멕시코의 천일염에 국산 천일염을 첨가 혼합하
는 비율이 10%부터 시작해 국산 천일염만으로 만든 재제염도 있다. 국
산 천일염을 첨가 혼합하면 결정이 잘 이루어지기 때문에 용도에 따라
천일염의 비율을 조절한다.
　국산 천일염과 재제염의 결정구조를 보면 그림 3-2와 같이 일반 갯벌
천일염은 결정이 크고 염전에서 맨 처음 결정되는 꽃소금(일명 한여름
눈꽃소금)은 결정이 더 작다. **재제염은 국산 천일염의 첨가 비율(10%)이**
낮고 염도가 높은 수입 소금의 비율이 높으면 결정이 크고 단단하게 보이
며, 국산 천일염(100%)이 많을수록 결정이 더 작고 덜 단단하게 보인다.

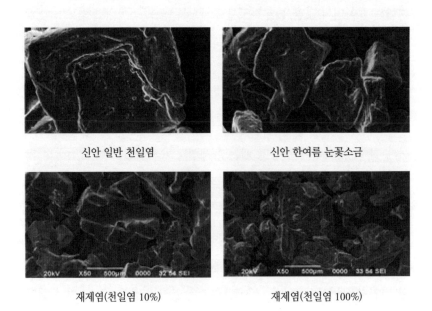

신안 일반 천일염　　　　　　　신안 한여름 눈꽃소금

재제염(천일염 10%)　　　　　　재제염(천일염 100%)

그림 3-2 신안 천일염, 눈꽃소금, 재제염의 50배 확대 사진

국내 소금시장이 1997년 7월 1일 수입 자유화되면서 고가의 국산 갯벌 천일염의 공급이 감소하고 염도가 높은 해외 천일염, 암염이 수입되면서 재제염의 필요성과 수요가 증가했다.

또한 재제염은 원염을 물에 녹일 때 불순물 등을 씻어내 재결정하므로 외관이 백색으로 깨끗해 보이고 염도가 88%~90%로 암염이나 수입천일염보다 낮아 덜 짜고 물에 잘 녹아 가정, 식당, 식품업체에서 널리 사용하고 있다.

4) 가공 첨가염 加工 添加鹽

가공염을 크게 구분하면 암염, 천일염에 포함된 일부 불순물이나 쓴맛이 있는 간수 등을 태워 제거하기 위해 원염을 볶음, 태움 등 열을 가해 가공한 구운 소금, 용융염이 있고, 정제염이나 재제염 등 거의 순소금에 미네랄, 식품첨가물, 향을 넣은 첨가염이 있다.

구운 소금은 천일염, 암염 등 원염을 소금의 융점인 약 800℃ 이하에서 태우거나 볶아 불순물, 비소, 카드뮴 등 유해 중금속과 칼슘, 마그네슘 등의 산화물이 일부 제거된다. 열을 가하는 온도와 지속 시간에 따라 제거되는 불순물과 미네랄의 양이 다르다. 그러나 이 정도의 온도에서는 유해 물질이 다 제거되지 않는다.

플라스틱 등에 함유된 염소가 타면서 합성된 발암물질인 다이옥신은 1,200℃~1,300℃의 고온에서 몇 분 동안 머물러야 제거된다.

용융염은 2000년대 이후 환경오염으로 플라스틱 등의 유해 물질로 바닷물이 오염돼 갯벌천일염에도 이런 유해 물질이 함유되어 있어 이를 제거하는 방법으로 활용되고 있다.

첨가염은 주로 정제염, 기계염 등 순소금에 특정한 목적을 위해 플루오린(불소 F), 아이오다인(요오드 I), 칼슘(Ca), 포타슘(K) 등의 미네랄이나 화학조미료의 원료인 글루탐산 소듐(MSG, monosodium glutamate) 등 식품첨가물, 약초, 과일, 향 등을 첨가해 식탁용이나 목욕용으로 사용한다. 한국에서는 정제염에 글루탐산 소듐 약 10%를 첨가한 것을 맛소금이라 하며, 다른 조미료 등을 넣은 첨가염도 많다. 유럽, 미국은 식용염 규격에 법으로 순소금에 아이오다인(요오드) 또는 플루오린(불소 F)을 첨가하도록 규정되어 있어 미량 미네랄을 첨가한 소금이 많으며 일반인이 가장 널리 섭취하는 소금이다.

유럽, 미국 등 내륙에 사는 사람은 아이오다인(요오드 I)이 함유된 다시마, 해초 등 해산물 섭취가 어렵다. 그로 인한 아이오다인 결핍으로 갑상샘(선) 환자가 많아 이를 예방하기 위한 것이며, 플루오린(불소 F)은 충치 예방을 위한 것이다.

암염, 호수염에 아이오다인, 플루오린 등의 미네랄을 첨가하는 등 소금의 용도에 따라 다양한 물질을 첨가해 식용 소금이나 목욕용 샴푸, 비누, 세제 등을 만든다. 터키 투즈 염호의 목욕

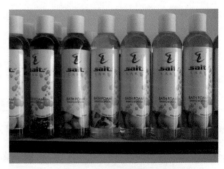

그림 3-3 터키 투즈 염호의 목욕용 가공소금

용(bath foam) 소금에는 그림과 같이 포도, 딸기 등의 과일, 채소를 넣어 만든다.

2. 미네랄의 회귀를 위한 노력

유럽, 미국, 일본 등 세계적으로 순소금이 공업용과 식용의 구분 없이 100여 년간 확대될 때 프랑스와 한국은 미네랄이 풍부한 갯벌천일염의 생산에 노력하고, 한국과 일본은 미네랄이 많이 함유된 소금생산을 시작한다.

한국에서는 1987년에 죽염을 생산 판매하기 시작했고, 10년 후인 1997년 무렵 일본에서 상온 순간 공중결정 제염의 생산을 시도한다. 한국의 죽염은 갯벌천일염에 대나무와 황토를 사용해 해양과 육상의 미네랄을 합하는 제염법이며, 일본의 상온 순간 공중결정 제염은 바닷물에 함유된 미네랄을 가능한 소금에 함유시키려는 방법이다.

우리 몸에 필요한 다양한 미네랄을 자연으로부터 자연스럽게 식용 소금에 첨가하는 방안을 모색하기 시작했다. **공업용 소금은 순소금인 정제염으로, 식용 소금은 미네랄이 풍부하고 균형 있는 소금으로 이원화가 되기 시작한다.**

프랑스, 한국, 일본은 미네랄이 풍부한 소금으로 간을 맞춰 섭취하므로 세계적으로 짜게 먹는다고 알려져 있으면서 최근의 통계에 의하면 고혈압 등 심혈관질환이 많지 않고 장수한 것으로 알려져 있다. 천일염, 죽염이 식용 소금에서 차지하는 비중은 적지만 심혈관질환과 수명에 많은 영향을 미친 결과이다.

1) 갯벌천일염

제1, 2장에서 살펴보았듯이 세계에 5대 갯벌이 있으며 여러 나라에서 천일염을 생산하고 있다. 그러나 미네랄이 풍부한 갯벌천일염의 대부분을 식용으로 사용하면서 계속 생산하는 곳은 프랑스 게랑드, 한국의 서남해안, 인도의 첸나이 등이다.

2) 죽염竹鹽

죽염은 세계에서 유일하게 한국에서만 생산하는 고유한 전통 특산품이다. 죽염은 한국의 서남해안 갯벌 천일염에 대나무와 황토에 함유된 미네랄을 추가해 육상과 해양의 미네랄을 균형 있게 함유시키는 제염법이다. **세계의 소금 추세가 순소금인 백색 옷으로 갈아입고 100여년 동안 몸부림칠 때 한국은 정반대로 미네랄이 다양하고 균형 있게 함유된 죽염을 개발 생산해 자색紫色 옷을 입고 세계 소금 시장의 무대에 오른다.**

죽염의 제조 방법은 왕대나무를 한쪽은 마디가 있고 다른 쪽은 마디가 없도록 잘라낸 대나무 통에 갯벌천일염을 넣고 황토를 반죽해서 봉한 다음 특수 가마솥에 넣어 소금의 녹는점(융점)인 약 800℃보다 조금 더 높은 온도로 용융하면 대나무와 황토에 함유된 미네랄과 소금이 용융해 돌처럼 하나가 된다. 같은 방법으로 8회를 반복한 다음 마지막 9회째는 소금의 녹는점보다는 높고 끓는점(비점으로 1,465℃)보다도 더 높은, 순간 최고온도 1,700℃ 이상의 고온에서 용융시키면 용암처럼 소금 불덩어리가 되어 흘러내린다. 이것을 섭취하기 좋게 분말, 알갱이 형태로 분쇄한다.

죽염의 성분은 바다를 대표한 갯벌천일염에 육상을 대표하는 대나무와 황토가 합해져 포타슘(칼륨 K), 칼슘(Ca), 마그네슘(Mg), 황(유황 S), 인(P), 비소(As), 철(Fe), 망가니즈(Mn), 아연(Zn) 등 우리 몸이 필요로 하는 다양한 바다와 육상의 미네랄이 혼합된다.

특히 철, 황(유황 S) 등이 환원되어 이들의 고유한 특성을 갖게 되어 죽염에서 황 냄새가 나며 철 등이 많아 자색 紫色을 띤 자죽염도 있으며, 몸속에 축적된 납, 수은, 카드뮴 등의 중금속과 반응해 체외로 배출시킨다. 죽염에 대해서는 제7장에서 상세하게 다룬다.

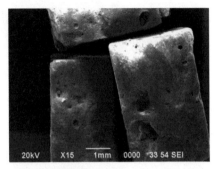

그림 3-4 자죽염 15배 확대

3) 상온 순간 공중결정염

상온 순간 공중결정제염법은 바닷물에 함유된 미네랄을 소금에 최대한 포함하려는 현대의 제염기술로 일본에서 처음 개발, 생산했고 그 기술을 한국에서 도입해 생산하고 있다. 원천기술은 같으나 일본은 해양 표층수를, 한국은 해양 심층수를 사용하는 점이 다르다.

일본은 자연환경이 갯벌천일염을 생산하기에 적합하지 않아 산업혁명 이후 공업용 소금 수요가 증가하자 세계에서 처음으로 미네랄이 없는 이온교환막식 기계염(정제염)을 생산했다.

그 후 순금인 정제염이 공업용으로는 좋으나 식용으로는 좋지 않다는 것을 인식하고 기계염과 정반대의 기술로 식용 소금을 생산하게 된다.

기계염은 바닷물에서 순수한 소금 성분만을 분리해내는 방법이다. 반대로 상온 순간 공중결정제염법은 바닷물에서 물만 분리해버리고 바닷물 중의 미네랄을 소금에 함유시키는 정반대의 제염법이다.

(1) 일본의 상온 순간 공중결정제염

일본은 비가 많아 습한데다 갯벌이 많지 않고 암염이나 염호가 없어 갯벌천일염 등 천연소금을 생산하기에 어려운 자연환경을 갖고 있어 역사적으로 볼 때도 천연소금에 목말라 했다. 옛날에는 바닷가의 해조류를 태운 재를 바닷물에 넣어 소금 농도를 높인 후 이 소금물을 증발시켜 소금을 만들었다. 에도시대에는 모래톱에 바닷물을 끌어들여 햇볕에 건조해 소금을 만드는 갯벌식 염전이라는 일본 특유의 제염법(한국의 자염과 유사)이다.

일본은 일제 강점기에는 대만, 한국 등에 천일염전을 개발해 본국으로 공급하는 등 소금확보에 노력을 해왔다. 1900년대 후반에 들어와 화학산업에 필요한 소금을 조달하기 위해 1972년에 옛날식 제염법을 폐지하고 순도 99.5%의 기계염을 세계에서 처음 생산해 공업용과 식용의 구분 없이 30여 년을 사용해 왔다.

그 결과 순소금인 기계염이 건강에 좋지 않다는 것을 인식하게 되고, 1997년에 일본 소금전매법이 폐지되면서 민간도 소금을 제조, 판매할 수 있게 된다. 이 해에 '벤쳐 다카야스 회사'가 상온 순간 공중결정제염법을 일본에 특허를 신청하고 소금 생산을 시작했다.

상온 순간 공중결정제염법은 일본 오키나와 바닷물을 미세한 안개 모양으로 만들어 상온의 공기 중에서 뜨거운 바람(온풍기)을 불어 넣는다.

미세한 바닷물 방울이 기화되면서 소금과 미네랄들이 공중에서 결정되어 바닥으로 눈처럼 떨어진다.

이와 같은 방법으로 벤처 다카야스회사가 제조한 소금은 상품명이 누치마스이며 오키나와 방언으로 '생명의 소금'이라는 뜻이라고 한다. 누치마스 소금의 성분은 순도가 73.3%로 낮고 표와 같이 바닷물 중의 간수 성분이 있으며 미네랄이 비교적 다양하다.

그러나 갯벌천일염, 죽염과 같이 갯벌이나 황토, 대나무에 있으면서 인체에도 필요한 인(P), 셀렌(Se), 비소(As)와 같은 육상의 미네랄이 없는 등 천일염, 죽염과 누치마스 소금의 차이점이다.

표 3-1 일본 누치마스 소금의 성분

주요 미네랄 (%)									
Cl	Ca	Mg	K	SO$_4$	소계	Fe	Zn	Br	Sr
52.82	0.44	3.62	1.14	4.42	62.44	4.1	7.3	1,600	120

* 자료: 『기적의 소금』, 다카야스 마사카쓰, 국문사, 2005.

미량 미네랄 (mg/kg)										
Li	Si	F	Cr	Cu	Mn	I	Ba	Mo	Ni	소계
4.6	2.3	23	0.24	0.15	0.05	0.29	0.14	0.26	0.18	1,762.6

* 인(P)과 셀렌(Se)은 검출 안 됨

일본은 순소금인 기계염을 대체할 수 있는 식용 소금으로 누치마스 소금처럼 미네랄을 회복하기 위해 다양한 제조 방법으로 식용 소금을 생산하고 있으나 지금까지는 식용 소금의 시장에서 차지하는 비율이 미미하다.

(2) 한국의 상온 순간 공중결정제염

한국은 ㈜오씨아드가 일본의 상온 순간 공중결정제염법의 기술을 도입해 강원도 고성에 공장을 건설해 2018년 무렵부터 엠큐(MQ)눈소금을 생산하고 있다.

엠큐눈소금은 고성 바닷가에서 6km 수평선을 지나 수심 약 600m의 해양심층수를 파이프라인을 통해 육지로 취수해 소금을 생산한다. 해양심층수를 역삼투압막(RO) 필터를 통해 농축한 후 일본의 상온 순간 공중결정제염법과 같은 방법으로 소금을 생산한다. 원천기술이 같으므로 큰 흐름은 일본의 상온 순간 공중결정제염법과 유사하나 미네랄 중 마그네슘의 함유량이 적어 쓴맛을 완화하는 등 세부적으로는 사용하는 바닷물이 다르고 기술에 따라 미네랄의 함유량 등에 차이가 있다.

해양심층수는 바닷물이 오염되지 않아 중금속이 적은 장점이 있지만 표층수에 비해 미네랄이 다양하지 않은 단점도 있다. 또한 깊은 수심에서 바닷물을 파이프라인으로 먼 거리를 취수하는데 어려움과 비용이 소요되어 소금 원가에도 부담으로 작용한다.

엠큐눈소금의 성분을 보면 소금의 순도는 75.4%로 낮고, 간수 성분 등 주요 미네랄의 함량이 높고 미량 미네랄은 나와 있지 않다.

한국의 소금 규격에는 상온 순간 공중결정제염을 해양심층수 소금으로 기계염과 같은 순소금인 정제염으로 분류되어 있다.

표 3-2 한국 엠큐눈소금의 성분

엠큐눈소금	칼슘 (Ca)	마그네슘 (Mg)	포타슘 (K)	합계
mg/kg	9,888	38,930	9.920	48,827.92

* 자료: 『소금 인간』, 박주용, 홍익재, 2020.

　　　　　　　　　　　　　　　소금의 진실과 건강

소금의 종류별 미네랄의 상대적 함유량

세 단계의 화학 산업혁명으로 소금시장에는 백색 바람이 휘몰아쳤다. 몇천 년 동안 내려온 세계의 **암염, 자염, 천일염, 특히 갯벌천일염의 회색 옷을 정제염(기계염), 재제염이 순백색 옷으로 갈아입었다.**

반면에 1900년대 후반 한국에서 미네랄이 다양하고 균형 있는 죽염을 생산해 **죽염이 유일하게 갯벌천일염의 회색 옷을 자주색 옷으로 갈아입고 정반대의 길을 나선다.**
이어서 **일본에서 상온 순간 공중결정제염을 생산해 세계적으로 한국, 일본 등 동북아시아에서 소금이 공업용과 식용으로 이원화되기 시작했다.**

이들을 미네랄의 측면에서 개념적으로 크게 구분하면 정제염(기계염)은 미네랄이 거의 없는 0으로, 죽염을 100으로 보면 다양한 소금의 상대적 미네랄 함유량은 아래와 같다.

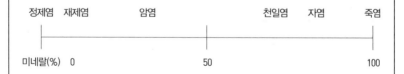

앞으로는 미네랄이 다양하고 함유량이 많다고 하더라도 미네랄 간에 균형이 있어야 우리 몸에 더 좋은 식용 소금이 되므로 여기에 초점을 맞춰 식용 소금을 개발해야 할 것이다.

제3절 식용 소금의 규격과 미네랄

유럽, 미국, 일본 등 화학산업이 발달한 나라는 백색의 순소금을 산업과 식용에 함께 사용하므로 순소금일수록 좋다. 이들 나라의 식용 소금의 규격은 순소금에 갑상샘(선) 질환 예방을 위해 아이오다인(요오드 I), 충치 예방을 위해 플루오린(불소 F), 빈혈 예방을 위한 철(Fe) 등 인체에 필수 미네랄 한두 가지를 첨가하는 등 단순하다.

1. 주요국의 식용 소금의 규격

(1) **국제식품규격(Codex)**은 1962년에 식량농업기구(FAO)와 세계보건기구(WHO)가 합동으로 국제식품규격위원회(CAC, Codex Alimentarius Commission)를 설립해 국제적인 식품유통에 관한 규격을 제정하였다. 소금의 규격도 식품첨가물부회에서 식용 소금의 국제식품규격이 결정되었다.

이 규격의 핵심은 **소금의 순도 97% 이상에 아이오다인(요오드 I) 첨가량을 인정하며 나머지는 구리, 납, 비소, 카드뮴, 수은 등 주요 중금속에 대한 기준으로 세계 대부분의 나라에서 이 규격을 따르고 있다.** 인체에 필요한 미네랄에 대해서는 아이오다인 이외는 규정이 없다. 함유되어서는 안 된다는 것이다.

표 3-3 식용 소금의 국제식품규격(Codex)

순도 %	미네랄 및 중금속(ppm 이하)						
NaCl*	아이오다인	YPS**	구리	납	비소	카드뮴	수은
97 이상	첨가량 보증	20	2	2	0.5	0.5	0.1

* 첨가물을 제외하고 97% 이상
** Yellow Prussiate of Soda, Fe(CN)$_6$로 소금의 고결방지제 (Ferrocyanide)

(2) 미국의 식용 소금의 규격은 국제식품규격보다 더 단순하다. 식품, 화학약품용은 순도 99% 이상으로 순소금이며 암염, 천일염은 97.5% 이상이다. 갑상샘(선)종 예방을 위한 아이오다인 0.006% 이하, 소금의 고결방지제(YPS) 0.0014% 이하, 칼슘과 마그네슘을 합해 2% 이하, 중금속으로 납과 비소의 규정이 있다.

순소금에 아이오다인(요오드 I)을 추가한 것은 1924년에 미국 미시간 의사협의회의 요청으로 모든 소금회사가 자사의 소금에 첨가하게 되었으며, 그 후 미국뿐만 아니라 세계 여러 나라에서 감상샘과 관련한 아이오다인의 결핍증을 예방하는 수단으로 활용하고 있다.

표 3-4 미국의 식용 화학약품용 소금의 규격

순도 %	미네랄 등(이하)					
NaCl*	수분	아이오다인(I)	YPS**	칼슘과 마그네슘	중금속 (납, Pb)	비소 (As)
99 이상	0.5 %	0.006 %	0.0014 %	2 %	4 mg/kg	1 mg/kg

* 식품 화학약품용 기준이며, 암염 천일염의 순도는 97.5% 이상
** Yellow Prussiate of Soda, Fe(CN)$_6$로 소금의 고결방지제 (Ferrocyanide)

특이한 점은 **심장을 수축, 이완하는 미네랄인 칼슘(Ca)과 마그네슘 (Mg)을 합해 2% 이하로 규정하고 있는 점이다.** 인체에 필수인 칼슘, 마그네슘, 아이오다인 3가지만 순소금에 추가하고 다른 미네랄을 추가해서는 안 되는 것으로 해석할 수 있다.

인체의 심장박동과 관련해 가장 필수인 칼슘과 마그네슘을 합해서 상한선을 규정하고 있는 식용 소금의 규격은 미국이 유일하다. 세계 어느 나라에서도 볼 수 없는 규격이다.

(3) 영국과 호주의 식용 소금의 규격은 식품 가공에 중점을 두고 있다. 영국은 버터, 치즈 등의 식품 가공에, 호주는 유제품 제조에 중점을 두고 있어 그 용도가 유사하다.

탄산소듐(Na_2CO_3)과 황산소듐(Na_2SO_4), 빈혈 예방을 위한 헤모글로빈을 만드는데 필요한 철, 구리를 규격으로 하고 있다. 인체에 필요한 비교적 다양한 미네랄을 정하고 있어 **식용 소금으로서는 다른 나라보다 다양한 규격이다.**

영국과 호주의 차이점은 칼슘과 마그네슘의 함량이 호주가 영국보다 2 배~8배 높고, 빈혈과 관련된 구리의 함량도 더 높다.

표 3-5 영국, 호주의 식용 소금의 규격

나라 및 용도		영국	호주
		버터, 치즈, 기타 식품용	유제품 제조용
순도 수분 등	순도 (% 이상)	99.6	99.6
	수분 (% 이하)	4	0.2
	불용해분 (mg/kg 이하)	300	300
	YPS (mg/kg 이하)	15	15
불용물	Na_2CO_3 (mg/kg 이하)	3,000	3,000
	Na_2SO_4 (mg/kg 이하)	300	300
	칼슘 (mg/kg 이하)	100	800
	마그네슘 (mg/kg 이하)	100	250
	철 (mg/kg 이하)	10	10
	구리 (mg/kg 이하)	2	21
	납 (mg/kg 이하)	2	2
	비소 (mg/kg 이하)	1	1

(4) 프랑스의 게랑드 천일염은 **세계적으로 가장 다양한 미네랄을 규정하고 있으며, 소금 성분 이외 11가지 미네랄에 대한 규격이 있다.** 심혈관과 세포의 항상성 유지에 필수 미네랄인 칼슘(Ca)과 마그네슘(Mg), 포타슘(칼륨 K)과 소듐(나트륨 Na) 이외 인체에 필요한 철, 망가니즈, 아연, 구리에 대한 규격이 있다. 중금속으로 비소, 납, 카드뮴, 수은 등은 국제식품규격과 같다.

게랑드 천일염은 바닷물에 있는 미네랄을 그대로 우리가 섭취하는 마지막 단계까지 유지 관리하고 있는 것을 느낄 수 있다.

게랑드는 바닷물이 오염되지 않도록 친환경 유지에 노력하고 천일염에 있는 미네랄을 마지막 단계인 소금의 규격에까지 포함하려고 노력한 흔적이 엿보인다. 이에 따라 세계적으로 질 좋은 갯벌천일염으로 평가되고 대우받고 있다.

표 3-6 프랑스 게랑드 천일염의 적색라벨 기준*

항 목		기 준
적색라벨 인정기준	수분	7 % 이하
	불용분	0.20 % 0.50 %
	결정의 크기	1 mm ~ 4 mm
화학적 성분	소듐 (Na)	34.00 % ± 3.00 %
	포타슘 (K)	0.20 %± 0.03 %
	칼슘 (Ca)	0.20 %± 0.10 %
	마그네슘 (Mg)	0.80 %± 0.30 %
	구리 (Cu)	2.0 mg 이상
	아연 (Zn)	3.0 mg/kg± 2.00 mg/kg
	망가니즈 (Mn)	6.0 mg/kg± 2.00 mg/kg
	철 (Fe)	100.0 mg/kg± 50 mg/kg
중금속	납 (Pb)	2.0 mg/kg 이하
	비소 (As)	0.5 mg/kg 이하
	카드뮴 (Cd)	0.5 mg/kg 이하
	수은 (Hg)	0.1 mg/kg 이하

* 자료 : 『게랑드의 소금이야기』 고린 고바야시, 고두갑 · 김형모 옮김. 시그마프레스.

게랑드 천일염의 규격과 미국, 영국, 호주의 규격을 비교해보면 게랑드 천일염의 규격은 바닷물에 있는 다양한 미네랄이 천일염에 자연스럽게 함유된 규격인 반면에 미국, 영국, 호주는 순소금에 인체에 필요하다고 판단된 미네랄 한두 가지를 첨가하고 있음을 알 수 있다.

소금의 진실과 건강

(5) **일본**의 소금 규격은 시험실에서 사용하는 시약특급 염화소듐, 의약 소금, 식용 소금, 정제염(기계염), 백염 등의 규정이 있다. 순도는 시약 특급 염화소듐, 의약 소금과 정제염은 99.5% 이상, 식용 소금은 99% 이상, 백염은 95% 이상으로 백염을 제외하면 모두 99% 이상의 순소금으로 관리한다.

이 중에 **식용 소금의 규격을 보면 순도 99% 이상이므로 나머지 1%가 규격관리 대상의 미네랄과 중금속이다.** 포타슘, 칼슘, 마그네슘의 3가지는 인체에 필요한 미네랄로 관리하고, 나머지 구리, 납, 비소, 카드뮴, 수은 등 다섯 가지 중금속은 국제식품규격과 같다.

표 3-7 일본의 식용 소금의 기준

순도 (NaCl)	99 % 이상
포타슘 (K)	0.25 % 이하
칼슘 (Ca)	기준 0.02 %
마그네슘 (Mg)	기준 0.02 %
구리 (Cu)	2 mg/kg 이하
납 (Pb)	2 mg/kg 이하
비소 (As)	0.5 mg/kg 이하
카드뮴 (Cd)	0.5 mg/kg 이하
수은 (Hg)	0.1 mg/kg 이하
중금속 (납(Pb)으로서)	10 mg/kg 이하

일본의 식용 소금 규격의 특징은 순소금에 인체에 필수인 포타슘, 칼슘, 마그네슘의 3가지에 대한 최소한의 함유량을 규정하고 있으나 **그 양이 너무 작아 미네랄이 인체에 미치는 영향보다는 중금속에 대한 관리가**

강하다. 유럽, 미국 등에서 식용 소금에 첨가하는 아이오다인, 플루오린의 규정은 없다.

(6) 중국은 국가표준에서 정제염, 분쇄 세척염, 천일염 등 3가지 소금으로 분류하고 종류마다 특급, 1급, 2급 등 주로 순도와 수분에 따라 등급을 구분해 관리하고 있다. 순도는 정제염은 97.2% 이상, 분쇄 세척염은 96.0% 이상, 천일염은 91.2% 이상이다.

세 가지 종류 소금의 공통 항목으로 백색도 등 외관에 관한 사항은 물리지수, 순도 등은 화학지수, 중금속은 위생지수, 아이오다인, 고결방지제 등 5개 분야로 구분되어 있다. 이 구분 중에 소금의 종류별로 물리지수와 화학지수만 다르고 나머지는 공통으로 같다.

표 3-8 중국의 국가표준 중 천일염의 규격(2016년)

구분		1급	2급
물리지수	백색도, 도 이상 입도*	55	45
화학지수	염화소듐(NaCl), g/100g 이상	93.5	91.2
	수분, g/100g 이하	4.80	6.40
	물불용분, g/100g 이하	0.10	0.20
	황산이온, g/100g 이하	0.80	1.10

* 대립: 2mm 4mm, 중립: 0.3mm 2.8mm, 소립: 0.15mm 0.85mm

위생지수 등 (mg/kg이하)	납 (Pb)	비소 (As)	불소 (F)	바륨 (Ba)	아이오다인 (I)	YPS
	1.0	0.5	5.0	15.0	35 15	10.0

소금의 진실과 건강

세 가지 종류의 소금 중에 천일염의 규격은 표 3-8과 같다. 유럽, 미국 등에서 필수 미네랄로 첨가하는 아이오다인(요오드 I)과 플루오린(불소 F)에 대한 규격이 있다. 자국뿐만 아니라 수출을 위한 것으로 보이며 중금속인 납은 게랑드 천일염이나 일본의 식용 소금의 규격보다 더 엄격하다. 위생지수 중에 다른 나라의 규격에서 보기 드문 바륨(Ba)이 있으며 소금물에서 황산이온을 제거하기 위해 사용한 후 잔존하는 양의 한계치이다.

선체석으로 순소금 위주로 관리하며 국제식품규격, 미국의 규격과 같이 아이오다인과 플루오린에 대한 규격이 있다. 이외 칼슘, 마그네슘 등의 규격은 없다.

(7) 한국의 식용 소금 규격은 식품의약품안전처의 식품공전에 조미식품으로 분류돼 있다. 조미식품은 식품을 제조 · 가공 · 조리에 있어 풍미를 돋우기 위한 목적으로 사용되는 것으로 식초, 소스류, 카레, 고춧가루 또는 실고추, 향신료 가공품, 식용 소금 등이며 **식용 소금은 6가지 조미식품 중의 하나로 취급하고 있다.**

한국 식용 소금 규격의 특징은 심장박동에 필수인 칼슘, 마그네슘 등의 미네랄에 대한 규격이 없으며, 납, 비소, 카드뮴, 수은 등 4가지 중금속의 규격은 국제식품규격과 같다. **갯벌천일염, 죽염, 해양심층수염으로 소금은 다양한데 세계적으로 단순한 순소금 규격 중의 하나이다.**

정제염은 바닷물에서 소금 성분만을 분리하고, 해양심층수염은 물만 분리해 버리고 남은 소금과 미네랄을 농축한 것으로 미네랄 측면에서는 정반대인데도 같은 정제염으로 분류하고 있다. 제조에 사용된 기계장치보다는 미네랄의 측면에서 규격을 고려해야 할 것이다.

표 3-9 한국의 식용 소금의 규격(2020. 12 현재)

구 분	천일염	재제염	태움 용융염	정제염	가공염
염화소듐 (% 이상)	70.0	88.0	88.0	95.0 (심층수염은 70.0)	35.0
총염소 (% 이상)	40.0	54.0	50.0	58.0 (심층수염은 40.0)	20.0
수분 (% 이하)	15.0	9.0	4.0	4.0 (심층수염은 10.0)	5.5
불용분* (% 이하)	0.15	0.02	3.0	0.02	−
황산이온 (% 이하)	5.0	5.0	5.0	0.4 (심층수염은 5.0)	5.0
YPS (g/kg 이하)	불검출	0.01			
납 (mg/kg 이하)	2.0				
비소 (mg/kg 이하)	0.5				
카드뮴 (mg/kg 이하)	0.5				
수은 (mg/kg 이하)	0.1				

* 천일염 중에 토판염의 불용분은 0.3% 이하

또한 미네랄이 없는 정제염과 미네랄이 풍부한 천일염, 죽염은 다음 그림과 같이 결정구조도 다르고 동물실험 결과 혈압 등에 미치는 영향도 큰 차이가 있으나 이들의 규격은 소금 농도와 불용분이 다를 뿐 차이가 없다.

소금의 진실과 건강

정제염(기계염)과 죽염의 결정구조

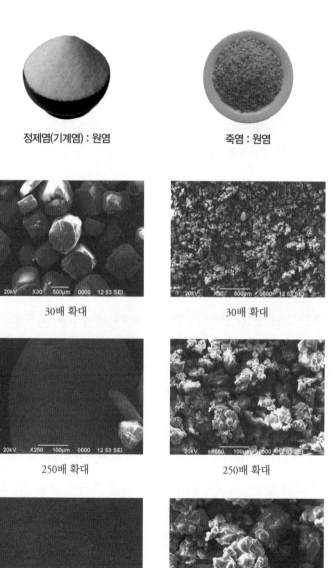

정제염(기계염) : 원염

죽염 : 원염

30배 확대

30배 확대

250배 확대

250배 확대

500배 확대

500배 확대

2. 소금의 규격과 미네랄

세계적으로 백색의 순소금을 선호함에 따라 식용 소금의 규격도 중국에서는 백색도를 규격에 명시하는 등 백색으로 단순화되었다. 이 중에 조금 더 다양한 규격은 심장의 박동에 필수인 칼슘과 마그네슘의 규격을 정하고 있으며, 대부분 국가에서는 순소금에 한두 가지 미네랄을 추가하고 중금속의 상한치를 정하고 있다.

1) 주요 국가별 식용 소금의 규격 비교
국제식품규격(codex)은 순소금에 갑상샘과 관련된 **아이오다인(요오드 I)을 추가하고 구리(Cu), 납(Pb), 비소(As), 카드뮴(Cd), 수은(Hg) 등 5가지 중금속을 정하고 있다.** 소금을 우리 몸의 혈액과 심장 등 여러 기관에 필요한 소금기(염분)와 미네랄을 공급하는 원천으로 보지 않고 순소금으로 관리하고 있다.

이와 같은 국제식품규격에 따라 미국과 중국에서는 소금에 아이오다인의 첨가를 규정하고 있다. 5가지 중금속은 프랑스와 일본은 5가지 모두, 한국은 4가지, 영국과 호주는 3가지를 규정하고 있다.
국제식품규격에서 규정하지 않는 미네랄을 자국의 식용 소금의 규격에 포함하는 나라는 프랑스의 천일염이 가장 다양하고 그다음이 영국과 호주이며, 이외의 나라에서는 미네랄의 종류가 거의 없다. 전반적으로 식용 소금의 규격은 순소금에 미네랄 한두 가지를 첨가하거나 원래 함유된 미네랄도 일부만 인정하는 수준이다.

표 3-10 각국의 식용 소금 중의 중금속 관련 규정

(단위 : mg/kg)

나라	구리(Cu)	납(Pb)	비소(As)	카드뮴(Cd)	수은(Hg)
국제식품규격	2	2	0.5	0.5	0.1
프랑스	2	2	0.5	0.5	0.1
일본	2	2	0.5	0.5	0.1
한국	–	2	0.5	0.5	0.1
미국	–	4	1.0	–	–
영국	2	2	1	–	–
호주	21	2	1	–	–
중국	–	1	0.5	–	–

이렇게 식용 소금을 순소금으로 규격을 관리함에 따라 그 분류도 옛날 일상에서 필수 불가결한 소금의 인식과 거리가 점점 멀어져가고 있다.

미국에서는 식용 소금의 규격을 식품 · 화학약품으로, 영국과 호주는 식품 가공 위주로 분류한다.

일본은 시약특급 염화소듐, 의약 소금, 식용 소금, 정제염 등 순소금 위주로 분류하며, 시약용은 명칭에서도 소금이라 하지 않고 '시약특급 염화소듐(NaCl)'으로 순소금으로 명명했다.

중국은 순도와 수분, 백색도를 규격으로 정하여 정제염, 용융 · 분쇄염, 천일염으로 규격을 관리하고 있다.

한국은 세계적으로 미네랄이 풍부한 천일염이 있고 유일한 죽염이 있는데도 소금이 인체에서 필수가 아닌 선택적인 것으로 맛이 없으면 안 먹어도 되는 조미료로 분류하고 있다. 소금은 풍미를 돋우기 위한 조미료이며 미네랄을 공급하기 위한 원천으로 관리하지 않는다는 의미가 함축되어 있다.

2) 갯벌천일염 생산국의 소금 규격 비교

세계에서 갯벌천일염을 생산하는 주요 나라로 프랑스, 한국, 중국의 식용 소금을 비교해보자. **프랑스의 게랑드 천일염의 규격을 보면** 소금이 우리 몸에 필요한 미네랄을 공급하는 원천으로 보고 표 3-11과 같이 천일염에 함유되어 있으면서 **우리 몸이 필요로 하는 다양한 미네랄을 규격에 정하고 있다.**

표 3-11 각국의 식용 소금 중의 중금속 관련 규정 비교

	I	F	K	Ca	Mg	Cu	Zn	Mn	Fe	As	Pb	Cd	Hg
프랑스			■	■	■	■	■	■	■	■	■	■	■
중 국	■									■	■		
한 국										■	■	■	■

이에 비해 한국의 천일염은 게랑드의 천일염과 미네랄의 종류와 함유량이 비슷한데도 국제식품규격에서 정한 4가지 중금속을 그대로 적용하고 나머지 미네랄은 규격이 없다. 한국의 식용 소금의 규격은 순도만 다를 뿐 소금의 종류별 특성이 반영되어 있지 않다. 갯벌천일염, 죽염과 정제염을 같은 소금으로 관리하고 있다.

중국의 천일염 규격도 한국과 유사하다. 중국은 천일염전이 있는 인근 공업지역의 공해 등으로 대부분의 천일염을 식용으로 금지하고 있어 이런 요인이 소금 규격에 반영된 것으로 파악된다.

다음으로 **미네랄과 중금속의 상관관계다.** 일반적으로 중금속이라고

하는 납, 수은, 카드뮴, 비소, 니켈, 알루미늄, 우라늄 등이 인체에 해
가 된다고 인식하고 있으나 이런 미네랄이 결핍되면 인체의 장기가 제
기능을 유지하기 어려운 등 부작용이 크다. 우리 몸의 약 4%는 70여 종
의 미네랄로 이루어져 있으므로 미네랄이 있어야 정상으로 작동할 수 있
다. **미네랄 자체는 좋고 나쁜 것이 없다.**

병원의 처방 약을 자세히 살펴보면 중요한 약에는 이들 미네랄이 함
유되어 있다. **이들 중금속은 우리 몸에 필요한 양이 부족하면 질병이 되
고, 적절하면 보약이고, 과다하면 독약이 된다.** 그래서 우리 몸이 필요한
양을 쉽게 섭취, 유지하기가 힘들다.

이렇게 우리 몸은 다양한 미네랄이 있어야 하는 데도 많은 나라에서
주로 순소금과 중금속의 상한치를 규격으로 정하고 있다. 소금이 생산
되는 환경과 특성에 따라 소금 규격도 다양성이 있어야 인류가 건강할
수 있을 것이다.

중금속으로 분류된 미네랄도 인간이 그렇게 분류한 것이지 우리 몸이
나 자연自然이 분류한 것은 아니다. 인간이 그렇게 분류했더라도 우리
몸은 그런 중금속이 필요하고 어떤 방법으로라도 섭취해줘야 한다. **이
들 중금속은 음식물에 따라 극미량이 함유되어 있어 우리 몸이 필요한
양을 공급하려면 많은 음식물을 섭취해야 하므로 비만 등의 부작용이 일
어날 수밖에 없다.**

다음 장에서는 순소금 섭취에 따라 발생하는 소금과 혈압의 논란 배
경, 저염식의 확산과정과 문제점에 대해 살펴본다.

봄에 젓갈 담고 가을에 김장한다.

• 한국은 전통으로 봄에 잡은 멸치, 새우 등에 자염, 천일염을 넣어 멸치젓, 새우젓을 담가두었다가 늦가을 김장에 사용해왔다. 멸치는 4월 초파일에서 5월 단오 사이의 것이 맛있는데 멸치의 산란기로 알이 배어있기 때문이다.

  또한 새우는 음력 6월 것이 살이 많고 염도가 높아 김장 젓갈용으로 적격이다. **음력 6월에 담근 젓갈이 육젓이고 말복이 지난 뒤에 담근 젓갈이 추젓이다.**

  이런 멸치, 새우에 자염, 갯벌천일염을 섞어두면 늦가을 김장철에 잘 곰삭아 제맛이 나는 멸치젓, 새우젓이 되고 이를 늦가을 김장에 사용하면 감칠맛 나는 김치가 된다. 자연적으로 젓갈이 잘 곰삭는 때와 김장철이 맞아떨어진다.

• 1997년 7월 1일부터 소금수입자유화가 시작되면서 국산 천일염보다 40% 저가인 호주, 멕시코산 천일염이나 암염이 들어왔다. **다음 해 봄에 호주, 멕시코산 천일염으로 멸치젓, 새우젓을 담갔더니 가을 김장철이 되어도 젓갈이 곰삭지 않고 그다음 해 봄이 되어서야 곰삭았다.**

  그 해 김장을 망친 가정이 많았다. 한국 천일염에는 다양한 미네랄과 젓갈을 발효시키는 효소 역할을 하는 미생물이 있는데 수입 소금에는 순도가 높아 그런 물질이 없어 멸치나 새우가 곰삭는데 국산 천일염보다 더 오랜 기간이 걸렸다. 백색의 수입 소금이 젓갈이나 김치에도 이런 현상이 나타나는데 우리 몸에는 어떻겠는가?

- 순도가 높은 수입 소금으로 젓갈을 담그면 시간이 더 걸려 우리의 전통 김장주기에 맞지 않을뿐더러 맛도 전통 김치 맛이 나지 않았다. 김치는 하나의 예에 지나지 않고 다른 발효식품도 같은 현상이 발생했다. **젓갈을 비롯해 최근 우리 고유 음식의 맛이 예전과 다른 것도 소금이 중요한 요인 중의 하나이다.**

- 한국은 예부터 철 따라 먹거리를 요리해온 전통이 있어 조금만 신경을 쓰면 건강하게 살 수 있다. 특히 멸치젓, 새우젓, 토하젓 등은 미네랄이 풍부한 머리를 제거하지 않고 통째로 담가 영양가도 풍부하고 맛도 좋다.

  고조선 시대 사람이 100세 이상의 수명을 누렸다는 것도 자연환경, 정신건강 등 다른 요인도 있겠지만 육상의 식자재에 바다를 대표하는 자염 등 좋은 소금으로 음양이 조화를 이룬 우리의 고유 음식이 건강에 좋았기 때문이 아닐까?

제4장

저염식의 논란과
제도화

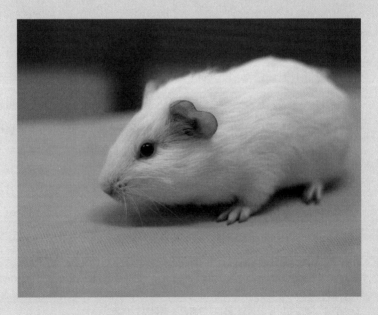

루이스 달이 최초로 개발한 염민감성 쥐

제1절 소금에 대한 논란의 시작

1. 역사와 함께한 소금

인류가 바다에서 육지로 올라온 선사시대는 물론 기록으로 남아있는 약 1만 년 전부터도 천연소금을 섭취해왔으나 그 기간에 천연소금 때문에 어떤 질병이 만연하고 인간의 수명이 단명했다는 문헌을 현재까지 본적이 없다. 최근의 빙하기 마지막부터 약 1만 년 역사의 큰 흐름을 인간의 수명 차원에서 보면 100세 이상의 장수 사회에서 몇천 년 전부터 수명이 계속 줄어오다가 최근세에 60세~80세로 증가하기 시작했다. 1960년~1970년대만 해도 60세가 되면 장수했다고 환갑잔치를 했으며 최근에 100세를 이야기하고 있으나 큰 흐름으로 보면 오히려 줄어들었다.

한국 고대사의 배달국倍達國은 약 6천 년 전인 BC 3897년에 건국되었으며 18명의 임금 중에 재위 기간 100년 이상이 5명이나 되니 수명은 당연히 100세 이상이다. 이 중에 14번째 임금인 **치우천황蚩尤天皇(환웅 자오지 桓雄 慈烏支, BC 2749년~BC 2598년)은 재위 기간 109년에 세수는 151세였다.** [1]

그 시절에는 천연소금이 부족하지 않은 한 몸이 요구한 대로 간을 맞춰 섭취했을 것이다. 우리 민족인 동이족(동東 돌궐족)은 발원지인 중앙아시아의 천산天山에서부터 절임음식을 먹고 쌈장으로 쌈 싸 먹는 음식

---

1. 계연수, 『환단고기』 고동영 옮김, 한뿌리 · 북캠프, 2006.

소금의 진실과 건강

문화가 있었다. 돌궐족의 이동 경로에는 지구를 반 바퀴 돌아 정착해도 그런 음식문화가 남아있다. (그림 1-3)

환단고기桓檀古記에 의하면 치우천황은 중국의 황제 헌원(黃帝 軒轅) 과 73번을 싸웠으며 마지막 북경 근처 탁록涿鹿의 74번째 전쟁에서 치우천황의 장수인 치우비蚩尤飛가 죽었다고 기록되어 있으나, 사마천의 사기에 의하면 이 전쟁에서 치우를 사로잡아 죽였다고 한다. 황제 헌원은 치우천황이 신출귀몰해서 죽여도 다시 살아날 수 있으니 목을 베어 머리와 몸통을 따로따로 묻게 했다. 중국의 산동성 거야巨野에 몸통만 묻혀있는 것으로 알려진 치우 능陵이 있다.

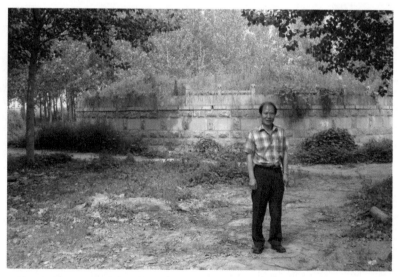

그림 4-1 산동성 거야巨野에 몸통만 묻혀있는 치우천황 능

물론 이는 사마천이, 치우천황은 동이족의 2번째 나라의 14번째 임금이고 황제 헌원은 중국의 고대국가를 처음으로 세운 임금이므로 헌원을 돋보이게 하려는 왜곡된 역사 서술이다.

여기서 언급하고자 한 것은 **치우천황이 150세에도 전쟁하고 신출귀몰하도록 건강했다는 것이다.** 오늘날처럼 저염식을 했다면 그렇게 오래 살지도, 건강하지도 못했을 것이다.

기록으로 전해오는 약 1만 년의 인류 역사에서 소금은 황금처럼 대우받았으며 다만 공급, 가격, 세금이 문제였지 인체에 미치는 영향이 문제가 되지 않았다. 자연과 함께하였기 때문이다.

2. 소금 논쟁 이전의 소금 섭취

인류가 몇천 년을 직간접적으로 섭취해온 **천연소금은 우리 몸이 요구하는 미네랄의 공급원이었고 생선, 육류, 채소의 절임, 염장 등 부패 방지를 위한 수단이었다.** 소금 섭취량은 바닷가와 내륙지방, 북극과 남극, 적도 등 주변 환경에 따라 천차만별로 다르다. 환경에 적응하려는 우리 몸의 작용 결과다. 바닷가 사람은 소금기가 많은 해산물을 많이 섭취하고 내륙 사람은 소금기가 거의 없는 육상의 식재료를 섭취한다.

이렇게 소금 섭취량은 일상에서 섭취하는 음식과 환경에 따라 다르다.

1) 저마다 다른 소금 섭취량

우리 몸의 혈액은 소금기(염분) 0.9%이며 pH 7.4로 약알칼리성이므로 필요한 소금기를 가능한 음식을 섭취할 때마다 공급해줘야 한다. 바닷가 사람은 해산물을 통해 간접적으로 소금을 섭취하므로 싱겁게 먹고, 내륙 사람은 소금기가 없는 채소, 육류를 주로 먹기 때문에 바닷가 사람보다 더 짜게 먹는다. 그래야 혈액의 항상성 유지를 위한 pH 7.4를 맞출 수 있다. 따라서 바닷가 사람이 내륙에 가면 음식이 짜고 내륙 사람이 바닷가에 가면 싱겁게 느껴진다.

더운 지방 사람은 땀을 많이 흘려 몸이 소금기를 더 필요로 하므로 소금의 총섭취량은 더 많고, 에스키모 등 추운 지방 사람은 땀을 흘리지 않으므로 더운 지방 사람보다 더 적다.

이와 같은 자연의 이치에 거슬러 열대지방 사람이 싱겁게 먹거나 추운 지방 사람이 짜게 먹으면 소금의 부작용이 심해 많은 질병으로 열대지방이나 한대지방 모두 골골해진다.

소금 섭취량은 지역과 환경, 인종, 체질에 따라 저마다 다를 수밖에 없다. 최근에는 외식산업이 발달해 식품업체와 식당에서는 미네랄이 없는 순소금인 정제염을 사용해 우리 몸에 부족한 미네랄을 보충하기가 더욱 어렵기 때문에 가정에서라도 미네랄이 많은 천일염, 죽염으로 보충해 줘야 한다. 일상에서 **우리 몸은 먼저 순소금일지라도 소금기가 부족하지 않아야 하고 그다음으로 미네랄이 균형 있고 풍부한 소금을 섭취해 줘야** 한다.

2) 소금-혈압 가설이 나오기 전의 소금 섭취량

산업혁명 이전까지는 천연소금을 섭취했기 때문에 음식의 간을 맞춰 먹으면 그것으로 우리 몸에 필요한 소금기와 미네랄을 충족시킬 수 있었다. 여기에 청어, 갈치, 고등어의 생선 염장을 위한 수요가 중세 이후 증가해 천연소금으로 공급을 충족할 수 없어지자 영국에서 미네랄이 거의 없는 순소금인 증발염을 생산해 일반화되기 시작했다. 하지만 순소금의 섭취 기간이 길지 않아 소금과 건강에 관한 논란이 1900년대 이전에는 제기되지 않았다.

1900년대 초에 소금이 혈압을 높인다는 소금-혈압 가설이 처음으로 제기되었다. 소금-혈압 가설이 제기되기 전까지 인류의 소금 섭취량에 대해 살펴본다.

소금-혈압 가설이 제기된 1900년대 초 이전과 이후의 소금 섭취량 비교에 도움이 되도록 **현재의 소금 섭취량의 기준을 보자. 미국의 식이요법 지침에는 일일 소금 약 6g(소듐 2,300mg), 세계보건기구(WHO)의 권장량은 소금 약 5g 미만(소듐 2,000mg),** 한국도 소듐(나트륨 Na)저감화정책을 시행 중이며 세계보건기구와 같은 소금 5g이다.

천연소금의 유통으로 도시가 형성되기 시작한 **제노바, 베네치아, 로마에서는 일일 소금 25g(소듐 10g)을 섭취했다고 한다.** 이탈리아는 3면이 바다로 한국처럼 생선, 채소의 절임, 염장 등은 소금 소비통계에 포함되므로 제외하더라도 소금기가 포함된 해초, 조개류 등 해산물을 통한 간접 섭취를 고려하면 이보다 훨씬 더 많았을 것이다.

1500년대에 유럽인의 일일 소금 섭취량은 약 40g으로 추정된다. 스웨덴에서는 청어 등 생선, 육류의 절임을 포함한 일일 소금 소비량은 약 100g이었다. 1700년대에 프랑스의 염세鹽稅에 관한 기록에 의하면 일일 13g~15g이므로 세금을 내지 않고 채소, 생선 등을 통한 간접 섭취를 고려하면 이보다 더 많았을 것이다. 스위스는 23g 이상, 덴마크는 50g을 넘었다고 한다.

이와 같은 추세를 보면 **1500년에서 1700년대 산업혁명 이전까지 유럽인의 천연소금 섭취량은 일일 40g~100g이었음을 알 수 있다.** 현재 미국, 세계보건기구 및 한국의 소금 섭취 권장량 5g~6g보다 8배에서 16배나 높았다.

현재의 소금 섭취량 기준으로 보면 이렇게 많은 양을 몇백 년 동안 섭취했다면 수많은 사람이 소금으로 사망했어야 한다. 그런데도 이 기간에 유럽에서 고혈압, 심혈관, 심장질환 등이 많았다는 기록은 현재까지 없다. 1600년대 중반에서야 심장질환에 대한 첫 번째 보고가 있었는데 그것도 소금이 원인이라고 밝혀진 것은 아니다. 심장질환은 그 후 한참이 지난 1900년대 초에 순소금을 섭취하고 50년~100년이 지난 때에 이르러 상승했다.

3) 소금 논쟁 전후의 소금과 인체 관련 연구

1800년대의 소금과 관련한 여러 사건을 산을 멀리서 바라보면 더 선명하게 윤곽을 볼 수 있듯이 한 발짝 떨어져 살펴보면 아래와 같다.

- 1791년 소금에서 소다(soda: 탄산소듐 Na_2CO_3)를 생산하는 르블랑(Nicholas Leblanc)법이 특허를 취득하고 이 제법으로
- 1823년에 영국에서 소다회(soda ash)산업이 부흥하였으며
- 1861년에는 소다를 만드는데 더 발전된 솔베이(Ernest Solvay)법이 특허를 취득하였다. 이로부터 약 20여 년 후인

- 1882년~1885년 개구리 심장박동실험으로 심장이 박동하려면 순소금물에 칼슘(Ca), 포타슘(칼륨 K)이 있어야 한다는 연구와 세포의 삼투압에 대한 계산까지 나오고
- 1886년에 우리 몸의 세포 내부와 외부의 삼투압이 같은 등장액等張液을 만들게 된다. 우리 몸의 혈액이 어떤 조건에서 삼투압이 균형을 이루어 항상성을 유지하게 되는지를 알 수 있게 되었다.
- 1887년에는 영국에서 갈색 설탕을 백색 설탕으로 만드는 진공관식 설탕 정제방법을 미국에서 소금에 응용해 암염에서 나온 소금물로 백색의 순소금을 양산하게 된다.

백색의 순소금 양산과 미네랄이 인체에 미치는 영향을 보자. 1800년경 르블랑법부터 1860년경 솔베이법까지 순소금 물을 만들어 소금에서 소듐과 염소를 분리, 활용하는 방법으로 순소금의 양산을 가져왔다. 이렇게 순소금이 양산되고 20여 년 후 개구리 심장박동 실험이 마무리됐다.

이를 우리 몸에 적용하면 혈액은 최소한의 생명 유지를 위해서는 0.9%의 소금물에 포타슘(칼륨 K), 칼슘(Ca) 등의 미네랄이 함유되어 있어야 한다는 것이 밝혀졌다.

동시에 일상에서 섭취하는 소금은 이미 순소금으로 전환되어 1700년 대 중반 산업혁명으로 이어졌으며, 영국의 증발염 생산부터는 약 100여 년의 세월이 지났고, 미국에서도 진공식 증발관으로 백색의 순소금을 양산하기 시작한 시점이었다.

이 시기에 만들어진 링거액은 현재까지 병원에서 사용되고 있는 반면에 백색 소금뿐만 아니라 미네랄이 많은 천연소금도 현재까지 저주받고

소금의 진실과 건강

있다.

소금과 인간의 질병, 생명에 관한 사건들이 순소금 또는 천연소금에 함유된 미네랄이 인체에 미치는 영향 등에 대해서는 종합적으로 연결되지 못하고 각각 제 갈 길을 열심히 가고 있었다.

순소금 생산도, 개구리 심장박동실험도, 세계적인 저염식의 운동을 펼친 그레이엄 맥그리거의 본태성 고혈압 환자에 대한 저염식 시험도 유사한 시기에 같은 영국에서 이루어졌는데도.

제2절   소금 논쟁의 흐름 - 저염식의 대두

1. 소금과 인체의 작용에 관한 논란

영국에서 1850년대에 증발염(정제염)이라는 순소금을 양산해 5대륙에 수출하고, 공업용과 식용의 구분 없이 장기간 섭취하면서 저염식의 논란이 시작된다는 점에 주목해야 한다. 이는 순소금을, 특히 유럽에서 40년 ~50년 동안 섭취한 결과로 나타난 우리 몸의 변화와 관련해 대두된 것이다.

소금과 심혈관질환에 대한 논란이 일어나기 시작한 것은 1900년 전후였다. 그러나 이때까지만 해도 순소금이 우리 몸에 미치는 영향에 대해 긍정적인 요인과 부정적인 요인이 함께했으며, 발전된 방향을 찾기 위한 고심과 논란이 핵심이었다.

1885년 브랑쉬(Branche)는 우리 몸에서 소금이 고갈(salt depletion)되면 극심한 쇠약, 빈혈, 알부민뇨, 부종 등을 초래한다고 발표했다. 1909년까지도 소금기인 소듐이 부족(sodium depletion)하면 열이 나고 근육 경련이 있다는 것은 잘 알려진 증상이었다. 소금 섭취의 제한에 따른 부작용으로 현기증, 두통, 무관심, 식욕부진, 메스꺼움, 근육의 미약한 경련, 복부 경련 등이 있고, 더 심각한 부작용으로 혈관 붕괴, 사지 냉증, 혈압강하(저혈압)가 있다고 알려졌다.

이렇게 1800년대 말까지도 소금에 대한 논란은 긍정적인 측면의 논란이 더 많았다. 그러다 1900년대 초에 들어와 우리 몸에 소금기가 많으면 혈압이 올라간다는 일부 연구 결과가 처음으로 나와 논쟁의 불씨가 되어 확대된다.

1904년에는 소금-혈압 가설을 제안해 소금과의 전쟁이 시작되었으며 1900년대를 통해 논란이 지속되었으나 이론과 실험으로 명확하게 입증 되지 못한 상태였다. 저염식에 대한 논란이 무성한데도 일부 학자들의 끈질기고 강한 주장으로 1970년대에 미국에서 정책으로 채택되는 등 제 도화되어 세계로 확대되었다.

2. 저염식의 불씨

1899년에 캐리언(Carrion)과 할리언(Hallion)이 소금 논란을 시작하 는 불을 붙인다. 이들은 우리 몸에 소금기가 많으면 몸의 조직에서 물을 끌어내 혈장의 부피를 증가시킨다고 했다. 소금을 많이 섭취하면 세포 내의 물이 혈액으로 빠져나와 혈액 중에 물이 많아져 혈압이 올라간다는 이론을 최초로 제안한 것이다.

1901년에 아샤(Achard)가 이 이론을 지지하고 나섰으며, 콩팥(신장)의 만성 염증은 소금 중에 염소가 원인이며, 우리 몸에 염소가 많으면 이 염소를 희석하기 위해 물을 많이 보유한다고 제안했다. 소금 중에서도 염소가 원인이라고 처음으로 염소를 들고나왔다. 그 후 아샤는 염소가 열병, 신부전, 신장염(신장 염증)에도 남아있는지 확인하고 소금기 보유 가 질병으로 인한 것보다는 많은 질병을 일으키는 원인이 된다면서 논란이 시작된다.

이것이 소금이 우리 몸에 필요한 소듐(나트륨 Na)과 염소(Cl)라는 두 가지 미네랄을 공급하는 건강한 자연 물질이 아니라 혈압을 올리는 악마라고 여기는 불씨가 된 것이다.

이어서 1903년 위달(Widal)과 1904년 스트라우스(Strauss)가 부종이나 뇌수종을 치료하는 방법으로 저염식이(low-salt diet)를 처음으로 시험했다. 그 결과 소금 섭취를 제한하면 폐색과 뇌수종의 부종이 비교적 빠르게 사라졌다고 언급해 소금에 대한 논란은 가속화되기 시작한다.

3. 암바르와 보차르의 소금 - 혈압 가설의 탄생과 논란

프랑스의 과학자 암바르(Ambard)와 보차르(Beauchard)가 1904년~1905년 소금이 혈압을 높인다는 소금-혈압 가설(Salt-Blood Pressure Hypothesis)을 처음 제안했다.

이들은 단지 6명의 환자로부터 얻은 자료를 근거로 소금-혈압 가설을 제안해서 인정받았으며, 환자들에게 소금을 더 공급했을 때 혈압이 상승한다는 시험데이터를 얻었다.[2] 부종과 고혈압은 몸이 소금으로 포화하여 발생한다고 믿었으나 소금 제한이 고혈압 환자의 혈압을 완전히 정상화하지 못한다는 것을 깨달았다.

그러나 소금 제한이 신장(콩팥)질환 환자들이 중증 고혈압으로 발전하

---

2. Ambard L, Beauchard E. Cause de l'hypertension arterielle. Arch Gen Med. 1904; 81: 520-533
James Dinicolantonio, 『소금의 진실 (The Salt Fix)』, 박시우 김상경 옮김. 하늘소금.

는 것을 방지한다는 것은 논리적으로 의미가 있었다. **문제는 이들이 단지 6명의 환자로부터 얻은 자료를 근거로 소금-혈압 가설을 제안하여 현재까지 인정받고 있다는 것이다.**

소금-혈압 가설을 발표한 당시에도 엄청난 반대 의견들이 있었다. 특히, 일반적인 독일인의 경험은 염소(Cl) 보유와 혈압상승 간에 상관관계가 반대였기 때문이었다.

1907년 로웬슈타인(Lowenstein)은 신장(콩팥)염 고혈압 환자에서 염소 보유와 혈압 사이의 상관관계를 입증할 수 없었으며, 10건 중 1건만이 혈압 저하와 염소를 몸 밖으로 제거했을 때의 명확한 상관관계를 나타냈다고 했다. 즉 암바르와 보차르의 소금-혈압 가설과 반대의 연구 결과를 제시했는데도 소금-혈압 가설을 주장하는 편에서 이를 역으로 활용한 것이다.

그런데도 암바르와 보차르는 소금-혈압 가설을 발명한 공로를 인정받았으며 소금과의 전쟁(The Salt Wars)에 불을 지핀 최초의 과학자 중에 두 사람이 되었다. 이로부터 소금 섭취에 대한 이익과 위험, 즉 상반된 논쟁이 지속되기 시작했다.

얼마 지나지 않아 라우퍼(Laufer)는 암바르와 보차르가 권장하는 것보다 더 낮은 저염식이(低鹽食餌, low-salt rice diet로 저염식단)를 처음으로 고안했다. 이 식단은 일일 소듐 100mg~720mg, 쌀 200g, 밀가루 300g, 감자 500g, 하얀 치즈 100g, 설탕 100g, 물 1L로 구성되어 소금 함량은 더 감소하였으나 충분한 칼로리와 단백질이 포함되었다. 이 식단은 40년 후의 월터 켐프너(Walter Kempner)의 라이스 다이어트와 유사했다.

흥미롭게도 당시 설탕은 해가 없는 것으로 간주하여 라우퍼나 월터 켐프너의 두 식단에 많은 양의 설탕이 함유되어 있었다.

1909년에 블룸(Blum)은 염소보다는 소듐(Na)이 혈압을 올리는 체내 수분 보유의 원인이 된다고 처음으로 제안했다. 1921년에는 소듐(Na)과 포타슘(K)이 수분 보유에 미치는 영향을 연구하고 콩팥이 어렵게 배출하는 소듐이 주요 원인이며, 염소는 소듐 다음이라고 결론을 내렸다.

1920년 매그너스-레비(Magnus-Levy)는 신장(콩팥) 질환 환자의 물 보유에 있어 소듐의 중요성을 실험적으로 증명한 최초의 사람으로 간주된다. 이에 따라 소금과의 전쟁은 휘청거리고, 1920년대에 고혈압 치료에 소듐 또는 염소 중에서 어느 것의 결핍이 더 중요한가에 대한 논쟁이 지속된다.

이 소금 논쟁은 1920년대 초에 미국으로 넘어왔고 이 무렵까지 미국에서는 고혈압 치료에 소금 제한이 권장되지 않았었다.

1918년에 미라(Meara)는 고혈압 환자에 있어서 소금은 조미료와 같다고 비난했다. 생명에 필수인 소금이 이때부터 맛이 없으면 안 먹어도 되는 조미료가 된 것이다.

여기에 뉴욕 출신 의사인 **프레드릭 앨런(Frederick Allen)** 등은 고혈압 치료를 위한 소금 제한(salt restriction)에 관심을 유도하는데 가장 영향력이 큰 사람이었다. 1920년~1922년에 앨런(Allen)과 셰릴(Sherrill)은 소금 제한으로 고혈압 환자군의 약 60%가 혈압을 낮췄다는 임상 사례를 4편의 논문으로 발표했다. 소금이 콩팥을 자극하고 혹사해 정상인 사람의 혈압도 올라갈 수 있다고 주장했다.

 이런 두 가지 이유를 들어 혈압을 낮추기 위해서는 **소금 섭취를 제한해야 한다는 소금 제한 치료전략을 내세웠다.** 우리 몸에 있는 소금기(소듐)를 콩팥(신장)이 체외로 배출시키기 위해 혹사당하고 있으므로 소금 섭취를 제한해야 한다는 것이었다. 앨런은 소금 없는(salt-free) 고혈압 치료로 사망한 사람은 없다면서 정상인 콩팥을 가진 사람의 혈압도 높일 수 있다고 주장했다.
 결국 **이들의 출판물은 미국에서 소금과의 전쟁(Salt War)을 유도하는 불씨가 되었고, 앨런은 고혈압 치료에 있어 소금 제한을 가장 솔직하게 옹호하는 사람 중 한 사람이었다.**

 앨런(Allen)의 견해에 대해 많은 출판물에서 반박이 있었으나 바뀌지는 않았다. 앨런의 주장에 대해 맥레스터(McLester), 워커(Walker) 등은 고혈압 치료에 있어 소금 제한의 효과에 의문을 던졌다. 또한 기븐스(Gibbons)와 채프먼(Chapman)은, 소금 없는 고혈압 치료로 사망한 사람은 아무도 없다는 앨런의 진술을, 솔로프(Soloff)와 자투치니(Zatuchni)가 알 수 없는 소금 결핍으로 인해 4명이 사망했다고 보고 했을 때 그 유효성을 박탈당했다고 언급했다.

 저염식의 주장에 관한 초기연구의 큰 문제점은 환자들만을 대상으로 했고 또한 실험의 전처리에 대한 조절(pretreatment control)이 부족했다는 것이다. 동물실험이나 임상실험에서는 실험 대상을 무작위로 선정해야 하고, 정상인 대조군과 실험군을 구분하고, 실험 전에 대상을 일정

기간 동일 조건에서 관리한 후 실험 물질을 투여하는 실험의 전처리가 있다. 그런데 이런 전처리가 미흡한 상태에서 무작위의 대조 실험보다는 입원 환자에 대한 사례 보고서 위주였다.

초기연구의 전처리 문제점을 보완해 1929년에 베르거(Berger)와 파인버그(Fineberg)는 4일~6일의 전처리 조절 기간을 사용해 본태성 고혈압 환자 11명을 대상으로 다양한 소금 섭취를 시험했다. 일일 1g 이하의 소금 섭취 시 환자의 27%만이 수축기 혈압이 낮아졌으며, 많은 양의 소금을 섭취할 때도 혈압에 대한 일관된 효과가 관찰되지 않았다. 이처럼 실험의 전처리에 대한 조절이 적절할 때 저염식이는 이전에 보고된 것과 비교해 효과가 절반 미만으로 나타났다.

또한 미국의학협회저널(Journal of the American Medical Association)은 1930년까지의 소금-혈압 논쟁을 요약해, 해로운 것이 소듐인지 염소인지에 대한 지식 부족으로 인해 소금 대체물(salt substitutes)의 사용에 반대할 것을 권장했다.

이런 소금 결핍과 관련된 부작용의 발견과 반대에 대해서도 앨런이 철저히 공격적인 방식으로 저염식이를 옹호했기 때문에 이를 막지는 못했다.

앨런의 이런 양극단의 논리는 현대 의학에서 볼 때 일부 맞는 점도 있지만 정반대일 경우도 있다. 우리 몸에 소금기가 많을 때 이를 배출시키는 측면에서만 관찰했고, **소금기가 부족할 때 우리 몸이 어떻게 작용하는가에 대해서는 관찰하지 못했다.** 순소금을 과다 섭취할 경우 앨런의 주장대로 콩팥(신장)이 혹사당하지만 반대로 소금을 적게 섭취해도 콩

팥은 더 혹사당한다. 우리 몸에 소금기가 부족하면 콩팥은 소듐을 한 톨이라도 더 회수하려고 체외로 배출될 소변을 몇 번이고 거르는 노력으로 콩팥(신장)이 망가진다. 앨런의 주장대로 소금을 제한하면 반대로 콩팥이 더 혹사당한다. 그래서 양극단은 위험한 것이다.

4. 켐프너의 라이스 다이어트 식이요법

프레드릭 앨런(Frederick Allen)이 소금에 혹사당하는 콩팥(신장)에 의한 고혈압 이론을 제안한 후 그 효과에 대해 많은 논란이 있었으나 그로부터 약 20년 동안은 미국의학저널에 저염식이 관련 논평은 거의 없었다. **앨런의 저염식이는 20년이 지나서 독일계 미국인 의사인 월터 켐프너(Walter Kempner)에 의해 다시 부활된다. 이것이 미국에서 소금 섭취를 제한해 고혈압을 치료할 수 있다는 소금─혈압 가설에 따른 소금과의 전쟁에 두 번째 불을 붙이게 된다.**

이렇게 하여 미국에서 저염식이에 대한 켐프너의 시대가 열리는데, 켐프너의 라이스 다이어트(저염식이)는 실제로는 40년 전인 1904년에 라우퍼(Laufer)가 처음 발명한 것이며, 20년 전 앨런과 셰릴(Scherrill) 시대에 일어났던 일의 복제품이었다.

켐프너는 독일에서 하이델베르크대학교를 졸업하고 나치의 난민으로 미국에 도착해 듀크대학교에서 일하면서 1939년에 라이스 다이어트를 만들었다. 콩팥의 부담을 줄이기 위해서는 소금(나트륨 Na) 제한만으로는 충분하지 않고 **콩팥의 활동을 부추기는 모든 요인을 최소한으로 감소시켜야 한다**며 12가지 식이요법(rice diet)을 1944년 의학문헌에 발표했다. 이것이 미국에서 저염식이로 고혈압을 치료한다는 논란에 큰 열정을 불러일으켰다. 이 식이요법은 열량 2,000kcal 이하, 지방 5g, 단백질 20g, **염소 200mg, 소듐 150mg(소금 약 0.4g 이하)** 등으로 구성되어 있다.

또한 켐프너는 20년 전에 앨런이 주장한 것과 같이 콩팥(신장)의 과로가 고혈압의 원인이 되고 소듐을 제한하면 콩팥이 하는 일을 완화해 고혈압을 예방할 수 있다고 믿었다. 이 아이디어는 오늘날도 많은 임상의가 널리 사용하는 일반화된 이론이다. 켐프너의 식이요법은 크게 볼 때 처음부터 몇 가지 문제점이 있었다.

첫째는 식이요법을 현실적으로 일상에서 실행하기 어렵다는 것이다. 식이요법 중에 일일 소금 섭취량 0.4g은 임상실험을 위해 음식물을 별도 요리해서 섭취하면 가능할지 몰라도 일상의 식생활에서 음식물에 함유된 소금양만 하더라도 0.4g을 훨씬 넘어 불가능하며 비현실적인 수치임을 알 수 있다.

둘째는 소금을 염소(Cl)와 소듐(나트륨 Na)으로 분리해서 그 양을 각각 정했는데 소금 중에 염소(60%)와 소듐(40%)의 구성 비율을 고려할 때 논리적으로나 실행에 있어서 비현실적이다. 여기에다 고혈압 치료를 위해 식이요법을 할 때 고혈압 이외 소화, 신경작용 등에 필요한 소금을 별도로 섭취해야 하나 얼마를 어떻게 섭취해야 하는지에 대해서는 언급이 없다. 혈압 이외 우리 몸이 필요한 소금의 양을 알기도, 섭취하기도

소금의 진실과 건강

어려운 것이 현실이다.

켐프너의 식이요법은 소금 중에 소듐(Na)과 혈압에 대해서만 고려하고, 소금(NaCl)을 소듐(Na)과 염소(Cl)로 보지 않고 이를 분리해 섭취량을 소듐 얼마, 염소 얼마로 각각 정한 것은 대표적인 단행태성이론에 기초한 것이다.

셋째는 켐프너의 신념과 제시한 내용이 과학문헌에 의해 뒷받침되지 않았다. 켐프너는 환자 500명 중 36%에서는 혈압을 크게 낮추는 효과가 없었으며, 나머지 64%에 집중했으며 동맥혈압을 적어도 20mmHg 감소시켰다고 했다. 이를 모두 신뢰해도 이 데이터가 임상실험으로 얻어진 것이 아니기 때문에 인과관계가 명확하다고 볼 수 없었다.

넷째는 켐프너가 일부 임상 데이터를 갖고 **외삽법(外揷法, extrapolation)**을 적용해서 데이터 영역 밖의 대상도 앞으로 그럴 것이라고 주장한 한계와 문제점이 있다.

외삽법은 일부 데이터의 추세를 갖고 그런 추세가 다른 대상에서도 적용될 것이라고 확대 단정하는 것이다. 켐프너의 주장이 계속되고 있지만 미국에서 2005년에 식이요법 지침을 처음 제정할 때 소금 섭취량을 고혈압 환자, 흑인, 중·노년층과 일반인의 두 가지로 나누어 정한 것이 이런 외삽법이 맞지 않는 다는 것을 반증한 것이다.

필자는 죽염이 구운 횟수에 따라 미네랄도 비례해서 증가 또는 감소하는가를 실험한 결과를(제7장 죽염) 보고 어느 횟수가 지나면서 일정하거나 감소 또는 증가하는 미네랄도 있어 놀랐다. 이렇게 일부 추세를 갖고 전체를 단정하는 것은 위험하다.

특히 인체의 작용 등 자연현상은 여러 요인이 복합적으로 작용하고 있어 그 원인을 모두 파악하기가 어려운데도 몇 가지 숫자와 과학적 지식으로 확정하는 것은 진실에서 멀어질 수 있다. 숫자도 과학도 인간의 합리성으로 만들어진 것일 뿐, 자연현상의 진실을 모두 반영할 수 없는 한계가 있다.

이에 따라 켐프너의 식이요법(rice diet)이 발표된 후에 그 부작용과 허점 등을 발견하는 실험이 많이 나왔다.

1948년 골드링(Goldring)은 고혈압 환자에게 소듐(나트륨 Na)을 제한했더니 의미 있는 효과가 없었다며 고혈압 치료로써 소듐 제한을 권장하지 않았다. 오히려 저소듐(소금기) 식이가 콩팥으로 가는 혈류와 여과율을 감소시키며 콩팥 허혈의 위험을 증가시켰다. 임상실험에서 저염식이를 한 5명의 환자는 일일 30g의 많은 소금을 투여했을 때 오히려 콩팥 여과율이 정상이 되었다고 했다.

채프먼(Chapman)과 기븐스(Gibbons)는 저염식이가 위험하다고 지적하면서, 소듐과 염소는 사실상 포유류동물의 생화학적 구조의 토대가 되는데 다이어트로 소듐과 염소를 배제하면 바람직하지 않은 결과가 나오거나 치명적일 수 있다고 했다. 또한 이들은 1904년부터 1949년까지의 연구를 살펴보고 고혈압 치료로서 저염식이는 21건은 효과가 있었지만 7건은 효과가 없었다는 것을 발견했다.

1950년대에는 저염 식이요법을 하던 중에 요독증으로 사망했고, 이미 고혈압으로 손상된 콩팥이 몸에 필요한 소금기를 재흡수할 수 없어 혈액

내의 소금기 부족이 위험한 수준에 도달하는 등 **신부전이 있는 사람이 저염 식이요법을 하면 큰 피해를 가져올 수 있다는 주장이 있었다.**

1983년에 웨일 코넬 메디컬센터의 고혈압센터를 설립한 존 라라그(John Laragh)와 그의 동료는 켐프너의 식이요법은 20%~40%에서 효과가 있었으며, 소금 섭취 제한(소금 1.15g 이하)이 실제는 식이요법의 이점을 뒤집는 것처럼 보인다고 했다. **켐프너의 소금 제한이 인구집단 전체 범위의 고혈압을 예방한다는 증거는 없으며 식이요법에 따른 체중감소와 혈압감소는 소금 섭취와는 전혀 별개라고 결론지었다.**

이들은 1972년에 저염식이는 높은 혈장 레닌(renin) 활성도와 상관관계가 있고 혈장 레닌 활성도는 본태성 고혈압 환자에게 잠재적인 위험 요소로 나타난다는 논문을 영국의학저널에 발표했다. **식이요법에 따른 저염식은 그 후 혈액 내 소금기인 소듐과 염소의 감소로 오랫동안 사망 위험을 증가시키는 것으로 알려져 왔다.**

소금-혈압 가설과 저염식이에 대해 많은 학자가 허점과 문제점을 지적했는데도 불구하고 그런 지적을 저염식이를 주장하는 연구자가 받아들이지도 않고, 언론이나 사회적으로 부각되지도 못한 채 켐프너의 제안은 현재까지 지속되고 있다.

5. 루이스 달의 소금 – 혈압의 실험

1954년에 루이스 달(Lewis Dahl)과 로버트 러브(Robert Love)는 쥐를

소금에 민감하도록 설계해 소금을 섭취시켰더니 혈압이 올라갔다는 동물실험 결과를 인용해 **순소금(나트륨 Na)을 많이 섭취하면 혈압이 올라간다는 소금-혈압의 내용을 미국 내과협의회의 내과기록보관소에 등재되는 논문에 발표했다.**

정상인 일반 쥐에서 소금은 혈압에 큰 영향을 미치지 않는다. 루이스 달은 실험을 통해 소금-혈압 가설을 입증하기 위해 쥐를 소금에 민감하도록 여러 세대에 걸쳐 근친교배를 시켜 **유전자를 변형시킨 염민감성 쥐(Dahl salt sensitive rat)를 최초로 만들어 실험**했다.

순소금인 정제염과 혈압의 관계는 콩팥(신장)이 제대로 역할을 하면 체내에 남는 소듐(Na)을 체외로 배출시키므로 소금을 어느 정도 많이 섭취하더라도 혈압이 올라가지 않는다. 루이스 달이 만든 염민감성 쥐는 소금을 어

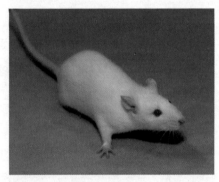

그림 4-2 루이스 달이 소금-혈압 실험을 위해 개발한 염민감성 쥐(랫트)

느 정도 많이 섭취하면 콩팥에 병변이 발생해 혈압이 올라가도록 유전자를 변형시킨 쥐이다. **현재도 동물실험에서 소금과 관련한 실험을 할 때는 달(Dahl)이 만든 염민감성 쥐를 이용하고 있다.**

루이스 달과 로버트 러브는 저염식이를 한 원시사회 사람들이 더 날씬하고, 활동적이며 고혈압이 많지 않았다고 주장했다. **1918년에 미라**

(Meara)가 고혈압 환자에 있어서 소금은 조미료와 같다고 비난했는데, 루이스 달도 음식물에 첨가하는 소금은 단지 입맛을 살리는 조미료일 뿐이라고 주장했다. 이들은 원시사회가 저염식이를 했다고 주장하나 구체적인 근거를 제시하지 않았다.

필자는 역사적으로 볼 때 원시사회는 소금을 구하기 어렵거나 가격이 비싸서 일시 저염식을 할 수는 있어도 일부러 저염식을 했다는 역사적인 기록은 발견되지 않는 것으로 알고 있다.

또한 루이스 달은 염민감성 쥐를 이용해 유아용 분유에 대해서도 실험했다. 그 결과 쥐에게 유아용 분유를 먹였더니 악성 고혈압이 되었다며 유아용 식품 중의 높은 소금 수치가 미국의 높은 유아 사망률에 책임이 있다고 했다. 이에 따라 미국은 유아의 소금 섭취량이 너무 많다고 결론을 내렸고 식품제조업체는 유아용 식품의 소금 함유량을 낮추기 시작했다.

루이스 달은 염민감성 쥐에 대한 실험 이전에도 소금-혈압 가설에 집착한 흔적이 많다. 에스키모와 같이 추운 지방에서 저염식을 하는 집단은 고혈압이 많지 않고, 일본인과 같이 짜게 먹는 집단에서 고혈압의 비율이 높다는 데도 관심이 있었다. 이런 것을 동물실험으로 입증하기 위해 염민감성 쥐를 처음 개발해 실험한 것으로 소금-혈압에 대한 강한 신뢰와 집착이 있었다.

약 100년이 지난 현재 짭짤하게 먹는 일본, 한국, 프랑스 사람들이 심혈관질환이 많지 않고 장수하는 것과 정반대가 되었다.

단행태성과 다행태성의 이론

　현대 의학의 질병치료론에는 치료 대상에 접근하는 방법에 따라 단행태성이론(單行態性, monomorphism)과 다행태성이론(多行態性, pleomorphism)이 있다.

- **단행태성이론은 한 가지 원인이 한 가지 질병을 일으킨다는 것으로 서양의학이 이를 기반으로 발전해 왔다.** 감기에 걸리면 감기의 원인을 치료하는 것보다 결과로 나타난 기침, 콧물, 열 등의 치료 약을 개발한다. 그래서 현재까지 감기약은 원인이 아닌 결과로 나타나는 증상을 치료하는 것이다.

　고혈압이 생기면 고혈압을 일으키는 원인을 치료하는 것보다 혈관, 심장의 박동을 약하게 하는 칼슘길항제, 혈액 중의 소금기를 줄이는 약물을 개발한다. **질병을 일으키는 원인에 대해 종합적으로 접근하지 않고 질병으로 나타난 결과에 대해 일대일로 대응하는 일반적인 서구적 사고방식이다.**

- **다행태성이론은 한 가지 질병에 대해 관련되는 요인을 복합적으로 접근해 그 원인을 치료하는 것이다.** 우리 몸에서 다양한 기능을 하는 것이 혈액으로 산-알칼리 농도(pH)에 따라 산성 체질, 알칼리성 체질이 되고, 혈액이 탁하면 산소나 영양분 공급이 안 돼 뇌세포 등 세포의 이상, 노폐물 배출이 원활하게 되지 않아 염증, 종양, 뇌출혈 등의 질병이 생긴다. 질병을 일으키는 원인에 대해 종합적으로 접근하는 개념이다.

동양은 음양오행을 활용해 오장육부에 미치는 원인부터 치료하는 방법으로 다행태성이론(pleomorphism)의 개념과 유사하다. 고혈압이 생기면 고혈압을 일으키는 혈액, 고지방, 흡연, 스트레스, 운동 부족 등 혈압을 올리는 원인을 제거하는 것이다. 동양적인 사고방식이다.

- **단행태성이론의 대표적인 사례가 이 장에서 살펴보는 짜게 먹으면 혈압이 올라간다는 저염식이다.** 이 이론에 따라 저염식을 하면 혈압은 일시적으로 떨어지나 우리 몸이 산성화되어 박테리아, 코로나바이러스 등에 취약해 부작용을 가져온다. 또한 부족한 소금기를 콩팥이 재흡수하기 위해 많은 일을 하게 되어 콩팥(신장) 등의 다양한 질병으로 확대된다.

병원 응급실에 가면 소금농도 0.9%의 링거주사를 주면서 퇴원할 때는 저염식을 하라는 것도 단행태성이론에 바탕을 둔 것이다.

1800년대 중반 이후 진공식 증발관의 사용으로 갈색, 황색 설탕이 먼저 백색화가 되고 그 후 자색, 회색 등의 천연소금도 백색화가 되었다. 여기에 단행태성이론으로 같은 백색의 설탕과 소금 중에서 저염식 논란으로 소금만 저주의 대상이 되었다.

같은 백색 물질인 설탕은 백의白衣의 천사가 되고, 소금은 흑의黑衣의 저승사자가 되었다.

제3절 저염식의 제도화와 사회운동

프랑스의 과학자 암바르(Ambard)와 보차르(Beauchard)가 1904년 저염식에 대한 논란을 처음 제기하고 난 후 약 70년이 지난 1977년에 미국 의회에서 소금을 식이목표에 통합시킨다. 그 후 1982년에 영국의 맥그리거가 본태성 고혈압 환자를 대상으로 소금-혈압 관계를 실험한 결과 데이터가 혼재되어 있었는데도 소금이 혈압을 올린다는 사회운동을 시작했다.

처음에는 1인 운동을 하다가 1995년에 단체운동을 하기 위해 캐쉬(CASH, Consensus Action on Salt and Health)를 만들었고, 2005년에는 세계적으로 확산시키기 위해 워쉬(WASH, World Action on Salt and Health)라는 단체를 창설했다.

이는 세계 여러 나라와 식품기업에 영향을 주고 소금이 혈압을 올린다는 사고가 세계를 지배하게 되었으며, 약 40년이 지난 현재에 비만, 심뇌혈관질환 등 여러 건강 문제가 드러나고 있다.

1. 저염식을 통합한 미국의 식이목표

1977년 2월 미국 의회, 상원특별위원회에서 미국인에게 적용되는 식이목표를 발표했다. 여기에는 일일 소금 섭취량을 3g(소듐 1.2g)으로 제한할 것을 권고하는 저염식이 포함되었다. 이 지침은 약 70여 년 동안 지속되었던 소금과 혈압 관계에 대한 동물실험과 임상실험의 확실한 입증 자료나 근거보다는 당시 전문가들의 의견을 바탕으로 했으며 임상시험에 대한 자료요구도 없었다고 한다. 그런데도 미국의 공공보건정책으로 자리 잡게 되고 세계 여러 나라에서 이를 직간접으로 적용해 약 40년이 지난 오늘날에도 세계는 싱겁게 먹어야 한다는 저염식에 물들어있다.

의학에서 어떤 인과관계를 입증하여 치료 약을 개발할 때도 먼저 이론을 정립한 후에 동물실험을 하고 그 결과가 유효할 경우 임상실험을 거쳐 부작용이 없을 때 치료약물을 생산한다.

식이목표에서 제시한 소금 섭취량 일일 3g은 시험데이터가 아니며, 미국 루이지애나 주립대학교 의학센터와 국립과학아카데미에 근무하던 조지 메니얼리(George Meneely)와 해놀드 배타비(Harold Battarbee)의 증언이 식이목표의 결정에 가장 큰 영향력을 미쳤다고 한다.

이들은 1977년 미국의 식이목표가 발표되기 1년 전인 1976년에 높은 소듐(나트륨 Na)-낮은 포타슘(칼륨 K) 환경과 고혈압이라는 논문을 발표했다. 논문의 핵심은 소금을 많이, 포타슘을 적게 섭취하면 고혈압이 된다는 내용이다. 이런 기본적인 입장을 갖고 상원특별위원회에서 저염식을 지지하는 증언을 했으며 이것이 소금이 미국의 식이목표에 포함된 가장 중요한 요인 중 하나였다고 한다.

이와는 반대로 미국 소아아카데미의 영양학위원회는 소금 섭취와 고혈압은 미국의 80%의 인구집단을 대상으로 할 때 소금 섭취량이 해로운 것으로 입증되지 않았다고 주장하며, 모든 미국인에게 주어진 저염식의 권고를 경계했다.

이 식이목표는 1년도 지나지 않아 소금 섭취량 3g에서 5g(소듐 약 2g)으로 개정되었다. 식이목표가 1년도 안 돼 개정된 것은 뭔가 문제가 많다는 것을 의미한다. 백색의 순소금은 미네랄이 없기 때문에 특히, 유럽과 미국 등은 갑상샘(선)에 필수인 아이오다인(요오드 I)을 정제염에 첨가하도록 정하고 있다. 처음에 발표된 식이목표에 따라 일일 소금 3g를 섭취해도 아이오다인 권장량 150mcg을 충족하지 못해 소금보다 갑상샘이 더 문제가 되었다. 소금을 통해 아이오다인을 섭취해야 하나 그렇지 못하게 된 것이다.

소금 중의 미네랄이 인체에 미치는 영향은 그만두고라도 갑상샘 관련 질환 예방을 위한 아이오다인과 소금 섭취량의 관계를 고려하지 않는 전형적인 단행태성이론이었다. **하물며 소금에 함유된 미네랄이 혈압 이외 인체에 미치는 영향과 소금 중의 염소가 소화기관에 미치는 영향은 어떻겠는가!** 이는 단순히 순소금이 혈압에 미치는 영향만 고려했음을 말해준다.

2. 저염식의 사회운동과 정착

1977년 식이목표가 발표된 후 4년~5년 동안 저염식의 논란이 이어지지만 반대보다는 식이목표의 채택을 찬성하는 쪽 의견이 더 강했다.

소금이 인체에 미치는 영향을 종합으로 체계화된 이론과 실험이 없이 단편적이고 부분적인 실험이어서 일부는 혈압이 올라가고 다른 일부는 혈압이 내려가는 등 그 결과가 혼재되어 있었다. 소금 섭취와 혈압 사이에 어떤 상관관계가 있기는 하지만 같은 집단 내에서도 상반된 결과가 나온 것이다. 또한 저염식을 주장하는 사람들도 식이목표에서 제시한 소금 섭취량을 실재 4명 중 1명만이 준수할 수 있다는 것을 알고 있었다.

일반인이 식이목표를 일상에서 지키기는 어려웠다. 그런데도 저염식을 주장하는 학자나 연구자는 일반인이 소금을 먹고 싶은 의욕을 억제하기 위해 더 노력할 필요가 있다고 주장하며, 관계 공공기관을 설득하는 등 사회운동으로 끈질기게 밀고 나갔다.

1982년에 영국의 그레이엄 맥그리거(Graham McGregor) 등이 경미 하거나 중간 정도의 본태성 고혈압 환자 19명을 대상으로 저염식(일일 소듐, Na 1,840mg) 환자와 정상적인 소금 섭취(Na 3,689mg) 환자를 대상으로 위약(僞藥, placebo) 대조 실험을 했다. 그 결과 저염식 환자군에서 혈압이 약간 낮아졌으나 그 환자들 19명 중 7명(37%)은 주목할 만한 이득이 없었고, 환자 2명은 저염식으로 혈압이 상승했다. 혈압이 상승한 환자는 소변에서 검출된 포타슘(칼륨 K)이 낮았다는 것을 알았다. 이는 포타슘 섭취량을 적게 하면서 정상으로 소금을 섭취하는 환자와 비교했을 때 저염식은 고혈압 환자 3명 중 2명은 혈압을 낮추지만 다른 환자는 혈압을 높일 수 있다는 것으로 실험 결과는 혼재되었다.

시드니 링거의 개구리 심장박동 실험에서도 포타슘(K), 칼슘(Ca)이 있어야 심장이 정상으로 작동한다는 것이 이미 밝혀졌다. 세포내액에는 포타슘이 많고, 외액에는 소금기인 소듐과 염소가 많으므로 포타슘과 소듐을 균형 있게 섭취해야 세포와 혈액이 정상으로 작동한다는 것이 현대 의학에서도 잘 알려져 있다. 그래서 채소를 먹을 때는 소금기가 있는 쌈장에 싸 먹으면 포타슘과 소듐이 균형을 이뤄 세포의 내액과 외액의 변화, 즉 삼투압의 차이가 없어 혈압에 영향을 미치지 않는다.

그런데도 맥그리거는 소금, 포타슘(칼륨 K), 혈압 등과 관련해 종합적인 접근이 없이 포타슘 섭취를 적게 하는 전제로 결론을 내린 데다 데이터도 혼재되어 있었다.

맥그리거는 이 연구 후에 소금이 건강에 해롭다는 1인 사회운동을 시작했으며 이어서 1995년에는 1인 운동을 단체운동으로 전환시키기 위해 캐쉬(CASH, Consensus Action on Salt and Health)를 만들어 저염식 운동을 확대한다. **그 후 10년이 된 2005년에는 더 나아가 소금과 건강에 대한 세계의 행동이라는 워쉬(WASH, World Action on Salt and Health)를 창설했다. 소금이 혈압을 상승시켜 뇌졸중과 심장마비의 위험을 높인다는 그의 신념과 믿음을 세계 각국 정부를 상대로 소금 섭취량과 음식물 중의 소금을 줄이기 위한 저염식 운동으로 확대했다.**

이에 따라 영국의 식품제조업체는 물론 세계 80개 이상의 국가가 맥그리거가 제기한 저염식이 포함된 지침을 고려하게 되었다고 한다. 맥그리거는 캐쉬와 워쉬를 통해 저염식이 생명을 구한다는 홍보를 몇십 년 동안 지속했고 그 이후 현재까지 지속되고 있다.

3. 인터솔트의 연구와 미국 의학저널의 보고

(인터솔트(intersalt)의 연구결과) 1988년 영국 런던의 위생·열대 의과대학 역학부의 폴 엘리엇(Paul Elliot) 박사가 이끄는 전 세계 52개 집단(센터)에서 소금-혈압에 대한 인터솔트 연구를 했다. 연구 결과 52개 집단 중 5개 집단에서 소듐 2,400mg 미만을 섭취했고, 4개는 원시사회 집단이었으며, 한 집단에서는 소금을 2배 이상 섭취했지만 수축기 혈압이 낮았다. 이렇게 소금-혈압의 연구 결과는 혼재되어 있었다.

이 연구가 발표되고 1년 후인 1989년 식품영양위원회가 소듐(나트륨 Na) 일일 최대 섭취량을 2,400mg으로 설정했다. 식품영양학회는 소금을 이 이상 섭취하면 나이가 들면서 혈압이 높아진다는 것이 인터솔트 연구결과 밝혀졌다고 했다.

위에서와 같이 **인터솔트의 실제 연구 결과는 소금-혈압 관계가 혼재되어 있거나 오히려 반대였는데도 불구하고 저염식을 해야 하는 쪽으로 일일 소금 섭취량을 설정한 것이다.**

(미국 의학저널의 보고) 2017년 미국 의학저널(The American Journal of Medicine)은 유럽과 미국에서 소금과의 전쟁과 관련해 1900년대 상반기(1900년~1950년)의 관련 역사와 제안을 검토했다.[3]

임상적인 중요성으로, 소금 섭취 제한으로 고혈압 환자에서 이점을 발견한 초기연구는 실험의 전처리 등이 잘 관리(pretreatment control)되지 않은 사례 보고서를 기반으로 했다. 실험이 잘 설계, 관리된 연구 결과에서는 저염식이가 고혈압 환자의 약 25%에서만 효과가 있는 것으로 나타났다. 이 기간에 저염식이는 많은 임상의가 받아들이기 어려운 것으로 간주 되었으며 심각한 부작용을 초래하는 것으로 밝혀졌다고 했다.

미국 의학저널은 1900년대 상반기의 소금과의 전쟁을 전체적으로 볼 때 전반적인 증거는 저염식이가 고혈압 치료에 합리적인 전략이 아님을 제시했다고 밝혔다.

---

3. The American Journal of Medicine (2017) p.130, pp.1011-1014

4. 소금 섭취량의 지침, 권고의 변경 추이

1904년 프랑스의 암바르와 보차르가 처음으로 소금-혈압 가설을 제안한 이후 소금 섭취량의 제한, 권고 추이는 다음과 같다.

- 1939년 켐프너의 라이스 다이어트(rice diet) 지침 중에 **소듐(나트륨 Na) 일일 섭취량은 150mg(소금 0.4g, 티스푼 1/15)** 이었으며

- 1977년 미국에서 식이목표 발표 시 저염식이는 소듐 약 1.2g(소금 약 3g)으로 권고하고 나서 1년도 안 돼서 소듐 1.2g을 2g(소금 약 5g)으로 개정했다.

- 2005년 미국에서 식이요법 지침을 처음으로 시행했으며 소금에 대해서는 두 분야로 나누어서 적용했다. 고혈압이 있는 사람, 흑인, 중·노년층은 소듐 1,500mg(소금 약 4g) 이하, 일반인은 소듐 2,300mg(소금 약 6g) 이하였다.

- **2015년에는 미국이 2005년부터 시행해 온 식이요법 지침을 개정했다.** 고혈압이 있는 사람, 흑인, 중·노년층에 대한 소금 섭취량 소듐 1,500mg(소금 약 4g) 이하를 삭제하고, **일반인에게 적용하는 소듐 2,300mg(소금 약 6g) 이하로 통일**했다.

- **세계보건기구(WHO)**는 그동안 소금 섭취와 관련한 가이드라인에서 성인은 **하루 소듐 2,000mg(소금 약 5g)의 섭취를 권고**했는데 2013년 2월에 2,000mg 미만으로 강화했다. 또한 2세~15세 아동은 2,000mg 미만 수준에서 단계적으로 낮출 것을 권고하는 등 아동에 대한 소금 섭취 기준을 처음 만들었다.

- **한국**은 식품의약품안전처에서 세계보건기구와 같은 **소듐**

2,000mg(소금 약 5g) 미만 섭취를 권장하는 소듐저감정책을 2010
년부터 시행해오고 있다.

참고로 한국인의 실재 소금 섭취량은 국민건강영양조사에 의하면
2001년 약 12g에서 2019년 약 8g으로 감소하는 추세다.

2001년 소듐 4,903mg (소금 약 12.3g)

2005년 소듐 5,280mg (소금 약 13.4g)

2007년 소듐 4,380mg (소금 약 11g)

2010년 소듐 4,831mg (소금 약 12g)

2019년 소듐 3,274mg (소금 약 8g)

5. 무너지지 않는 백색 소금 – 여진은 지속되고 있다

**인간이 특정한 음식물을 10년~20년을 지속으로 섭취하면 그 영향
이 체질화되어 나타난다고 한다.** 1850년경부터 산업의 발달과 함께 백
색 설탕, 백색 소금 두 가지 다 영국에서 처음 생산하였고, 특히 백색의
순소금으로 세계 소금시장을 장악했다. 그로부터 약 50년 후인 1904년
에 프랑스의 과학자 암바르와 보차르가 소금-혈압 가설을 제기했고, 약
130년 후인 1977년 미국에서 전 국민에게 저염식을 권고하는 규정을 제
정하였다. 1995년부터 영국의 맥그리거는 저염식의 1인 사회운동을 단
체운동으로 확산시켜 세계 여러 나라가 소금과의 전쟁을 치르고 있다.

언론 보도에 따르면 마이클 블룸버그 뉴욕 시장은 2010년 1월 뉴욕 시민
의 소금 섭취량을 5년 안에 20%를 줄이고 식품업체와 레스토랑 체인 30곳

의 제품에 사용되는 소금을 단계적으로 줄여 2014년까지 25% 이상 줄이 겠다는 약속을 받아냈다고 했다. 이 중에 21개 업체가 약속했던 목표를 달 성했다고 발표하면서 '소금과의 전쟁'에서 첫 승리를 거뒀다고 선언했다.

한편 백색 설탕과 백색 소금이 비슷한 시기에 세계적으로 확대되었는 데도 백색 설탕은 논란이 없고 백색 소금만 논란이 계속되었다. 이는 제 당업계가 소금-혈압 관련 연구사업비를 지원하는 등 적극적인 방어 활 동과 큰 관계가 있다고 한다.

과학과 산업의 발달에 따라 백색의 순소금의 확산이 어쩔 수 없다고 하더라도 소금-혈압에 대해 체계적이고 종합적으로 연구 관리한 결과에 따랐다면 달라졌을 것이다.

1700년대 이후 단행태성이론에 입각한 과학과 의학의 발달로 소금 중 에 염소(Cl)만을 갖고 논란하다가 한참 후에 소듐(나트륨 Na)에 대한 논 란으로 이어졌다. 그 후 포타슘(칼륨 K), 아이오다인(요오드 I) 등 일부 원소로 확장됐을 뿐 우리 몸이 필요로 하는 다양한 미네랄과 작용에 대 해서는 심도 있게 연구, 논의되지 않았다.

따라서 1900년대 초 이후 지속되어 온 소금-혈압 논쟁이 전혀 근거가 없다거나 아니면 무조건 맞다고 이분법적으로 주장해야 할 사항이 아니 며, 소금의 진실은 그 중간에 존재한다. 실험 결과나 의학적으로도 순소 금을 많이 섭취하면 혈압은 올라간다. 그래서 오랫동안 일부 학자들이 자신있게 이 가설을 주장해온 것이다. 그러나 **소금을 적게 섭취하면 인 체에 다른 부작용을 일으키게 된다는 점에 대해서는 간과해 온 것이다.**

소금과 관련한 세계적인 논의는 주로 서양이 주도해왔고 동양의 다행태성이론인 음양오행 등 종합적인 관점에서는 논의되지 못했다. **백색의 순소금이 확대되지 않고 몇천 년 섭취해온 천연소금을 계속 섭취해왔다면 소금-혈압 가설은 나오지 않았을 것이다.**

갯벌천일염, 죽염에는 우리 몸이 필요로 하는 다양한 미네랄이 있어 세포 내·외의 삼투압 현상이 일어나지 않아 혈액이 항상성을 유지하기 때문에 혈압상승 등의 부작용이 발생하지 않는다는 이론과 실험 결과가 널리 알려져 있다.

그런데도 **암염, 갯벌천일염, 죽염 등 미네랄이 균형 있고 풍부한 소금이 혈압 등에 미치는 영향은 관심도 없고 실험 결과도 없으면서 모든 소금을 원수처럼 저주해왔다. 성경에 빛과 소금이 되라고 했는데 소금이 왜 저주의 대상이 된 것일까?**

조그만 과학 지식으로 인간이 소금을 저주하니까 소금이 그 저주를 인간에게 되돌려주는 것이다. 이것이 현대의 의학, 과학이고 소금에 대한 일반적인 인식과 문화이다.

인류의 오랜 역사를 볼 때 세상은 진실이 꼭 일반화되고 그 속에서 인류가 생활한 것은 아니었다. 그렇다고 진실을 외면하고 양극단의 자기 논리를 내세워 세상이 이를 따르게 해서도 안 될 것이다.

다음 장에서는 백색의 순소금인 정제염 이외 미네랄이 풍부하고 균형 있게 함유된 갯벌천일염, 죽염 등에 대한 동물실험을 통해 소금이 혈압에 미치는 영향 등이 소금의 종류별로 어떻게 다른가를 비교해 본다.

소금과 엔트로피(entropy) 법칙

열역학의 제1법칙은 '에너지의 총량은 같다.'이고, 제2법칙은 '엔트로피는 증가한다.'이다. 예를 들어 지구의 총에너지는 일정한데 에너지를 사용한 만큼 이산화탄소 등 가스로 전환되어 부피는 증가한다. 즉 무질서도가 증가한다.

휘발유를 자동차 연료로 사용하면 차를 움직이는 에너지(힘)와 가스로 배출되는 에너지의 합계는 연료로 사용한 휘발유의 에너지와 같다. 다만 휘발유를 사용한 후는 가스 등 다시 사용할 수 없는 에너지인 엔트로피가 증가한다.

여기서 **에너지를 사용하기 전후의 에너지 총 양은 같은데 사용 후 다시 사용할 수 없는 에너지인 엔트로피는 증가한다는 것이 열역학 제2법칙이다.**

지구도, 세상도, 인간도 이와 같다. 지구는 우주의 팽창과 온난화로 폭발하여 없어지고 우주도 팽창하면서 사라지게 된다. 인간도 편리하고, 아름답고, 맛있고, 행복을 추구하므로 이를 위한 정보통신, 인공지능의 발달로 머리는 더 피곤해진다. 이런 추세를 거스를 수는 없고 다소 늦출 수 있을 뿐이다.

소금도 똑같다. 옛날에는 천연소금을 섭취해 미네랄을 따로 섭취할 필요가 없었다. 순소금이 확대되면서 소금 따로 미네랄 따로 섭취하게 되어 엔트로피가 증가했다. 내 몸에 어떤 미네랄이 얼마나 필요한지 알기도, 섭취하기도 어렵다. 그런데도 **앞으로 소금 따로 미네랄 따로 섭취하는 추세는 가속화될 수밖에 없다.**

제5장

소금의 진실
소금 · 혈압 관련 동물실험

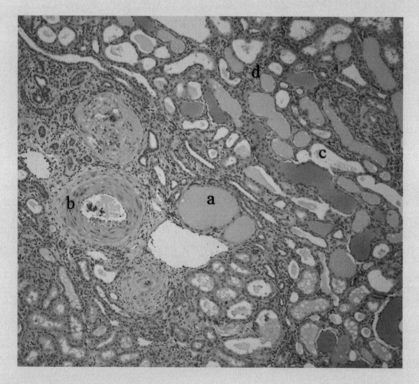

정제염을 섭취한 쥐의 콩팥 병변

제1절 저염식의 불씨가 된 실험내용

소금이 혈압을 올린다는 저염식이 1900년대 초 소금-혈압 가설에서 시작되었다.

이 장에서는 소금-혈압 가설이 나오고 약 50년 후 소금-혈압 가설을 입증하기 위해 루이스 달이 사용했던 염민감성 쥐를 이용한 실험을 통해 소금과 혈압 등의 관계를 종합적으로 살펴본다.

특히 이 가설의 입증을 위한 염민감성 쥐를 이용한 실험이 순소금인 정제염만을 사용한 결과였다. 여기서는 정제염 이외 갯벌천일염, 죽염 등 소금의 종류별로 혈압과 콩팥(신장)에 미치는 영향, 갯벌천일염, 죽염도 저염식이 적용되는지 등 소금에 대한 진실을 밝힌다.

1. 저염식의 시작 소금-혈압 가설

프랑스의 과학자 **암바르(Ambard L)와 보차르(Beauchard E)[1]가 1904년~1905년에 소금-혈압 가설을 처음으로 제안했다. 순소금인 정제염을 섭취한 6명의 환자로부터 얻은 시험데이터에 불과해 신뢰성이 부족했는데도 그 후 소금-혈압 가설은 지속되었다.**

그로부터 약 50년 후인 1954년에 루이스 달(Lewis Dhal)과 로버트 러브(Robert Love)가 소금-혈압 가설을 입증하기 위해 염민감성 쥐(Dahl

---

1. Ambard L, Beauchard E. Cause de l'hypertension arterielle. Arch Gen Med 1904;81:520-33

salt-sensitive rat)를 최초로 개발해 실험한 후 논문으로 발표하고 소금은 입맛을 살리는 조미료에 불과하다고 주장했다.

그동안 수많은 의사, 과학자가 소금-혈압 가설에 문제점이 있다는 이론과 실험 결과를 발표했으나 소금-혈압 가설을 주장하는 학자나 사회가 이를 받아들이지 않아 소금과의 전쟁은 현재까지 지속되고 있다. 소금이 혈압의 주범으로 굳어졌다.

2. 소금-혈압 가설의 문제점

약 50년에 걸친 이와 같은 두 차례의 실험이 설사 완벽했다고 하더라도 순소금인 정제염만을 대상으로 했기 때문에 소금의 종류에 따라 실험 결과는 달라질 수 있었다. 순소금은 소듐(나트륨 Na)과 염소(Cl)로 되어 있어 두 원소가 혈압 등에 미치는 영향으로 국한된다. 실험 결과 순소금을 과다하게 섭취하면 혈압은 올라간다.

그렇다고 소금을 조미료로 취급하여 먹어도 되고 안 먹어도 된다는 주장에 따라 저염식을 하면 먼저 소화 관련기관질환이 오고 이어서 콩팥 등 여러 질환을 가져올 수 있는데도 이러한 문제점은 고려되지 않았을 뿐만 아니라 심각하게 받아들이지도 않았다.

순소금이 혈압에만 미치는 영향은 섭취량에 달려있다. 소금을 많이 섭취하면 혈압이 올라간다. 따라서 소금-혈압 가설이 터무니없는 것은 아니며, 순소금만을 고려하면 일부는 맞다. 그러나 천일염, 죽염에 있는 다양한 미네랄이 혈액 등에 미치는 영향 등 복합적인 요인을 고려할 때는 맞지 않는 부분이 더 많다.

소금-혈압 가설을 응용하면 저혈압 환자가 소금을 많이 섭취하면 저혈압이 정상 혈압으로 되돌아와야 하고, 그 이후부터는 저혈압 환자가 없어야 할 것이다. 그러나 실제로는 오늘날까지 그렇게 되지 않았다. **저염식低鹽食을 장기간 계속하면 많은 부작용이 나타난다는 것은 현재 유럽과 미국의 비만, 심혈관질환 등의 추이가 말해주고 있다.** 100여 년 이상 지속되어 온 저염식의 부작용과 문제점들이 나타나면서 의과학적인 반대 의견과 대안이 증가하는 추세다.

문제는 소금이 인체에서 혈압에만 관련된 것이 아닌데도 혈압이 올라가지 않을 정도의 소금 섭취량을 권장하고 있다. 소금과 혈압은 세포의 안과 밖의 삼투압 관계이며 세포의 안에는 주로 포타슘(칼륨 K)이, 세포의 밖인 혈장에는 주로 소듐(나트륨 Na)이 작용한다. 포타슘과 소듐은 세포 안과 밖을 서로 오가면서(소듐-포타슘 펌프) 혈압을 유지하고 영양분, 산소, 폐기물을 운반하는 등 많은 기능을 수행한다.

우리 몸에서 소금은 혈압뿐만 아니라 체내 산과 알칼리(pH)의 평형 유지, 신경 자극의 전달, 소화액인 위산을 만들고, 영양분의 흡수, 해독, 염증을 예방하는 소염消炎 작용, 노폐물의 배설, 심장의 박동 등 다양한 역할을 하고 있다. 크게 보면 소금 중에 소듐(나트륨 Na)은 혈압과 관련이 있고 염소(Cl)는 주로 위장 등 소화 관련기관에서 작용한다.

따라서 **저염식을 하면 소금-혈압 이외 위장 등 소화 관련기관에 필요한 소금(염소)이 부족하게 되므로 이를 충족시키려면 혈압과 관련된 소**

소금의 진실과 건강

금 이외에 별도로 소금과 필요한 미네랄을 따로 섭취해줘야 한다.

유럽과 미국에서는 소금-혈압 가설에 대한 입증실험이 나오기 50여 년 전부터 천일염 등 천연소금의 공급이 감소하고 미네랄이 없는 순소금 인 정제염이 확대되었으므로 실험에 사용한 소금도 순소금이었다.

이렇게 순소금인 정제염에 대한 동물실험 결과를 토대로 혈압이 올라 간다고 주장하게 된 것이다.

정제염 이외 미네랄이 풍부한 갯벌천일염, 죽염은 실험 대상도 되지 않았고, 특히 죽염은 한국에서만 생산되어 서구의 소금-혈압과 관련한 과학계, 의학계에서는 생각할 수도 없는 일이었다.

제2절   소금의 종류별 혈압, 콩팥 관련 실험

1. 실험의 전처리

정상인 일반 쥐는 콩팥(신장)에 이상이 없어 소금을 어느 정도 섭취해도 혈압이 올라가지 않아 소금–혈압 관계를 실험하기 어렵다. 그래서 루이스 달은 1954년에 쥐가 소금을 섭취하면 콩팥에 병변이 발생해 혈압이 올라가도록 유전자를 변형시킨 쥐를 처음으로 개발해 실험했다. 이 쥐를 루이스 달의 염민감성 쥐(Dahl salt–sensitive rat)라고 한다.

이 책에서도 루이스 달이 개발한 염민감성 쥐에게 정제염, 천일염, 네 번 구운 죽염(사죽염) 및 아홉 번 구운 죽염(구죽염)을 섭취시켜 소금의 종류별로 혈압, 콩팥(신장) 등에 미치는 영향이 같은지 다른지, 다르다면 얼마나 차이가 있는지를 실험했다. 소금을 많이 섭취하면 염민감성 쥐의 콩팥이 병변을 가져올 수 있도록 소금 종류별로 농도를 2%, 4%, 8%로 점진적으로 올리며 그때마다 혈압, 콩팥의 병변 등을 측정 관찰했다.

실험에 필요한 죽염은 ㈜인산가에서 제공하고 실험은 한국화학융합시험연구원(KTR)에서 수행했다.

소금과의 전쟁에 논쟁을 불러일으킨 실험에서 문제점으로 제시된 기본적인 사항이 실험의 전처리 조절(pretreatment control)이 미흡했다는 점이다. 이런 점을 보완하기 위해 **본 실험에서는 루이스 달의 소금–**

혈압의 실효성 여부와 앞으로 이와 유사한 실험을 할 연구가에게 도움이 될 수 있도록 전처리의 조절과 관찰을 다음과 같이 상세하게 밝힌다.

- 정제염, 천일염, 사죽염 및 구죽염을 각각 사료에 넣어 순소금 (NaCl) 기준으로 농도를 2%, 4%, 8%로 만들어
  (1) 정제염 군,
  (2) 천일염 군,
  (3) 사죽염 군,
  (4) 구죽염 군 등 네 개의 군으로 나누고,
  (5) 소금을 섭취한 쥐와 섭취하지 않는 쥐의 비교를 위해 소금을 넣지 않는 일반사료를 섭취한 대조군 등 총 다섯 개 군으로 나누었다.
- 군마다 염민감성 쥐 18마리로 한 번의 실험에만 총 100여 마리의 쥐가 인류의 건강을 위해 육신을 바친다.
- 5개 군의 염민감성 쥐에게 준비한 사료를 7주간 섭취시키면서 매주 사료 및 물 섭취량, 체중, 꼬리에서 수축기 혈압을 측정했다.
- 위와 같은 조건으로 먼저 소금 농도 2%의 사료를 먹여 관찰하고 이어서 소금 농도 4%, 8%를 각각 먹여 단계별로 7주간 관찰했다.
- 7주가 지난 다음에 염민감성 쥐의 혈압상승에 의한 콩팥(신장)조직의 병변을 알아보기 위해 쥐를 해부(부검)해 다섯 개 군별로 콩팥조직의 변화된 모습을 관찰하고 사진을 찍었다.

2. 실험 결과 1 – 사료, 물의 섭취량과 혈압의 변화

1) **사료 섭취량**은 일반사료를 섭취한 대조군과 구죽염 군은 거의 변화가 없었으나 소금의 농도와 종류별로 특성이 있었다. 소금의 농도가 높아감에 따라 정제염 군은 사료 섭취량이 증가하는 반면에 천일염 군과 사죽염 군은 감소했다.

정제염을 섭취한 쥐의 사료 섭취량은 소금 농도 2% 때 24.1g에서 8% 때 30.4g으로 26% 증가했고, 천일염을 섭취한 쥐는 28.7g에서 26.0g으로 약 9% 감소했다. **소금 농도가 높아지면 정제염을 섭취한 쥐는 사료를 더 많이 섭취하고 천일염을 섭취하는 쥐는 사료를 덜 섭취하는 등 정반대의 추세를 보였다.**

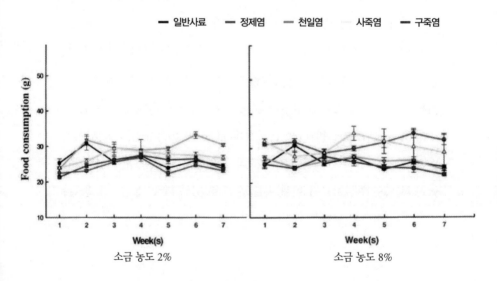

그림 5-1 소금의 종류별 사료 섭취량

소금의 진실과 건강

2) **체중의 변화**는 소금 농도가 높아지면 차이는 크지 않으나 대조군에 비해 사죽염, 천일염, 정제염 순으로 더 많이 감소했으며, 구죽염을 섭취한 쥐는 변동이 없었다. 소금 농도 2%에서 8%로 증가했을 때 7주 후의 체중은 사죽염 군은 2g 감소, 천일염 군은 7g, 정제염 군은 9g 순으로 정제염 군이 가장 많이 감소했다.

이는 순소금을 많이 섭취하면 체중이 감소한다는 것을 알 수 있다. 특히 **정제염 군은 소금 농도기 높아지면 사료 섭취량이 다른 군보다 많이 증가하고 체중은 감소하는 비정상적인 특성이 나타났다.**

3) **물 섭취량**은 그림 5-2와 같이 소금 농도가 낮을 때는 실험군 모두가 일반사료를 섭취한 대조군과 차이가 거의 없었다. 소금 농도가 높아지면 이에 비례해서 물 섭취량도 큰 폭으로 증가하였으나, 소금의 종류별로는 유의할 만한 차이가 없었다.

소금 농도 2%에서는 실험군 모두 대조군보다 미미하게 증가했고 4%에서는 대조군보다 많이 증가했으며, **8%에서는 소금의 종류와 관계없이 4%보다 배 이상으로 증가했다.**

소금 농도가 일정 이상이 되면 소금의 종류 즉, 소금에 함유된 미네랄의 역할도 제대로 이루어지지 못하며 이는 콩팥의 병변이 발생하기 시작해 콩팥의 미네랄 조절 기능이 떨어지기 때문임을 알 수 있었다.

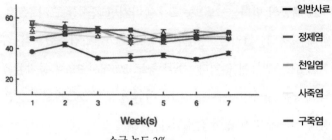

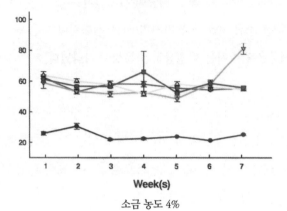

소금 농도 2%

소금 농도 4%

소금 농도 8%

그림 5-2 소금의 종류, 농도별 물 섭취량

소금의 진실과 건강

4) **혈압의 변화**는 소금 농도 2%에서는 통계적으로 유의할 만한 변화가 없었으나 **4%에서 그림 5-3과 같이 맨 아래 검은색의 대조군보다 전체적으로 높고 소금 종류별로 혈압의 차이가 나타나기 시작했다.**

소금 농도 4%에서 소금의 섭취 종류별로 보면 4주까지는 천일염이 제일 높으나 5주부터 정제염과 사죽염이 제일 높게 나타나 반전된다. 5주부터 정제염과 사죽염의 혈압이 제일 높은 추세를 이어가고 **구죽염은 처음부터 혈압이 제일 낮았다.** 소금 농도 4%의 5주차부터 소금 종류별로 혈압에 미치는 영향이 명확하게 차이가 나기 시작했고 소금 농도가 8%로 높고 시간이 지날수록 그 추세는 명확하게 차이가 났다.

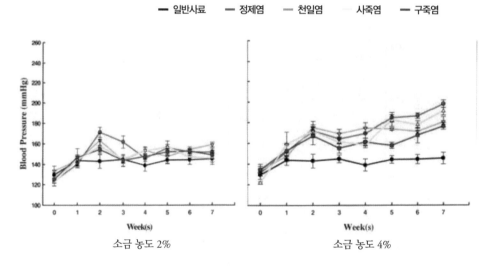

그림 5-3 소금 농도 2%, 4%에서 혈압의 변화

소금 농도 8%에서 수축기 혈압은 대조군에 비해 정제염 군, 천일염

군, 4죽염 군, 구죽염 군 모두 유의성이 있는 혈압상승을 보였다. 그림 5-4에서 혈압이 제일 높은 맨 위에서부터 낮은 순으로 소금의 종류를 보면 맨 위에 붉은색의 정제염부터, 4죽염, 천일염, 구죽염 순이며 맨 아래 검은색은 정상 쥐인 대조군의 혈압으로 변동이 없다.

사료의 섭취 기간에 따라 점진적으로 혈압이 상승하였으며 마지막 7주 때의 혈압은 정제염을 섭취한 쥐가 가장 높았다. 특히 구죽염을 섭취한 쥐의 혈압은 다른 소금에 비해 가장 낮았으며 정상 쥐인 대조군보다 43%가 높고, 정제염 군 혈압상승의 60%로 정제염 군보다 훨씬 낮게 나타나 통계적으로도 큰 의미를 보였다.

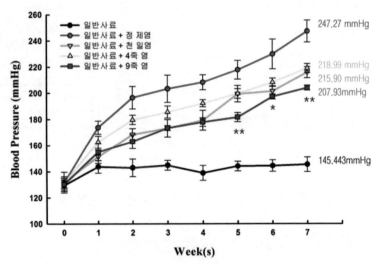

Fig. 1. Change in systolic blood pressure of Dahl salt sensitive(DSS) rats administered various high salt diets. Values represent mean ±SEM (n=6)., ** P(0.01 compared to purified salt

그림 5-4 소금 농도 8%에서 혈압의 변화

소금의 진실과 건강

구체적으로는 대조군의 혈압 145mmHg에 비해 구죽염을 섭취한 쥐는 208mmHg로 43%가 높고, 천일염은 216mmHg로 49%, 사죽염은 219mmHg로 51%, 정제염은 247mmHg로 70%가 더 높았다.

혈압의 차이를 수치로 보면 대조군에 비해 구죽염은 63mmHg가, 정제염은 102mmHg가 상승해 정제염이 구죽염보다 39mmHg(약 40%)가 더 높았다. **구죽염은 정상 쥐보다 43%가 높았고, 정제염을 섭취한 쥐의 혈압상승분의 약 60%에 해당하는 혈압상승이 있었다. 쥐가 죽을 정도로 소금을 섭취시켰을 때 구죽염은 정제염의 절반 수준의 혈압이 올라갔다.**

정제염 이외 천일염, 사죽염, 구죽염 등 미네랄이 함유된 소금을 섭취한 쥐의 혈압 차이는 11mmHg(7.6%)로 미미한 수준이었다. 이는 소금 성분 이외에 혈압과 크게 관련된 미네랄인 포타슘(칼륨 K), 칼슘(Ca), 마그네슘(Mg) 등이 얼마나 균형이 있게 함유되어 있는가가 주로 혈압에 영향을 미치기 때문이다.

크게 볼 때 **염민감성 쥐에게 8% 농도의 소금을 계속 섭취시키면 몇 달 못 가서 쥐가 죽게 되는 양이다. 쥐가 죽을 정도로 소금을 많이 섭취시키면 미네랄이 있는 천일염, 죽염은 혈압이 50% 미만이 상승하므로 몸이 원하는 대로 간을 맞춰 먹는다면 혈압의 변동이 일어나지 않을 것임을 유추할 수 있다.**

또한 순소금인 정제염 이외 미네랄이 있는 천일염, 죽염은 혈압 변동의 차가 11mmHg로 크지 않아 효과가 비슷함을 알 수 있다.

3. 실험 결과 2 - 콩팥의 변성

1) 일반사료

일반사료를 섭취한 대조군은 염민감성 쥐의 콩팥(신장) 피질부의 세뇨관에 분홍색으로 염색된 물질(그림에서 a)과 **호염 백혈구 (염증 세포로 그림에서 b)**가 보인다.

이는 실험에 사용한 루이스 달이 만든 **염민감성 쥐의 일반적인 특성으로 소금을 섭취하지 않는 상태에서 발생한 자연적인 콩팥조직의 상태이다.**

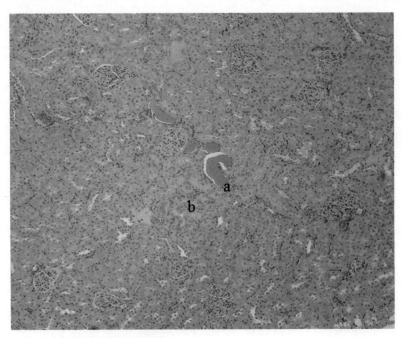

그림 5-5 일반사료를 섭취한 쥐의 콩팥

소금의 진실과 건강

2) 정제염

다른 소금을 섭취한 쥐에 비해 콩팥 병변의 종류도 다양하고 상태도 가장 심했다. 세뇨관에 분홍색 염색 물질(그림에서 a)이 대조군보다 훨씬 크고 세뇨관이 크게 확장(그림에서 c)되어 있으며, 세뇨관 주위 조직에 염증 세포들이(그림에서 d) 많이 보인다. 또한 동맥 주위에 호염 백혈구인 염증 세포도(그림에서 b) 크게 여러 개 있다.

콩팥(신장)의 세뇨관 확장과 그 주위에 염증이 심각하게 진행되고 있으며 세뇨관 옆에 있는 동맥에도 더 큰 염증이 있는 등 **만성적인 심한 콩팥 병변**이다.

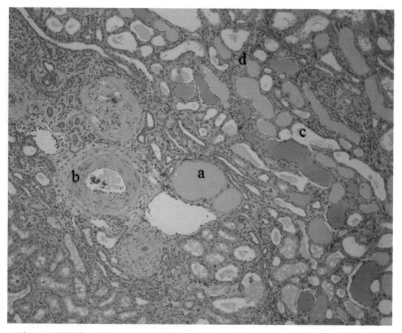

그림 5-6 정제염을 섭취한 쥐의 콩팥 병변

3) 네 번 구운 죽염

콩팥(신장) 세뇨관에 분홍색 염색 물질(a)이 크게 줄을 지어 여러 개 보이고 동맥 주위에도 염증세포(b)가 여러 개가 있다. **동맥 주위의 염증 세포들은(b) 정제염을 섭취한 쥐보다 분홍색의 선명도가 더 희미해 염증 이 더 약하다**는 것을 알 수 있다.

세뇨관의 확장이(c) 있고 세뇨관 주위 조직에 염증 세포들이(d) 보이는 데 정제염을 섭취한 쥐보다는 크기가 훨씬 더 작다. 간질조직 부위에 희 미하게 염증 세포가(e) 보인다.

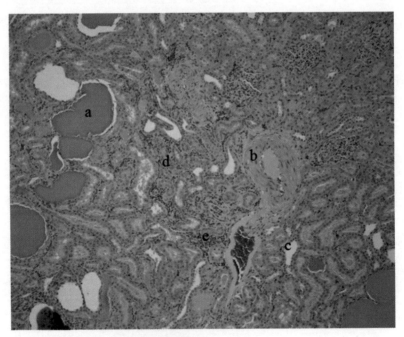

그림 5-7 사죽염(4회)을 섭취한 쥐의 콩팥 병변

소금의 진실과 건강

특이한 점은 혈압은 사죽염이 천일염보다 약간 더 높으나 콩팥 세뇨관의 분홍색 염색 물질은 더 작고 콩팥 다른 부위의 염증도 많지 않아 콩팥에 미치는 영향이 천일염보다 다소 약하다.

4) 천일염

콩팥(신장) 세뇨관에 분홍색 염색 물질이(a) 다른 소금을 섭취한 쥐보다 크고 진하게 보인다. 세뇨관의 확장(c)과 그 주위 조직에 염증 세포들이(d) 있고, 간질조직 부위에도 미미하나 염증 세포가(e) 관찰된다.

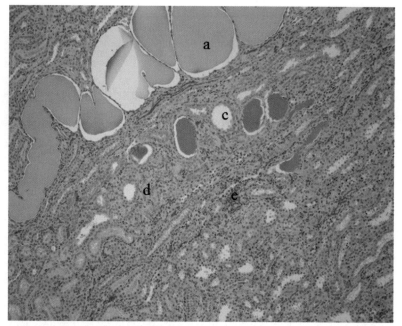

그림 5-8 천일염을 섭취한 쥐의 콩팥 병변

천일염과 정제염, 죽염을 섭취한 쥐와 비교하면 콩팥 세뇨관의 분홍색 염색 물질은 천일염을 섭취한 쥐가 가장 크고 선명하며 여러 개가 있어 신장 세뇨관에 미치는 영향이 제일 심하다.

그러나 정제염이나 사죽염을 섭취한 쥐는 동맥 주위에 염증 세포가 있으나 천일염을 섭취한 쥐에서는 염증 세포가 보이지 않는다. 반면에 세뇨관의 분홍색 염색 물질은(a) 다른 소금을 섭취한 쥐에 비해 가장 크고 진하다.

이는 천일염에 함유된 어떤 종류의 미네랄의 영향으로 보인다. 이렇게 소금에 함유된 미네랄의 종류와 양에 따라 콩팥에 미치는 영향이 다르게 나타난다.

5) 아홉 번 구운 죽염

콩팥(신장) 세뇨관에 분홍색 염색 물질이(a) 보이나 그 크기는 일반사료를 섭취한 정상의 염민감성 쥐와 별 차이가 없다. 정상인 것이다. 다른 소금을 섭취한 쥐와 같이 세뇨관 확장이(c) 보이고 세뇨관 주위에 염증 세포가(d) 관찰되나 정제염 등에 비해 미미한 수준이다.

구죽염에서는 천일염과 함께 동맥 주위에 있는 염증 세포(b)와 간질 부위의 염증 세포가(e) 보이지 않을 뿐만 아니라 전반적으로 염증의 크기나 개수가 아주 적고 정상의 대조군과 크게 다르지 않다. **그림과 같이 정상의 쥐에서 이제 콩팥(신장) 병변의 증상이 나타나기 시작하는 단계의 수준임을 알 수 있다.**

구죽염 군의 혈압은 일반사료를 섭취한 대조군보다 43%가 높았으나

콩팥 병변에 미치는 영향은 대조군과 별 차이가 없으며 다른 소금에 비해서도 가장 낮고 미미했다.

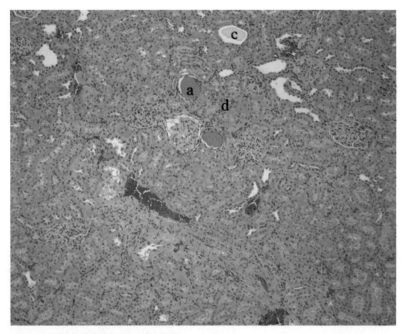

그림 5-9 구죽염을 섭취한 쥐의 콩팥 병변

6) 소금의 종류별 비교

소금의 종류별로 콩팥에 미치는 영향을 비교하면 소금이 혈압에 미치는 영향과 그 추세는 유사했다. 구죽염(9회 구운 죽염)을 섭취한 쥐의 콩팥은 세뇨관 확장과 세뇨관 주위에 염증 세포가 있으나 다른 소금을 섭취한 쥐에 비해 크기도 작은 등 미미했다. 일반사료를 섭취한 대조군에 비해 약간의 콩팥(신장)병증이 시작되고 있는 수준이다.

천일염과 사죽염(4회 구운 죽염) 을 섭취한 쥐의 콩팥은 간질세포에서 염증이 관찰되는 등 크게 보면 비슷하나, 세부적으로는 콩팥의 병증은 천일염이 사죽염보다 더 낮았다.

정제염   천일염   4죽염

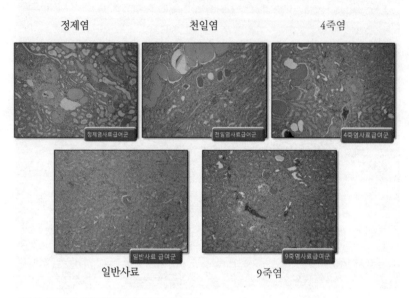

일반사료   9죽염

그림 5-10 다섯 개 군별 쥐의 콩팥 병변 비교

사죽염을 섭취한 쥐는 세뇨관 염색 물질이 작으나 동맥과 세뇨관 주위에 염증이 있고 세뇨관이 확장되는 등 여러 병변을 갖고 있다. 이에 비해 천일염을 섭취한 쥐는 세뇨관 염색 물질은 크나 콩팥의 염증이 사죽염보다 심하지 않다는 것을 알 수 있다.

전체적으로 볼 때 **정제염을 섭취한 쥐의 콩팥(신장)이 병변의 종류도 많고 가장 심했으며, 구죽염을 섭취한 쥐의 콩팥 병변이 가장 작았다.** 천일염과 사죽염을 섭취한 쥐의 콩팥 병변은 정제염과 구죽염의 사이에 있으나 서로 그 특성이 다르게 나타났다. 병변의 종류에서는 천일염이 더 미미하나 세뇨관의 병변은 천일염이 사죽염보다 더 크고 심했다.

제5장의 실험에 사용된 염민감성 쥐는 몇백 마리이다. 혈압, 콩팥 병변의 관찰을 위해 쥐에게 죽을 정도로 소금을 섭취시키고 콩팥을 잘라 뒤적이며(부검 剖檢) 조사하는 일은 동물도, 실험하는 사람도 감내하기 어려운 일이었다.

소금-혈압 관련 실험을 한 연말에 실험으로 희생된 동물의 영령을 위로하기 위해 아래의 비문을 지어 시험동물 위령비(慰靈碑)를 세우고 위령제를 지냈다.

시험동물 위령비

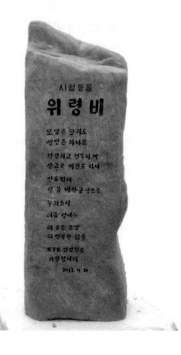

모양은 달라도
생명은 하나요
건강하고 행복하게
살고픈 바람도 하나
인류 위해
한 몸 바친 공덕으로
다음 생에는 누리소서
더 좋은 모양
더 행복한 삶을
KTR 임직원이 기원합니다.

제3절   소금 - 혈압 동물실험의 의미

1. 소금 농도와 사료, 물의 섭취량

사료 섭취량 및 체중은 소금 농도가 높아지면 정제염을 섭취한 쥐는 증가하고 천일염을 섭취하는 쥐는 감소했다. 소금 농도가 올라감에 따라 체중은 정제염 군이 제일 많이 감소하고 다음으로 천일염 군, 사죽염 군의 순으로 낮아졌다. 정제염 군은 소금 농도가 올라감에 따라 사료 섭취량이 증가하나 체중은 감소했다. 이에 비해 정상인 대조군과 구죽염 군은 사료 섭취량, 체중의 변화가 미미하거나 거의 없었다.

이는 미네랄이 풍부한 죽염을 섭취하는 쥐는 체내의 항상성이 유지되어 변화가 미미하지만 순소금인 정제염을 섭취한 쥐는 체내의 항상성이 유지되지 못해 체중이 감소했다.

소금에 있는 미네랄이 체내에서 혈압 이외도 얼마나 중요하고 많은 역할을 하고 있는지를 알 수 있다.

물 섭취량은 소금 섭취량이 어느 정도의 범위 내에서는 변동이 거의 없었으나 **소금 섭취량이 절대적으로 많으면 소금의 종류와 관계없이 물 섭취량이 대폭 증가했다.** 소금 섭취량이 절대적으로 많으면 콩팥의 체내 미네랄 조절 기능이 원활하게 이루어지지 못하고 계속되면 결국 콩팥 병변을 유발한다는 것을 알 수 있다.

이렇게 소금 섭취량이 점점 증가하면 어느 수준부터 물의 섭취량이 증가하기 시작하고 소금 농도가 절대적으로 높으면 소금의 종류와 관계없이 물을 많이 섭취한다는 것을 알게 되었다.

소금의 섭취량이 많아져 우리 몸에서 물을 요구하기 시작하고 콩팥이 혈액의 소금기와 산·알칼리를 조절해 항상성을 유지할 수 있도록 미네랄 간의 균형을 맞추려고 체내에 과다 미네랄은 배출하고 부족한 미네랄은 회수하려고 노력한다. 하지만 이런 현상이 지속되고 소금 섭취량이 증가하면 콩팥이 무리하게 되고 신장(콩팥)염이 생겨 혈압상승 등 부작용이 발생 될 수밖에 없다.

음식을 짜게 먹고 물을 켜기 시작하는 시점이 소금 섭취량의 상한선임을 알 수 있다.
이와 반대로 소금 섭취의 하한선에 대해서는 어지럼증, 근육 경련, 수면 중 발목의 뒤틀림 등 소금의 부족에서 오는 현상들이라고 상상하기 어려운 증상이 나타난다. 대다수 사람은 일상에서 이런 경험을 하면서도 소금 부족에 의한 것이라고 알기 어렵다.

일상에서 체내 소금기(염분) 부족을 가장 쉽게 느낄 수 있는 것은 변비이다. **변비는 체내에 소금기가 부족하니 채워달라고 몸부림치는 내 몸의 신호임을 알아야 한다.** (제8장 참조)

2. 소금의 종류와 농도별 혈압의 변화

루이스 달과 로버트 러브의 순소금인 정제염을 대상으로 한 소금-혈압 동물실험에서 소금을 많이 섭취하면 혈압이 올라간다는 것은 본 실험에서도 그 흐름은 같다.

그러나 염민감성 쥐가 콩팥(신장)의 염증 등 병변과 혈압으로 죽을 정도로 소금을 과다 섭취해도 천일염, 죽염은 정제염보다 혈압의 상승이 훨씬 낮았다. 미네랄이 균형 있게 함유된 천일염, 죽염은 콩팥의 염증과 혈압에 미치는 영향이 크지 않다는 것을 의미한다.

미네랄이 없는 정제염과 미네랄이 풍부한 천일염, 죽염이 콩팥과 혈압에 미치는 영향의 차이가 명확하게 드러난 것이다. 실험에서도 소금 농도 2%에서는 소금의 종류별로 혈압의 변화를 구분할 수 없었다. 소금 농도 4%에서 소금의 종류별로 혈압의 차이가 나타나기 시작했으며 그 추이는 소금 농도 8% 때와 유사했다.

이렇게 **소금 섭취량이 정상보다 많아져 혈압에 영향을 미치기 시작할 때부터 순소금인 정제염과 미네랄이 풍부한 천일염, 죽염이 차이가 나기 시작했다.**

우리 몸에서 소금이 혈압 이외 다양한 기능을 수행하는데 필요한 미네랄의 공급원으로의 기능은 별개로 하더라도 **소금의 농도가 혈압에 영향을 미치는 순간부터 소금의 종류별로 차이가 있다는 것을 알 수 있다.**

실험 결과로 볼 때 **콩팥(신장)이 정상일 경우 죽염, 천일염 등 미네랄이 균형이 있는 소금을 입맛에 맞춰 몸이 원하는 대로 간을 맞춰 먹어도**

혈압이 올라가지 않으며, 체내에 남는 소금은 콩팥이 몸 밖으로 배출하며 그것이 콩팥의 역할이다.

반대로 싱겁게 먹으면 콩팥은 우리 몸이 필요로 하는 소금과 미네랄을 재흡수하기 위해 노력한다. 조금 싱겁게 먹거나 조금 짜게 먹으면 그 정도에 따라 콩팥의 역할은 유사하다. 그러나 저염식을 해서 많이 싱겁게 먹으면 콩팥이 소변 등 몸 밖으로 배출될 소금기와 미네랄을 회수하려고 해도 체내에 소금기, 미네랄이 부족하거나 없어 콩팥은 과로로 망가지게 된다. **콩팥이 정상일 경우 콩팥에는 싱거운 것이 짭짤한 것보다 더 무리가 된다는 것을 알 수 있다.**

3. 미네랄이 혈압에 미치는 영향

혈압과 미네랄의 작용을 개념적으로 보면 혈액과 세포내액에 있는 미네랄의 균형 문제다. 혈액(혈장)과 세포내액은 소듐(나트륨 Na)과 포타슘(칼륨 K)이, 심장의 박동은 칼슘(Ca)과 마그네슘(Mg)이 주로 작용하므로 이 미네랄들이 균형을 이루면 혈압에 큰 영향을 미치지 않는다. 순소금을 과다 섭취해 혈액에 소금기인 소듐(나트륨)이 많아지면 소듐이 세포내액에 있는 물을 혈액으로 빼내 혈액에 물이 많아져 혈압이 올라간다. (제6장에 상세 설명)

동물실험에서도 정제염을 섭취한 쥐는 혈액에 소듐만 많아져 혈압이 가장 많이 올라가고, 죽염이나 천일염은 소듐(나트륨)과 포타슘(칼륨)이 함유되어 있어 정제염보다 혈압이 덜 올라갔다.

사죽염(네 번 구운 죽염)과 천일염이 혈압에 미치는 영향은 사죽염이 천일염보다 약간 높았다. 이론으로는 사죽염이 천일염보다 미네랄이 더 풍부하므로 혈압이 더 낮아야 했다. 그러나 동물실험 결과는 반대였다. 이렇게 소금 중에 함유된 미네랄이 풍부한 것 못지않게 미네랄 간의 균형이 오히려 더 중요함을 알 수 있다.

실험에 사용된 사죽염은 시중에 판매되는 상품이 아니며 9회 죽염을 제조하는 과정에 있는 중간제품이었다. 이는 소금 중의 미네랄이 혈압 등에 미치는 영향, 죽염의 구운 횟수별로 미네랄의 변화를 실험하기 위해 특별히 제조한 시료였다. 이 사죽염은 천일염에 대나무와 황토에 함유된 칼슘(Ca), 포타슘(칼륨 K), 황산화물(SO₄) 등이 죽염에 추가되고 있는 과정에 있어 미네랄은 많으나 미네랄 간 균형이 천일염, 구죽염보다 좋지 않았던 것으로 추정된다.

표 5-1 천일염, 사죽염, 구죽염의 주요 미네랄

(단위 %)

종 류	칼슘 Ca	마그네슘 Mg	포타슘 K	황산화물 SO_4	비고
천일염	0.24	0.84	0.28	0.55	원염
3 죽염	0.30	0.87	0.43	1.01	비용융
4 죽염	0.29	0.77	0.45	0.90	비용융
8 죽염	0.32	0.89	0.63	0.84	비용융
9 죽염	0.20	0.02	0.82	0.58	용융

소금의 진실과 건강

표 5-1과 같이 4죽염의 주요 미네랄은 칼슘(Ca)과 황산화물(SO$_4$)은 천일염이나 9죽염보다 더 높고, 포타슘(칼륨 K)의 함유량은 천일염과 구죽염 사이에 있다. 8죽염(8회 구운 죽염)은 칼슘과 마그네슘(Mg)이 4죽염보다 더 많다.

따라서 순소금인 정제염과 미네랄이 많으나 균형이 맞지 않는 사죽염이 혈압에 미치는 영향이 크고 그 추세도 유사했으며, 사죽염이 천일염보다 혈압이 더 높았다.

사죽염을 구울 때 마지막 4번째에서 9회 죽염처럼 1,300℃ 이상 용융했다면 혈압은 이론대로 천일염보다 더 낮았을 것이다.

이와 유사하게 8죽염은 4죽염보다 칼슘과 마그네슘의 함유량이 더 많아 미네랄 간 불균형이 더 커 8죽염으로 실험했다면 혈압, 콩팥에 미치는 영향이 4죽염보다 더 심했을 것으로 추측된다.

9회 죽염을 만드는 과정에 있는 4회 죽염(사죽염)을 섭취한 염민감성 쥐의 혈압 관련 실험으로 **소금에 함유된 미네랄이 많다고 좋은 것이 아니며, 오히려 미네랄 간의 균형이 인체에 더 중요한 요인이라는 것이 입증되었다.**

제6장

소금, 미네랄과
인체의 작용

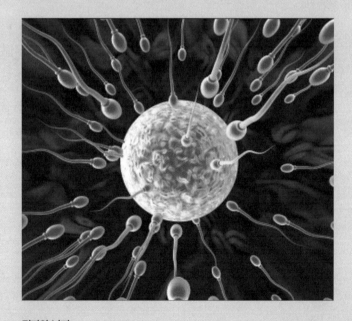

정자와 난자

앞장의 동물실험에서 소금의 종류에 따라 혈압에 미치는 영향이 다르다는 것을 알았다. 혈압에 미치는 영향이 순소금인 정제염이 가장 크고 다음으로 천일염, 죽염 순으로 더 낮았다. 물론 어떤 종류의 소금이든지 과다 섭취를 지속하면 혈압 상승에 차이는 있으나 올라간다. 특히 정제염을 과다 섭취하면 콩팥(신장)에 염증을 일으켜 콩팥의 기능이 떨어진 후에 혈압이 올라갔다.

소금을 과다 섭취해 혈압이 올라가는 것은 세포와 혈액의 균형 관계가 직접적인 원인이고 다음으로 콩팥에서 혈액의 소금기(염분) 0.9%, 약알칼리성인 pH 7.4의 항상성을 유지하는데 좌우된다. 콩팥은 혈액의 항상성을 위해 체내에 남는 미네랄을 소변으로 배출하고 부족한 미네랄을 재흡수해 혈액에 보낸다.

따라서 소금과 소금 중에 있는 미네랄의 종류와 함유량이 세포, 혈액, 콩팥 등에 영향을 미치기 때문에 소금의 종류에 따라 혈압 등 인체의 각 기관에 미치는 영향이 다를 수밖에 없다.

이 장에서는 소금과 소금 중에 있는 미네랄이 인체의 각 장기에서 어떻게 상호작용을 하며 체내에서 그 역할을 다하고 땀, 눈물, 오줌과 대변으로 배출되기까지 인류의 진화와 우리 몸의 변화 등을 통해 체계적이고 종합적으로 살펴본다.

제1절   바닷물과 인체의 산-알칼리 농도

1. 인류의 진화와 혈액의 소금기 변화

우리의 나선형 은하에서 지구가 탄생한 것은 **약 45억 년 전**이다. 약 35억 년 전에 바다에서 생물이 최초로 생겨나고 10억 년 전에는 해파리, 갯지렁이, 새우, 게 등 작은 동식물들이 생겨났다.

인류의 기원인 사람 모양을 한 인간이 처음 등장한 시기를 학계에서는 약 390만 년 전(최대 600만 년 전)으로 보고 있으며, 원숭이와 유사했던 오스트랄로피테쿠스(Australopithecus)가 처음 두 발을 사용해 직립보행을 했으며 키는 약 110cm로 추정하고 있다. 현재의 우리와 유사한 현생 인류인 호모 사피엔스(homo sapiens 슬기로운 사람)는 구석기 중기인 약 20만 년 전이고, 지금 우리와 같은 인류인 호모 사피엔스 사피엔스 (homo sapiens sapiens 슬기롭고 슬기로운 사람)는 구석기 후기인 약 3만 년 전후에 나타났다. **이후 농경하며 정착 생활을 한 우리의 조상은 신석기 시대가 시작되는 약 1만 년 전이었다.**

우리 조상의 기원은 1억 년도 안 되지만 10억 년 전 바다에서 생겨난 작은 동물일 때는 그만두고라도 직립보행을 한 이후에만도 최소한 390만 년 이상 진화해왔다.

인류가 처음에 바다에서 살다 육지로 올라온 후 육지의 과일, 야채, 동물을 섭취해오면서 인류의 체질은 육상과 바다의 미네랄이 균형을 이루어가고 있으나 바다와 혈액 중의 소금기는 점점 더 차이가 나고 있다. **바닷물에서** 염화마그네슘(MgCl$_2$), 염화포타슘(KCl), 수산화소듐 (NaOH) 등 순소금을 포함해 **소듐(나트륨 Na)과 염소(Cl)가 함유된 화합물인 소금기(염분)는 약 3.5%이며, 인체의 혈액에서 소금기는 약 0.9%로 바닷물이 혈액보다 약 4배 높다.**

미네랄 등 어떤 원소가 염산(HCl), 질산(HNO$_3$), 황산(H$_2$SO$_4$)과 같이 수소이온 H$^+$과 결합하면 산성을 나타내고, 수산화소듐(NaOH), 수산화포타슘(KOH)과 같이 OH$^-$ 이온과 결합하면 알칼리성(염기)을 나타낸다. 이와 같은 **산성과 알칼리성인 염기를 수치로 표시한 것이 수소이온농도 pH(potential of Hydrogen)이다.** 즉, 산－알칼리의 농도로 pH는 0에서 14까지 있으며, 7이 중성이고 7에서 0에 가까우면 산성이 강하고, 7에서 14에 가까우면 알칼리성이 강하다.

소금기를 포함해 바닷물과 혈액을 산성과 알칼리성(염기)을 나타내는 수소이온농도 pH 기준으로 비교하면 바다는 바다마다 다르나 pH 7.3～7.5로 인체 혈액의 pH 7.4와 약알칼리성으로 거의 같다.

2. 소금의 40%는 혈액에, 60%는 소화기관에

(혈액과 소화기관) 순소금(NaCl)은 소듐(나트륨 Na)이 약 40%, 염소 (Cl)가 60%로 구성되어 있다. **소금의 구성으로 보면 40%를 차지하며 혈액에서 작용하는 소듐보다 60%를 차지하며 주로 소화기관에서 작용하는 염소가 오히려 더 중요함을 알 수 있다.**

소금의 진실과 건강

이를 지구에 비교하면 **인체의 혈액은 바닷물과 같고 소화 관련기관은 육지와 같다.** 소금 중의 소듐(나트륨 Na)은 혈액을 구성하며 바다와 같고 염소(Cl)는 소화기관에서 작용하며 육지와 같은 것으로 **소듐은 음陰, 염소는 양陽이 되어 소듐의 역할이 있고 염소의 역할이 있다.**

따라서 소금을 구성하고 있는 소듐과 염소 중에 어느 요소가 인체의 기관에 작용하는지에 따라 기관별로 산성과 알칼리성을 나타내는 수소이온농도 pH가 크게 다르다. 즉 인체 기관별 수소이온농도는 주로 소금기의 양에 좌우된다.

(인체의 주요 기관별 산-알칼리의 농도) 인체의 주요 기관별로 수소이온농도 pH를 보면 작은 창자액(소장액)은 알칼리성으로 pH 8.3~9.3, 혈액은 약알칼리성으로 pH 7.4, 남성의 정자는 알칼리성이며 여성의 난자는 산성이고, 오줌은 pH 5.0~8.0의 중성 전후로 매일 섭취하는 음식물에 따라 알칼리성과 산성을 오고 간다. **세포내액은 pH 6.1~6.9로 산성을, 소화와 관련된 침은 pH 6.3~6.8, 피부는 pH 5.5로 조금 더 강한 산성을, 위액은 pH 1.2~2.5로 인체에서 가장 강한 산성이다.** 이를 이해하기 쉽게 정리하면 다음과 같다.

- 세포 안에는 산성이고, 세포 밖인 혈액은 pH 7.4의 약알칼리성으로 산성과 알칼리성의 삼투압에 의해 세포의 내외로 산소, 영양분, 이산화탄소 등의 물질교환이 이루어지고, 혈액이 인체를 순환하면서 다양한 기능을 수행하고 있다. 혈액은 지구에서 바다와 같은 역할을 하며 바다의 수소이온농도 pH 7.3~7.5와 유사하다.

- 음식물을 소화하는 위장, 침, 세포내액 등 소화 관련기관은 소금

(NaCl) 중의 염소(Cl)가 소화액인 염산(HCl)이 되어 음식물을 소화한다. 강산성인 음식물이 샘창자(십이지장), 작은창자로 내려가면 소금 중의 소듐(나트륨 Na)으로 만들어진 알칼리성인 탄산수소소듐(NaHCO3)이 샘창자 내벽에 분비되어 강산성의 음식물이 쓸고 내려간 흔적을 중화시켜 샘창자, 작은 창자를 보호한다. 따라서 소화기관에서는 주로 염소가 작용하나 소듐도 필요로 하는 등 소금 중의 염소와 소듐을 다 필요로 한다.

• 배설기관인 방광 등 오줌은 음식물의 섭취, 신체의 여건 등에 따라 pH 5.0~8.0에서 산성과 알칼리성을 오가며 혈액과 소화 기능을 원활하게 유지하기 위한 조절에 따라 다르다. 콩팥과 요도, 방광 등이 이를 조절하며 지구에 비유하면 바람과 구름, 비 등 물과 같다. 그래서 음양오행陰陽五行 에서도 콩팥, 방광, 전립샘(전립선), 생식기관, 골수, 귀 등을 수(水, 물)로 분류하고 있다.

• **콩팥(신장)은** 인체의 여러 기관이 원활하게 작동할 수 있도록 **혈액의 소금기(염분) 0.9%, 수소이온농도 pH 7.4를 유지하도록 조절한다.** 우리가 음식물을 통해 인체의 기관이 수소이온농도 pH가 적절하게 유지되면 콩팥은 편안하게 지내고, 유지되지 못하면 고생하고 지속되면 신장(콩팥)염 등 신장병으로 발전하게 된다.

참고로 암세포, 암 종양은 세포내액보다도 더 강한 산성인 pH 4.0~6.0에서 증식하며, 코로나 등 바이러스 종류도 대부분이 이와 같은 산성에서 서식하는 것으로 알려져 있다. **암이나 바이러스는 산성의 환경을**

좋아하고 소금기인 짠맛의 알칼리성을 싫어한다.

우리 몸의 **혈액은 약알칼리성인데 세포와 소화 관련기관은 산성을 유지하는 등** 장기마다 그 기능과 역할에 따라 산성 또는 알칼리성을 나타내고 그 정도도 다르다. 여기서 중요한 점은 **여러 장기가 활동하는데 소금 중에는 염소와 소듐이, 미네랄 중에는 육지와 바다의 미네랄이 양과 음이 되어 상호보완적으로 작용한다는 것이다.**

예를 들어 소금 중에 염소는 주로 소화기관에서 작용하고, 소듐은 주로 혈액에서, 세포와 심장이 작동하는데 수축할 때는 육지에 풍부한 칼슘(Ca), 포타슘(칼륨 K)이 작용하고 이완할 때는 바닷물에 풍부한 소듐(나트륨 Na), 마그네슘(Mg)이 작용해 생명이 있는 한 계속 박동한다. 우주와 음양의 신비이다.

제2절   인체의 주요 기관에서 소금의 역할

1. 혈액

혈액은 뼈 안에 있는 골수骨髓에서 만들어지며 몸무게의 약 1/13을 차지한다. 혈액은 크게 혈구와 혈장으로 구분되며 혈구는 적혈구, 백혈구, 림프구, 혈소판이고 이외 나머지를 혈장이라 한다. **혈장은 pH 7.4로 0.9%의 소금물과 같다.** 바닷물에 물고기 등이 살듯이 약알칼리성의 혈장이라는 소금물에 혈구가 떠다니고 있는 모습이다.

1) 혈구의 역할

① **적혈구**는 오목하게 들어간 원형 판 모양으로 지름이 약 8μm으로 좁은 모세혈관을 통과할 수 있는 크기이며, 1μm 이하인 바이러스나 박테리아보다 몇 배나 크다. **적혈구는 폐에 있는 폐포에서 산소를 받아 각 조직에 운반하고 각 조직에서 나온 이산화탄소를 폐로 운반해 준다.** 폐의 폐포에서 산소를 받고 체내의 이산화탄소를 폐로 운반할 수 있는 것은 적혈구 안에 헤모글로빈(Hb)이 있기 때문이다. 적혈구는 약 35%가 헤모글로빈이므로 헤모글로빈을 만들어 계속 유지하려면 철(Fe)이 있어야 하고, 철이 헤모글로빈으로 전환되는 반응에 구리(Cu)가 촉매 역할을 한다.

적혈구가 부족하면 빈혈이 오고 헤모글로빈 관련 빈혈 약을 먹어도 효과가 없을 때는 철이나 촉매 역할을 하는 구리가 부족해 철이 헤모글로빈으로 전환되지 못하는 것이 요인 중의 하나이다. 철과 구리는 천일염, 죽염에 많이 있다.

② **백혈구**는 지름이 9μm~20μm으로 적혈구보다 크며, 체내에 들어온 바이러스, 박테리아 등 병원균을 죽이고 이물질을 처리한다. 백혈구는 작은 알갱이 모양을 한 과립성 백혈구와 알갱이가 아닌 무과립성 백혈구로 구분하며, 백혈구가 무질서하게 증식하는 것이 백혈병이다.

- **과립성 백혈구는 체내에 침입한 병원균을 포획해 잡아먹기도 하고 활성산소를 뿜어내 죽이기도 한다.** 과립성 백혈구 중에 호산성 백혈구가 비정상적으로 늘어나면 두드러기, 천식 등 알러지(알레르기) 질환이 나타난다.

- **무과립성 백혈구**에는 대식세포와 림프구가 있다.

  • **대식세포(마크로파지, macrophage)**는 세균, 바이러스 등 병원균을 포획해 처리하고, 수명이 다 된 적혈구를 분해해서 소변, 대변 등 체외로 배출시킨다.

  • **림프구(lymphocyte)**는 전체 백혈구의 약 30%를 차지하며 **항체를 생산하여 면역력을 갖게 한다.** 박테리아, 바이러스 등 병원균이 혈관에 들어오면, 림프구가 항체를 뿜어내 병원균을 포획하면 과립성 백혈구가 병원균을 먹어 치운다. **한 번 혈관 내에 침입해 포획 처리한 병원균이 시간이 지난 후 다시 들어오면 림프구는 과거에 포획했던 병원균을 기억해 알아보고 항체를 뿜어내 포획하면 과립성 백혈구가 잡아먹는 과정을 반복하는데 이를 면역반응이라 한다.**

    이렇게 림프구가 기억력이 좋아 면역반응이 가능하다. 우리 몸은 정신뿐만 아니라 세포도 생각하고 기억하는 능력이 있음을 알 수 있다. 인체의 신비이다.

③ **혈소판**은 지름이 1μm~2.5μm으로 적혈구나 백혈구보다 작으며, 전체 혈소판의 1/3은 지라(비장)에 있다. 혈소판은 혈관이 손상을 입어 피부나 점막 등에 출혈이 발생하면 혈관 벽에 달라붙어 혈액을 응고시켜 출혈을 멈추게 한다. 이 과정에서 혈액의 혈장에 있는 칼슘 이온(Ca^{2+})이 함께 작용하여 출혈을 멈추게 하는데 혈소판, 혈장, 칼슘, 적혈구, 백혈구 등이 연합으로 작전한다. 혈액 응고에는 이 밖에도 약 15종류의 물질이 함께 참여하는데 이 중 몇 가지가 결핍되면 지혈 작용이 원활하지 못하게 된다.

과다한 약물 복용이나 세포 등으로부터 많은 산성 노폐물이 나와 혈관 내벽에 염증이 발생하면 혈소판이 이를 처리하기 위해 과다하게 증식하게 되어 혈액순환을 방해하게 된다. 이런 현상이 지속되면 산소 부족으로 심뇌혈관질환환으로 이어지게 된다. 이렇게 혈소판은 지나치게 많아도 안 좋고 지나치게 적어도 안 좋으며 적혈구, 혈장, 칼슘, 산성 노폐물 등 적절한 환경이 갖춰질 때 원활하게 작동한다.

2021년 코로나19 백신주사를 맞기 전에 많은 사람이 걱정한 특이혈전증도 혈소판과 관련한 환경이 잘 갖춰지지 않은 혈전 현상의 하나이다. 암 등의 기저질환으로 혈전이 발생하고 있는 상태에서 혈소판이 감소하여 지혈이 안 되는 현상을 말한다. 즉 한쪽에서는 혈액이 응고해 지혈되고 다른 쪽에서는 혈소판이 감소해 지혈이 안 되어 피가 흐르는 **상반된 작용이 동시에 일어나는 것을 특이혈전증이라 한다.**

2) 혈장의 역할
혈장은 혈구를 품고 있는 등 혈액의 55%를 차지하며 혈액에서 바다와

같은 역할을 한다. 혈액에서 적혈구, 백혈구, 혈소판 등 혈구를 제외한 나머지 성분이 혈장이다. **혈장의 94%는 소금물이고 나머지 4%는 단백질, 포도당 등 에너지, 호르몬, 항체와 각종 미네랄이다.** 혈장은 영양소를 용해하고, 미네랄을 각 기관의 세포에 공급하며, 여기서 나온 노폐물을 운반해 배설하고, 체온을 조절하는 역할 등을 한다.

특히 혈장은 약알칼리성인 pH 7.4가 되도록 물, 소듐(나트륨 Na), 칼슘(Ca), 인(P) 등의 미네랄을 조절한다. 혈장에 있는 미네랄은 세포의 내액과 외액(혈장)의 삼투압을 조절하고, 각 기관으로 이동되어 골수에서 혈구나 세포가 만들어질 때 구성요소가 된다. 혈장은 혈구, 영양소, 호르몬, 항체 등이 중요하지만 미네랄이 없으면 이들이 원활하게 역할을 하기 어렵기 때문에 혈장에서 미네랄은 필수이다.

혈장이 이런 역할을 하려면 약알칼리성인 pH 7.4를 유지해야 하므로 뇌와 콩팥이 이를 위해 산-알칼리 평형조절시스템을 작동하고 있다. 혈장이 약알칼리성인 pH 7.4를 벗어나면 콩팥은 혈장에 있는 불필요한 미네랄은 배출시키고 필요한 미네랄은 재흡수해 혈장에 공급하는 시스템이다.

뇌와 콩팥(신장)이 노력해도 짜거나 싱겁게 먹어 혈장이 소금기(염분) 0.9%, 약알칼리성인 pH 7.4를 크게 벗어나(pH 6.9~7.7) 혈액의 환경이 좋지 않으면 탈수되거나 여건에 따라 혈구가 과도하게 증식하거나 감소한다. 특히 적혈구가 손상을 입으면 서로 엉켜 혈액이 탁해져 혈액순환, 산소 및 영양공급이 원활하지 못하고 지속되면 고혈압, 당뇨, 고지혈증, 동맥경화 등 심혈관질환과 뇌졸중으로 발전되기 쉽다.

혈장이 pH 7.4의 항상성을 유지하려면 물, 소금기와 미네랄이 적절하게 있어야 한다. 이 중에 물의 양을 구체적으로 보자.

혈액은 몸무게의 약 1/13을 차지하고, 혈장은 혈액의 55%를 차지하며 혈장의 약 94%는 수분이고 나머지 6%는 항체, 호르몬, 미네랄, 단백질, 포도당 등의 영양소이다. 우리 몸의 약 60조 개의 세포와 혈액에 있는 물은 나이에 따라 차이가 있지만 젊은 사람의 경우 체중의 약 70%이다.

이를 체중이 70kg인 사람에게 적용해 보면 물의 총량은 49kg이고 이 중 혈액에 1/13인 5.4kg이 있으며, 혈액 중 혈장에는 물이 55%이므로 2.8kg이 있다.

다음은 혈장을 이해하기 쉽게 바다와 비교해보자. 혈장은 pH 7.4의 약알칼리성 소금물이며 이 안에서 미세한 혈구와 영양분, 호르몬, 항체, 미네랄 등이 역할을 하고 있다.

혈장은 지구에서 pH 7.3~7.5의 바다와 같으며 적혈구, 백혈구 등 혈구와 영양분, 호르몬, 항체, 미네랄은 바다에 서식하는 물고기와 같고, 바다를 항해하며 교역하는 크고 작은 무역선과 같다.

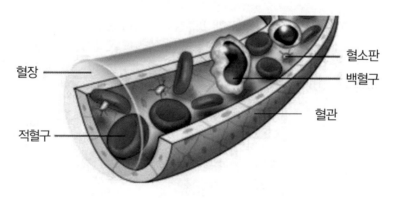

혈장

혈소판

백혈구

혈관

적혈구

그림 6-1 혈장이라는 바다에 있는 적혈구, 백혈구, 혈소판, 영양분, 미네랄 등

소금의 진실과 건강

이 무역선들이 섬이나 육지와 같은 여러 장기에 있는 세포에 산소와 영양분을 팔고 거기에서 나온 이산화탄소와 폐기물이라는 상품을 사서 교역하는 것과 같다.

혈액에 있는 적혈구, 백혈구, 혈소판 등은 미세하고 모양이나 크기, 수명, 역할이 다르며, 혈장의 환경이 pH 7.4를 유지할 때는 서로 협력하나 혈장의 환경이 맞지 않으면 과도하게 승식하거나 감소해 인체에 부작용 등 질병으로 이어진다.

마치 바다에 태풍, 풍랑이 일어나면 물고기가 조용히 있거나 무역선들이 항구에 대피해 있는 것과 같다. 우리의 일상생활과 비교하면 코로나19나 황사가 와서 마스크를 쓰고 외출도 삼가는 등 불편을 겪는 것이나, 우리가 너무 싱겁거나 짜게 먹어 혈장이 pH 7.4를 크게 벗어날 때 혈장에 있는 적혈구, 백혈구 등 혈구가 느끼는 고통도 이와 비슷할 것이다. 우리는 싱겁거나 짜게 먹고 미네랄이 부족하거나 과다해 혈장의 환경이 어려울 때 적혈구, 백혈구, 혈소판 등의 외침을 들을 수 있어야 한다.

인체는 혈장이 약알칼리성을 유지하기 위해 소금기와 다양한 미네랄을 요구하며, 이를 가장 쉽게 공급하는 방법이 미네랄이 풍부하고 균형 있는 천일염, 죽염을 몸이 원하는 대로 섭취하는 것이다. 인류가 바다가 오염되지 않게 하는 것이나 혈장의 환경을 잘 유지하는 것이나 같은 원리이다. 바다가 오염되거나 혈장이 오염되거나 그 영향은 결국 우리에게 되돌아온다.

혈액의 역할 중에 뇌 등에 산소를 공급하고 체온을 조절하는 것이 가장 우선이며 다음으로 영양분, 미네랄 등을 각 기관에 공급해 원활하게 작동할 수 있도록 도와준다. 또한 병원균이 침입하면 싸워서 이겨내야 한다.

혈액이 이런 역할을 하려면 혈장이 약알칼리성을 유지해야 하고 이를 위한 산-알칼리 평형 시스템이 작동되는데 세포, 폐장, 통팥(신장), 간장 등이 매 순간 연합해서 협력한다.

다음은 이 장기들이 소금과 관련해 어떻게 작동하는가를 순서대로 살펴보자.

2. 세포의 내액과 외액(혈장)

우리 몸에는 약 60조 개의 세포가 있으며 세포에 따라 수명이 다르다. 백혈구는 약 10일, 적혈구는 약 120일, 피부세포는 1개월 반, 뼈세포는 3년~4년이며 **뇌세포는 영구 세포로 한 번 손상을 입으면 재생되지 않으므로 끝이다.** 뇌세포는 죽으면 회복되지 못하기 때문에 나이가 들수록 감소하고 재생시키는 등의 치료를 할 수가 없어 **치매가 오면 현재로는 현 상태를 유지하는 것이 최선이다.**

1) 세포의 내부와 외부를 연결하는 간질액
골격근 세포는 세포내액과 간질액(간액)으로 구성되어 있으며, 간질액은 산성인 세포내액과 알칼리성인 혈액의 혈장에 접하고 있다. 간질액은 세포내액을 둘러싸고 있는 물질로 대부분이 물이며, 삼투압으로 세포 내부와 외부로 물질이 이동할 수 있는 환경을 만들어 준다. 즉 세포 내부와 외부를 연결하는 통로다.

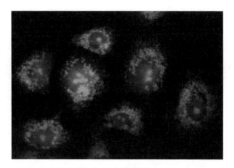

그림 6-2 동물실험에서 관찰한 세포

2) 유전과 에너지를 생산하는 미토콘드리아

세포에는 여러 기능을 수행하는 조직이 있고 이 중에 미토콘드리아(mitochondria)는 유전에 관여하는 한편 영양분을 흡수해 에너지를 생산하고 이 과정에서 나오는 산성 폐기물을 혈액으로 배출한다.

미토콘드리아는 난자 안에는 흩어져 있고 정자에는 꼬리 부분에 많이 분포되어 있다. 정자가 수정을 위해 난자의 막을 뚫고 들어갈 때 정자의 머리가 난자의 막을 뚫고 들어가는 순간에 쌍둥이 등의 방지를 위해 난자의 막을 닫아버린다.

그 결과 정자는 미토콘드리아가 없는 머리만 들어가고 미토콘드리아가 많은 꼬리 부분은 잘려져 나간다. 따라서 **수정이 된 태아는 정자의 미토콘드리아는 없고 난자의 미토콘드리아만 갖게 되어 모계유전을 하게 된다.** 이에 따라 여성의 미토콘드리아를 추적해 올라가면 인류의 조

상이 어느 여성이었는지 알 수 있어 미토콘드리아로 현생 인류의 조상을
규명했다.

또한 **미토콘드리아는 우리가 섭취한 음식물 중의 당분을 에너지(ATP)
로 전환하는데 이 기능이 제대로 작동되지 못하면 당분이 그대로 소변
등으로 배출되는 당뇨가 된다.**

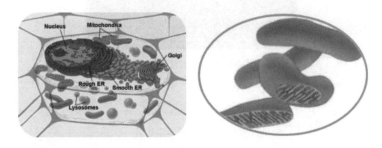

그림 6-3 세포(좌)와 세포 내의 미토콘드리아(우)

3) 세포의 내액과 외액의 성분과 작용(소듐-포타슘 펌프)

세포는 세포내액의 포타슘(칼륨 K)과 혈장의 소듐(나트륨 Na)이 세포
의 안팎을 서로 교차해 들어오고 나가며 역할을 한다. 세포의 내액과 외
액(혈장)을 구성하는 주요 미네랄은

세포내액 : 포타슘(칼륨 K), 마그네슘(Mg), 소듐(Na), 인산수소 이온
(HPO_4^{2-}), 황(유황 S) 등 주로 유기 음이온으로 이 중에 **포타슘이 주요
물질로 산성**이고

세포외액 : 소듐(나트륨 Na), 염소(Cl), 탄산수소 이온(HCO_3^-), 포
타슘(K), 칼슘(Ca), 마그네슘(Mg) 등으로 이 중에 **소듐이 주요 물질로**

알칼리성이다.

이렇게 세포의 내액과 외액을 구성하는 미네랄은 다양하나 세포의 내액은 주로 포타슘(K)으로 산성을 유지하고, 세포의 외부인 혈장은 주로 소금기인 소듐(Na)으로 약알칼리성인 pH 7.4이며 상대적인 농도를 간략하게 표시하면 그림 6-4와 같다.

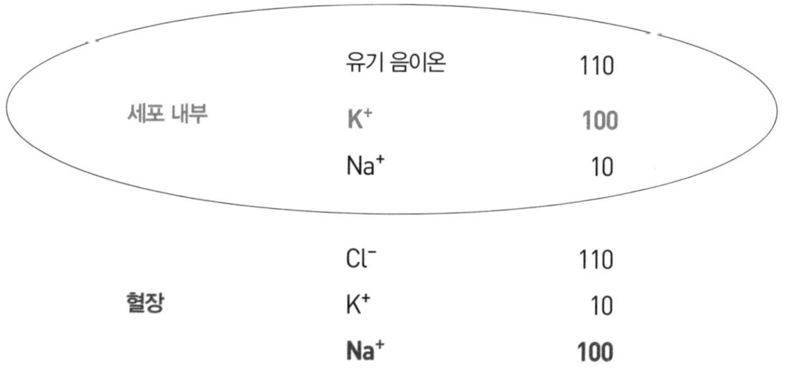

세포 내부	유기 음이온	110
	K^+	**100**
	Na^+	10
혈장	Cl^-	110
	K^+	10
	Na^+	**100**

그림 6-4 세포의 내액과 외액(혈장)의 주요 미네랄 농도
자료: 『소금의 문화사』, 피에르 라즐로 지음, 김병욱 옮김, 가람기획, 2001

골격근 세포를 둘러싸고 있는 **간질액을** 사이에 두고 세포내액에 많은 **포타슘(칼륨 K)과 혈장에 많은 소듐(나트륨 Na)이 교차해 왔다 갔다 한다.** 이 과정에서 산소와 영양분을 공급하고 산성 폐기물을 배출하며, 포타슘과 소듐의 이동과정에서 전위차가 발생해 신경세포의 흥분을 일으키는 전기신호가 만들어진다. **이것을 소듐(Na)-포타슘(K)펌프라 하며 우리 몸이 필요로 하는 가장 기본적인 기능을 수행한다. 그래서 소듐과 포타슘의 균형이 맞지 않으면 혈압 등 여러 질병으로 이어지는 근본적인**

원인이 된다.

소듐-포타슘 펌프에 의해 짜게 먹으면 혈압이 올라가나 미네랄이 풍부한 소금은 짜게 먹어도 혈압이 올라가지 않는 등 소금기와 우리 몸의 작용에 있어서 중요하므로 상세하게 설명한다. 따라서 일반 독자는 개념만 파악하고 지나가도 될 것이다.

세포 내외로 물질이 이동하는 데는 에너지가 필요 없이 삼투압에 의해 자연적으로 이동하는 수동운반이 있고, 삼투압을 거슬러 에너지를 사용해 운반하는 능동운반이 있다.

(수동운반) 세포가 영양분을 흡수한 후 배출한 노폐물, 수소이온, 이산화탄소가 산성이므로 세포내액은 산성이다. 삼투압(osmotic pressure)의 원리에 의해 산성인 세포 안에 있는 물질이 알칼리성인 혈장 쪽으로 이동한다.

세포를 둘러싸고 있는 간질액을 사이에 두고 삼투압에 의해 혈장에 많은 소듐(나트륨 Na) 3개가 세포내액으로 들어가고, 세포내액에 많은 포타슘(칼륨 K) 2개가 혈장으로 나온다. 세 개의 소듐에 두 개의 포타슘의 비율로 세포 내외로 교환 이동한다. 이 과정은 **삼투압에 의해 높은 곳의 물이 낮은 데로 흐르듯 에너지가 필요 없이 자연적으로 이루어지므로 수동운반(passive transport)이라 한다.**

(능동운반) 세포 내로 들어온 소듐(나트륨 Na)과 세포 내에서 혈장으로 나간 포타슘(칼륨 K)이 원위치로 되돌아갈 때는 삼투압이 적용되지 않아 에너지가 필요하다. 세포 내로 들어온 소듐(Na)은 혈장으로 되돌아가야 하는데 혈장에는 소듐이 많아 삼투압이 낮은 데서 높은 데로 이

동해야 하므로 ATP(adenosine triphosphate)라는 에너지를 사용해 이동한다. 혈장으로 나온 포타슘(K)도 소듐과 같은 환경이어서 에너지를 사용해 세포 내로 들어간다. 이때 사용하는 ATP라는 에너지가 세포 전체 에너지의 30%~70%에 해당한다. 에너지를 사용해 삼투압이 낮은 데서 높은 데로 강제로 이동되므로 이를 능동운반(active transport)이라 한다.

심장근육의 수축과 이완도 골격근 세포와 유사하다. 골격근에서 세포질을 사이에 두고 포타슘과 소듐이 이동하듯이 심장근육에서는 칼슘(Ca)과 마그네슘(Mg)의 세포막 이동으로 전위차가 발생하며 이때 발생한 전기신호로 심장이 수축과 이완을 되풀이한다. (상세내용은 13. 심장 참고)

4) 수동 · 능동 운반과 소금기

수동운반은 세포내액과 혈장의 환경이 정상으로 유지될 때 작동하며, 삼투압에 의해 자연적으로 세포 내의 산성 물질이 혈장의 알칼리성 쪽으로 이동한다. 즉 세포에 산소와 영양분이 공급되어 분해되는 과정에서 발생된 이산화탄소와 산성 폐기물이 알칼리성인 혈장으로 빠져나오고 혈장은 이들을 폐와 콩팥(신장)으로 운반해 체외로 배출시킨다.

능동운반은 소금을 과다하게 짜거나 싱겁게 섭취해 혈장의 항상성(소금기 0.9%, 약알칼리성인 pH 7.4)이 유지되지 못할 때도 작동한다. 혈장의 약알칼리성이 정상이 아니기 때문에 우리 몸의 생리적인 요구에 따라 삼투압을 거슬러 세포 내외로 물질을 운반해야 하므로 에너지(ATP, adenosine triphosphate)를 사용한다.

먼저 너무 짜게 먹으면 혈장에 소듐(나트륨 Na)이 많아져 소듐 농도가 높아지면 세포내액에 있는 물이 혈장으로 빠져나와 소듐과 결합한다. 즉 세포에 있는 물이 빠져나와서 세포는 쭈그러들고 혈액은 물이 많아져 혈압이 올라간다. 김치를 담글 때 배추에 소금을 뿌려두면 배추가 물이 빠져 시들시들해지듯이 세포에서 물이 빠져나와 **세포가 쭈그러들면서 물을 채워달라는 갈증 신호를 보낸다.** 즉 세포가 능동운반을 하고 있지만 정상으로 회복되지 않고 있다는 신호이다.

동시에 콩팥은 혈액에 과다한 소듐(나트륨 Na)을 소변 등 체외로 배출시키려고 노력하므로 힘들어진다. 제5장의 동물실험의 결과와 같이 과다하게 짜게 섭취해 혈장에 소금기가 높아지면 콩팥이 소금기(소듐)를 체외로 배출시키려고 노력하다 콩팥이 망가지는 등 기능이 떨어지면 혈압이 올라갔다. 이런 작용으로 순소금을 짜게 먹으면 물이 켜고 혈압이 올라간다.

다음으로 너무 싱겁게 먹으면 혈장의 소듐(나트륨 Na) 농도가 낮아져 혈액의 약알칼리성이 정상인 pH 7.4 이하로 떨어진다. **혈액에 소듐 농도가 낮아지면 혈액에 있는 물이 세포의 내로 이동해 세포는 부풀고 물이 빠져나간 혈관은 줄어들어 탈수 현상이 나타난다. 세포가 능동운반을 하는데도 회복되지 않고 있다는 외침이다.**

동시에 콩팥(신장)에서는 소변 등으로 배출되는 소듐을 한 개라도 더 회수해 혈액으로 보내려고 노력하면서 망가져 신장(콩팥)염 등으로 발전한다.

우리 민족의 쌈장을 넣어 쌈싸 먹는 식습관

체내에서 물과 소듐(나트륨 Na), 포타슘(칼륨 K)은 함께 배출되므로 이들이 균형을 이루어야 혈액의 항상성이 유지되고 세포가 정상으로 작동할 수 있다. 포타슘, 칼슘(Ca)이 많이 함유된 야채, 과일 등 육상 음식물을 싱겁게 많이 먹으면 포타슘, 칼슘이 체내에 축적된다. **콩팥(신장)이 축적된 포타슘, 칼슘을 체외로 배출시키려고 무리해 소변도 힘들고 신부전, 방광염으로 이어지고 지속되면 심장은 산소와 영양분을 제대로 공급받지 못해 부정맥, 심정지心停止가 올 수 있다.**

우리 민족은 예부터 포타슘(칼륨 K), 칼슘이 많은 돼지고기, 야채 등 **육상 음식물을 먹을 때 짭짤한 쌈장을 넣어 얇은 밀가루전이나 야채에 싸 먹는 전통이 있었다. 육상 음식물에 많은 포타슘과 쌈장에 많은 바다의 소듐(나트륨 Na)이 합해져** 세포의 내액과 외액의 미네랄도 균형을 유지하므로 세포 내외로 물질이동이 원활해 **비만이나 골골한 현상이 일어나지 않는다.**

최근세에 서양의 식습관이 확대되면서 비만과 골골하는 현상이 많아지고 있는데 흔히 체질이라고 인식하기 쉬우나 9천 년 동안 내려오는 우리 민족의 식습관이 변화되기 시작하면서 나타난 현상 중의 하나다.

3. 폐장

1) 호흡과 혈액의 항상성 유지

우리가 숨을 쉬고 음식물을 섭취하면 산소와 영양분이 세포로 이동하고 세포에서 산소를 이용해 영양분을 흡수 전환한다. 이 과정에서 산성 폐기물인 이산화탄소(CO_2)와 수소이온(H^+)이 발생되며, 폐는 주로 이산화탄소를, 콩팥(신장)은 수소이온을 체외로 배출하나 원활하게 배출되지 못하고 체내에 쌓이면 혈액이 산성화되고 끈적거려서 여러 질병의 원인이 된다.

세포에서 발생된 산성 폐기물을 체외로 배출시켜 혈액이 약알칼리인 pH 7.4의 항상성을 유지하고 영양분을 간에 저장하는데 혈액(혈장), 폐, 콩팥(신장), 간 등이 협력한다.

음양오행에서도 금金인 폐가 수水에 해당하는 콩팥을 낳고(금생수金生水), 수水인 콩팥이 목木에 해당하는 간을 낳는다(수생목水生木). 폐는 콩팥을 도와주고, 콩팥은 간을 도와주는데 엄마가 자식을 낳아 양육하는 마음으로 협력한다.

세포에서 영양분을 분해하고 이때 발생된 이산화탄소 등의 산성 폐기물을 체외로 배출시키는 과정에서 **소금과 관련해 폐, 콩팥, 간의 협력관계를 보자.**

호흡을 통해 산소가 폐에 들어오면 혈액에 용해되는 양은 매우 작고 대부분의 산소는 혈액(혈장)의 적혈구에 있는 헤모글로빈(혈색소 Hb)과 결합해 수많은 세포로 운반된다. 세포에서 산소를 이용해 대사활동으로 발생된 이산화탄소가 혈장으로 확산이 되어 나오면 물과 반응해 탄산(H_2CO_3)이 되고, 탄산은 곧바로 산성인 수소이온(H^+)과 알칼리성인 탄산수소 이온(HCO_3^-)으로 분해(정반응)된다.

세포 : $CO_2 + H_2O \rightarrow H_2CO_3 \rightarrow H^+ + HCO_3^-$: 혈장의 적혈구

위의 반응은 혈장의 적혈구 안에 있는 헤모글로빈의 작용으로 일어나며, 생성된 수소이온은 적혈구 안에서 중화되고 탄산수소 이온은 계속 쌓여 분압이 올라가므로 적혈구에서 혈장으로 확산이 되어 나온다. 즉 수소이온은 적혈구 내에서 중화되고 탄산수소 이온은 혈장(혈액)으로 나와 혈액을 통해 폐로 흘러간다.

요약하면 세포에서 대사활동 후 발생한 이산화탄소는 혈장에 떠 있는 적혈구 안에서 수소이온과 탄산수소 이온으로 분해되어 수소이온은 중화되고 탄산수소 이온은 혈장으로 확산이 되어 폐로 운반된다.

세포의 대사활동에는 적혈구 안에 있는 헤모글로빈의 역할이 크다. 적혈구는 골수에서 생성되며 주요 요소가 **혈색소인 헤모글로빈**이고 헤모글로빈은 철(Fe)이 주요 성분이며 철이 헤모글로빈으로 전환되는데 구리(Cu)가 촉매 역할을 한다.

따라서 골수에서 적혈구가 정상으로 생산되려면 철과 구리가 필수이다. **체내에 철, 구리가 부족하면 철 결핍성 빈혈이 오는데 철, 구리의 부족으로 헤모글로빈이 잘 만들어지지 않아 산소의 공급과 이산화탄소의 배출이 원활하지 못해 발생한다.**

일상의 식생활에서 철 결핍성 빈혈을 예방하려면 철과 구리가 많은 시금치 등 음식물을 골고루 섭취해야 하며, 가장 쉬운 방법은 철, 구리가 많은 천일염, 죽염으로 간을 맞춰 섭취하는 것이다.

이렇게 **산소를 공급하고 이산화탄소를 배출하는데 소금과 관계없을 것 같으나 철, 구리 등 미네랄이 풍부한 천일염, 죽염이 철 결핍성 빈혈에도 효과적임을 알 수 있다.**

세포에서 배출된 이산화탄소가 탄산수소 이온의 형태로 혈장(혈액)에 의해 폐의 허파꽈리(폐포)에 도착하면 탄산수소 이온은 다시 이산화탄소로 전환된다. 허파꽈리에서는 이산화탄소가 숨을 통해 많이 배출되어 이산화탄소의 분압이 낮아지면 아래 화학반응식과 같이 탄산수소 이온이 탄산을 거쳐 이산화탄소와 물로 전환되고(역반응) 이산화탄소는 숨을 통해 체외로 배출된다.

폐 : $CO_2 + H_2O \leftarrow H_2CO_3 \leftarrow H^+ + HCO_3^-$: **혈장의 적혈구**

혈장이 운반하는 산소, 이산화탄소는 물질에 따라 그 형태를 달리해서 운반되고 배출된다. 폐에서 산소를 세포로 운반할 때는 헤모글로빈이 산소를 그대로 운반하고, 세포에서 나온 이산화탄소는 적혈구 내에서 수소이온과 탄산수소 이온으로 분해되어 탄산수소 이온의 형태로 혈장을 통해 폐로 운반된다. 폐의 허파꽈리에서는 이와 반대로 수소이온과 탄산수소 이온이 결합하여 이산화탄소와 물이 되어(역반응) 숨을 통해 체외로 배출된다.

특히 세포에서 배출된 이산화탄소가 탄산수소 이온의 형태로 혈장을 통해 폐로 운반될 때 술, 커피 등 이뇨 작용이 있는 음료를 과음할 때는 이들 음료가 체외로 배출될 때 소금기(Na)도 함께 배출된다. 이에 따라 혈장의 소금기 부족으로 약알칼리성인 pH 7.4가 산성 쪽으로 낮아지면서 알칼리성인 탄산수소 이온으로 중화되어 운반 효율이 떨어져 폐에서 이산화탄소의 배출이 원활하지 못해 일시적으로 어지럼증 등 빈혈이 오게 된다. 소금기가 없이 과음을 지속하면 어지럼증 등이 오는 원인이다.

일상에서 좋은 산소를 마시고 폐에서 이산화탄소를 잘 배출할 수 있도록 관심 가지고 심호흡해야 한다. 평상시 호흡에 무관심해 깊은 호흡을 하지 않고 얕은 호흡이 체질화되면 폐에서 이산화탄소가 잘 배출되지 않고 폐에 남아있을 수 있다.

담배를 피워도 심호흡이 습관화된 사람은 담배를 안 피우면서 심호흡을 전혀 하지 않는 사람보다 폐에서 이산화탄소 배출이 더 잘될 수 있다. 담배를 피우는 시간은 짧고 나머지 시간이 더 길기 때문이다.

예를 들어 심호흡도 안 하고 싱겁게 먹는 것보다 담배를 피우면서 심호흡도 하고 간을 맞춰 먹는 것이 몸에 더 좋을 수도 있다.

최근세에 세계에서 가장 장수한 사람은 프랑스 프로방스 지역에 살았던 잔 루이즈 칼망으로 알려져 있다. 그녀는 1997년에 만 122세를 넘기고 세상을 떠날 때까지 활기차고 건강하게 살았다. 칼망은 평생 담배를 피우다가 117세에 끊을 때도 하루에 두 개비를 피웠고, 일주일에 초콜릿을 1kg씩 먹었다고 한다.

이를 보더라도 건강하게 장수하는 것은 어느 한 가지가 심하게 부족해도 문제가 되지만 **신체의 여러 장기 사이에 상호협력이 잘 될 수 있도록 균형과 조화가 이루어져야 한다.**

폐는 산성 폐기물인 이산화탄소를 배출해 혈액 중의 산성도를 낮춰 혈액이 약알칼리성을 유지하도록 조절한다. 콩팥도 폐와 같이 혈액 중에 있는 수소이온을 체외로 배출시킬 뿐만 아니라 탄산수소 이온, 미네랄을 배출하거나 재흡수해 **혈액이 pH 7.4의 약알칼리성으로 항상성을 유지하는데 폐와 콩팥이 일등 공신이다.**

2) 기관지, 폐와 코로나 등 바이러스의 증식과 대응방안

감기, 독감, 코로나 등 바이러스에 의한 감염질환은 주로 비말에 의해 전파되므로 일차적으로 입, 코, 목의 기관지 및 폐와 밀접하므로 이들의 관리가 중요하다.

바이러스(virus)는 DNA(유전자)나 RNA(리보핵산)를 유전체로 갖고 있으나 독립적으로 증식하거나 활동하지 못하고 박테리아나 정상세포에 기생해 이들 숙주 세포 안에서 유전체를 복제하여 증식하는 생물과 무생물의 특성이 있다. 숙주 세포의 복제시스템을 활용해 자신의 유전체를 복제하여 증식한다.

따라서 바이러스는 기생할 수 있는 환경이면 급속하게 증식하고, 기생할 수 없는 환경에서는 증식을 정지하고 좋은 환경이 오기를 기다린다. 그래서 바이러스는 수명이 길다. 몇억 년 전의 미라나 묘지의 뼈에 있는 바이러스가 밖으로 나와 환경이 좋으면 급속하게 증식하는 등 수명이 몇억 년이다. **바이러스에게 좋은 환경이란 인간의 체온과 체내 목구멍과 같은 약한 산성의 환경에 정상세포 등 증식할 수 있는 숙주 세포가 있어야 한다.**

감기를 일으키는 바이러스는 주로 코, 입을 포함한 목구멍에서 증식하고 생활하므로 콧물, 기침을 많이 유발한다. 코로나바이러스는 목구멍에서 3일~4일을 살면서 증식할 수 있는 환경이 되면 증식한 후 폐로 들어가 급속하게 증식하면서 혈액에 합류하며, 산소를 운반하는 적혈구가 공격 대상이다. 코로나19의 변종인 오미크론은 일반 감기를 일으키는 바이러스처럼 주로 목구멍에 머물기 때문에 치사율 등 그 영향이 약하다.

따라서 코로나 등 바이러스에 일차적으로 대응하기 위해서는 **바이러스가 비말로 목구멍에 들어와 머무를 때 자죽염 등 소금 몇 알을 입안에서 녹여 삼키면 목구멍이 산성에서 알칼리성으로 변해 코로나가 살아남기 어려운 환경이 된다.** 바이러스에게는 열대지방에 살다 북극지방으로 이사가 사는 것과 같아 증식하기 어려운 환경이 되고, 몸에도 좋은 등 일석삼조의 효과가 있다.

근본적으로는 몸이 요구하는 대로 소금을 섭취해 혈액이 소금기(염분) 0.9%, 약알칼리성인 pH 7.4의 항상성을 유지해주면 면역력이 향상되어 코로나 등 바이러스를 이겨낼 수 있다.

콧물감기, 코로나 등에 사용하는 식염수를 만드는 방법 등은 제8장 소금의 활용과 체험에 상세한 내용이 있다.

4. 콩팥(신장)

콩팥의 사구체에서 혈액을 여과하는 양은 일일 약 180L로 체내 혈액의 50배 이상이며 체내 수분량의 4배에 해당한다. 이렇게 많은 양의 혈액을 여과하는 과정에서 체내에 필요한 물질을 선택적으로 재흡수하고 필요 없는 물질은 소변 등을 통해 체외로 배출해 혈액의 항상성을 유지한다.

우리 몸의 **혈액이 약알칼리성인 pH 7.4의 항상성을 유지하는데 폐와 콩팥이 주로 역할을 한다.** 체내 세포에서 영양분을 분해 흡수하면서 산성 폐기물인 이산화탄소(CO_2)와 수소이온(H^+)이 발생하여 세포 내는 산성이 된다. 이 산성의 물질을 체외로 배출시켜줘야 혈액이 산성화되지 않고 약알칼리성을 유지할 수 있다. 이 중에 이산화탄소는 폐에서 배출하고, 수소이온과 노폐물은 콩팥에서 배출하는데 그 과정을 보자.

음양오행에서도 물水에 해당하는 소금기는 콩팥, 방광, 요도, 전립샘(선), 성기, 임신과 양수 등이 포함되므로 이들도 함께 살펴본다.

1) 혈액의 항상성 유지

콩팥의 역할을 크게 보면 첫째는, 세포에서 발생된 수소이온, 대사물질을 흡수하거나 체외로 배출시키고 둘째는, 체내에 부족하거나 남는 미네랄을 흡수, 배출해 혈액의 항상성을 유지한다.

콩팥은 혈액이 약알칼리성을 유지하도록 세포에서 영양분을 흡수하는 과정에서 배출된 대사물질, 수소이온 등 산성의 노폐물을 최종으로 체외로 내보낸다. 필요에 따라 산성인 수소이온을 배출하고, 알칼리성인 탄산수소 이온을 만들어 혈액에 공급하거나 배출하며, 소금기 이외 포타슘, 칼슘, 인 등의 미네랄을 배출하거나 재흡수한다.

- **(콩팥의 사구체)** 혈액에 함유된 대사물질이 콩팥에 들어와 **모세혈관, 사구체, 세뇨관, 요관의 순으로 통과하면서 체내에 불필요한 대사물질, 노폐물은 주로 사구체에서 여과된다.**

  콩팥의 기능이 떨어지면 노폐물이 사구체를 통과하면서 혈액에 있는 단백질도 소변으로 빠져나와 단백뇨가 된다. 단백뇨가 있으면 콩팥은 다시 단백질을 흡수하려고 노력해 더 무리하므로 더 큰 병증으로 이어진다. 악성의 순환이 되어 고혈압, 당뇨, 만성 사구체염이 발생하고, 만성 사구체염이 오면 미세 혈뇨가 관찰된다.

- **(콩팥의 세뇨관)** 혈액의 산−알칼리 조절에 필요한 **수소이온(H^+), 암모니아, 포타슘 이온(K^+)은 콩팥의 세뇨관 세포에서 만들어져 세뇨관에 분비**된다. 다음의 화학반응식에서 정반응이 일어나 혈액 중의 이산화탄소(CO_2)가 세뇨관에서 물과 결합해 탄산(H_2CO_3)이 되고, 탄산이 곧바로 분해되어 수소이온(H^+)과 탄산수소 이온(HCO_3^-)이 되며 수소이온은 세뇨관(소변)으로 배출된다. 동시에 세뇨관에서 소금기인 소듐 이온(Na^+)을 재흡수하는 한편 알칼리성인 탄산수소 이온을 혈액으로 공급해 혈액이 약알칼리성인 pH 7.4를 유지하게 한다.

　　요약하면 **콩팥의 세뇨관에서 주로 산성인 수소이온을 체외로 배출시키고 알칼리성인 탄산수소 이온을 흡수해 혈액으로 보낸다.**

$$\text{폐} : CO_2 + H_2O \rightleftarrows H_2CO_3 \rightleftarrows H^+ + HCO_3^- : \text{콩팥}$$

　　위의 과정은 세포에서 배출한 이산화탄소를 혈장의 적혈구에서 수소이온과 탄산수소 이온으로 해리시켜 탄산수소 이온을 혈장에 의해 폐로 운반하는 과정과 유사하다.

　　폐에서는 탄산수소 이온이 이산화탄소로 전환되어 호흡으로 배출되는 역반응이 일어난다. 이와 반대로 콩팥에서는 이산화탄소가 수소이온과 탄산수소 이온으로 분리되어 수소이온을 세뇨관으로 배출함과 동시에 소듐(나트륨 Na)을 재흡수하고 탄산수소 이온을 혈액으로 보내는 정반응이 일어난다.

이렇게 체내의 이산화탄소는 인체의 기관과 환경에 따라 정반응 또는 역반응을 선택적으로 하는 가역반응을 하여 산성의 이산화탄소와 수소 이온을 체외로 배출시키고, 알칼리성인 탄산수소 이온을 혈액으로 보내 혈액의 약알칼리성을 유지한다.

2) 물, 소금기, 미네랄의 흡수와 배출

우리 몸의 혈액, 뇌 등에 있는 물, 소금기, 미네랄의 농도 조절은 뇌가 명령하고, 부신副腎 호르몬 등이 그 수단이고, 콩팥이 최종으로 수행한다.

혈액(혈장)에 있는 소금기인 소듐(나트륨 Na)과 염소(Cl)는 콩팥의 사구체를 지나 세뇨관에서 약 80%를 재흡수하여 혈액으로 보낸다. 세뇨관의 세포막에 있는 소듐펌프가 삼투압에 의해 수동운반으로 세포 속의 소듐 이온(Na^+)을 세포 밖으로 보내 재흡수한다. 이때 물도 재흡수 되며 염소 이온(Cl^-)도 전기적 차이에 의해 함께 재흡수 된다. **세뇨관의 소듐펌프는 소듐, 염소, 물을 재흡수하거나 체외로 배출**시키는데 상황에 따라 삼투압을 이용한 수동운반 또는 에너지를 사용한 능동운반을 한다.(제6장 2. 세포의 내액과 외액(혈장) 참조)

이뇨 작용이 있는 술, 커피, 차 등 카페인 음료를 많이 섭취했을 때는 에너지를 사용해 능동운반으로 소변으로 배출시킨다. 소금기를 따로 보충해 주지 않으면서 술, 카페인 음료를 많이 마시면 체내 소금기가 부족해지는 이유다.

소금의 진실과 건강

콩팥의 세뇨관에서는 물 이외 소금기인 염소(Cl), 수소이온(H⁺), 탄산수소이온 (HCO₃⁻), 포타슘(칼륨 K), 칼슘(Ca), 인(P) 등의 미네랄을 배출시키거나 재흡수해 혈액의 항상성을 도모한다. 따라서 **미네랄이 풍부한 천일염, 죽염을 몸이 원하는 대로 섭취하면 콩팥이 필요한 미네랄을 재흡수하거나 불필요한 미네랄을 배출시키기 위해 덜 노력하므로 콩팥 관련 질병의 예방과 건강의 기초가 됨을 알 수 있다.**

혈액이 pH 7.4±0.05일 때는 이러한 배출과 재흡수가 정상으로 이루어지나 이 범위를 벗어나면 정상으로 되돌리기 위해 세포, 콩팥, 폐가 무리하게 된다. 혈액이 알칼리성이나 산성, 어느 쪽으로라도 크게 벗어나면 콩팥, 폐가 무리하여 질병으로 발전되기는 마찬가지다. 즉 너무 짜거나 싱겁거나 콩팥이 고생해 멍들기는 마찬가지다. 고생에 약간의 차이가 있을 뿐이다.

3) 소금, 미네랄 조절의 한계와 콩팥질환

혈액이 pH 7.4±0.05일 때는 이산화탄소, 대사물질, 소금기 등 미네랄의 배출과 재흡수가 정상으로 이루어진다. 그러나 **이 범위를 크게 벗어나 병적인 상태인 pH 6.9에서 pH 7.7 사이를 오가면 이를 정상으로 되돌리려고 세포, 콩팥(신장), 폐가 무리하게 된다.** 특히 콩팥이 노폐물을 배출시키고 미네랄을 재흡수, 배출하기 위해 무리하여 결국 콩팥(신장)에 병증이 생겨 기능이 저하된다.

제5장의 동물실험에서 쥐에게 소금을 과다 섭취시키면 콩팥에 염증이 확대되면서 혈압이 올라갔다. 왜 그럴까?

소금을 과다 섭취하면 혈액에 소금 성분인 소듐(나트륨 Na)의 농도가 높아져 혈액의 수소이온농도가 pH 7.4 이상으로 알칼리성이 높아진다. 콩팥은 요세관에서 알칼리성인 탄산수소 이온(HCO_3^-)과 소듐(Na)을 소변 등으로 배출시켜 약알칼리성인 pH 7.4를 유지하려고 노력한다.

이런 콩팥의 노력에도 불구하고 염민감성 쥐에게 소금을 계속 과다 섭취시키면 콩팥이 과로로 염증이 커져 소듐을 배출하는 기능이 떨어지고 혈액의 항상성을 유지하지 못하여 소금기인 소듐(나트륨 Na)의 농도가 높아져 혈압이 올라갔다.

이때부터 세포내액과 세포외액인 혈장의 균형이 무너지고 삼투압의 원리에 따라 물이 세포내액의 산성에서 혈장의 약알칼리성 쪽으로 이동한다. 즉 세포 안에 있는 물이 혈액에 있는 소금기인 소듐(나트륨 Na)을 찾아 빠져나오므로 세포는 쭈그러들고 혈액의 물은 증가해 혈관이 팽창하는 등 혈압이 올라간다.

그러면 소금을 얼마까지 섭취하면 콩팥이 망가지지 않고 혈액이 항상성을 유지하여 정상으로 작동할 수 있을까?

현재까지 의학계에 알려진 바로는 콩팥(신장)이 정상인 사람은 일일 소금 섭취량의 10배까지 배출할 수 있다고 한다. 물론 이 양은 소금을 일시적으로 섭취할 경우이다. 혈액이 pH 7.4±0.05를 유지하는데 일시적으로는 최대 일일 섭취량의 10배 수준이지만 장기적으로는 그 이하가 되어야 할 것이다.

필자는 이 책에서 언급한 대로 천일염, 죽염을 짜거나 싱겁지 않게 간을 맞춰 몸이 원하는 대로 섭취할 경우는 일일 최대 섭취량의 5배 이하로 추정되며 이 수준에서는 콩팥에 무리가 가지 않을 것으로 본다.

그러나 저염식을 계속하면 소화기관 질환이 시작되고 신장(콩팥)에서 소듐(나트륨 Na)을 흡수하려고 노력해 신장 관련 질환이 오고 이어서 간, 심장, 폐 질환으로 확대되는 것이 일반적인 진행 경로이다.

소금을 과다 섭취하면 혈압이 올라가는데 간과해서는 안 될 사항이 콩팥에 염증이 발생해 기능이 저하된 이후에 혈압이 올라간다는 점이다. 소금의 섭취량에 따라 다르나 소금과 관련해 혈압이 올라갈 경우는 이미 콩팥에 이상이 발생한 이후이다.

따라서 **너무 싱겁거나, 짜거나 지나치면 결과는 유사하다. 그러나 같은 값이면 싱거운 것보다 짭짤한 것이 더 좋다.** 콩팥의 요세관은 짭짤하게 먹어 체내에 남는 미네랄을 체외로 배출시키기는 쉬우나 체내에 없는 미네랄을 흡수하기 위해서는 소변을 거르고 거르는 등 고생을 더 하게 되기 때문이다.

이런 상태가 지속되면 콩팥 관련 질병으로 이어져 결국은 신장(콩팥) 투석하게 된다. 콩팥 기능이 저하되면 과부족 미네랄을 그때그때 배출, 재흡수하는 기능이 미약해 시차를 두고 완충작용이 일어나기 어렵다.

신장(콩팥) 투석환자는 소듐, 포타슘, 인(P) 등이 많으면 안 좋다고 하는 이유이다. 그렇다고 너무 싱겁게 먹거나 이런 미네랄을 거의 섭취하지 않으면 콩팥은 체내에 없는 이런 미네랄을 흡수하려고 노력하므로 더 안 좋아진다. 육상의 채소 등에는 포타슘(칼륨 K), 칼슘(Ca)이 많고 천일염, 죽염, 쌈장에는 바다의 미네랄인 소듐(나트륨 Na), 마그네슘(Mg)이 많다. **콩팥이 약하거나 신장 투석환자는 음식을 먹을 때마다 육상과 소금기가 있는 바다의 음식을 함께 먹으면 균형이 이루어져 콩팥의 부담**

이 줄어든다. 바다의 미네랄과 육상의 미네랄, 즉 음양이 조화를 이룬다.

저염식을 하거나 포타슘(칼륨 K)이 많은 채소, 과일 등 육상식품을 많이 섭취하면 혈액에 소금기인 소듐(나트륨 Na)에 비해 포타슘이 상대적으로 많아져 축적된다. 신장(콩팥)이 체내에 쌓인 포타슘(칼륨 K)을 배출시키기 위해 무리해 신부전으로 이어진다. 저염식을 하면서 포타슘이 많은 육상 음식물을 많이 섭취해서 포타슘의 양이 일정 이상(역치, threshold value; 생물이 자극에 대해 어떤 반응을 일으키는 데 필요한 최소한의 자극의 세기)이 되면 남는 포타슘을 배출하지 못해 콩팥(신장)이 망가진다.

여기에 체내 물의 양은 소금기인 소듐(나트륨 Na), 포타슘(칼륨 K)에 비례하는데 소듐이 충분하지 못해 물도 부족하게 되어 심장이 산소와 영양분을 제대로 공급받지 못하게 된다. 또한 근육과 관련된 포타슘(칼륨 K)은 많아 근육, 심장 등의 과흥분을 유발해 부정맥, 저혈압, 심할 경우 심정지가 올 수 있다.

일반적으로 콩팥이 안 좋으면 싱겁게 먹어야 한다고 알고 있으나 잘못 인식된 지식 중에 하나다. 음식물을 섭취할 때부터 몸이 원하는 대로 간을 맞춰 먹어야 한다. 저염식을 지속하면 혈장의 미네랄 등 혈액의 항상성이 유지되지 못해 점점 여러 장기에 악영향을 미친다.

따라서 식사할 때마다 물과 소듐, 포타슘 등 미네랄이 균형을 이루어야 가장 좋다. **9천 년 동안 이어져 온 야채에 쌈장을 넣어 쌈을 싸 먹는 조상의 지혜로운 식습관을 곰곰이 돌이켜 봐야 한다.**

5. 탈수증, 온열질환과 저소듐혈증

체내에 물과 소금기가 부족해 탈수가 오는 것은 크게 세 가지로 분류된다. 이뇨 작용이 있는 카페인 음료를 섭취하는 것, 의도적으로 저염식을 하는 것, 여름철 무더위 등으로 땀을 많이 흘러 체내 물의 보유량이 줄어든 것이다.

첫째, 술, 커피, 녹차, 탄산음료 등 이뇨 작용이 있는 카페인 음료를 섭취할 때다. 술, 커피, 사이다, 콜라 등은 이뇨 작용이 있으므로 체내 물의 배출이 많고 물이 배출될 때 소금기인 소듐(나트륨 Na), 포타슘(칼륨 K)도 함께 배출되어 체내에 물과 소듐, 포타슘이 부족하게 된다. 이때는 물도 마셔야 하고 짭짤한 국물로 소금기도 채워줘야 속이 시원함을 느낀다. 술을 많이 마신 다음 날이면 갈증을 느끼고 짭짤한 국물이 생각나는 이유이다. 더 좋은 방법은 술, 커피, 차 등을 마실 때 소금을 넣어서 간을 맞춰 마시는 것이다. 그러면 다음 날 아침 갈증과 짭짤한 국물 등을 덜 찾게 되고 몸에도 좋다. 요즘은 **소금 커피 등 소금기가 들어있는 카페인 음료가 상품으로 판매**되고 있다.

카페인이 들어 있는 음료의 섭취는 어느 정도 관리가 가능하고 개인의 선택에 달려있어 크게 문제가 되지 않으나 습관화되면 역시 질병으로 이어질 수 있다.

둘째, 의도적인 저염식을 해서 습관화되면 본인도 모르는 사이에 탈수가 서서히 진행된다. 체내 물의 양은 소듐, 포타슘 등과 비례하기 때문에 소금기가 부족하면 체내 물 보유량도 줄어들어 서서히 탈수되어 몸이 마르고 여러 질병으로 이어진다. 탈수되면 우리 몸은 자연스럽게 **소금기를 채워달라는 신호를 보내는데 이를 인식하지 못하고 소금기 대신에 단 것 등 본인이 좋아하는 것을 많이 섭취해 비만**이 된다. 이와 반대로 단것도 섭취하지 않고 저염식을 지속하면 체내 소금기가 부족해 물 보유량도 줄어들어 몸이 바짝 마르게 된다.

정상인 사람의 체내 물 보유량은 태어날 때는 체중의 약 80%에서 10대에는 70%로, 사망할 때는 40%~45%로 태어날 때의 절반 수준으로 줄어든다. 저염식을 지속하면 체내 물 보유량 감소가 지속되어 나이 들수록 탈수가 심해진다.

셋째, 무더위 등으로 땀을 많이 흘리는 경우이다. 여름철 무더위에 땀을 많이 흘리면 갈증을 심하게 느낀다. 낮 동안의 일이 끝나고 저녁이 될수록 갈증은 심해져 물을 한두 컵 마실 때는 갈증이 해소된 것 같으나 조금만 지나도 갈증이 반복된다.

갈증이 심하지 않을 때는 체내에 부족한 물의 일부만 마셔도 해소된 느낌이다. 그러나 체내 물 부족이 커서 갈증이 심할 때는 물을 마셔도 금방 갈증이 나고 물을 많이 마시려고 해도 속이 거북하고 마시기가 힘들다.

땀을 많이 흘리면 땀인 물과 소금기(소듐 Na)가 함께 배출되어 혈액 중에 물뿐만 아니라 소금기의 농도도 낮아진다. 여기에 갈증이 심해 짧은 시간에 물을 많이 마시면 콩팥에서 빨리 배출시키지 못해 혈액에 물이 많아져 혈액의 소금기가 희석되므로 **혈액의 소듐(소금기) 농도는 더욱 낮아지는 저소듐혈증(hyponatremia)이 발생한다. 저소듐(나트륨**

소금의 진실과 건강

Na)혈증이 발생하기 시작해 갈증이 사라지지 않는다고 또는 일부러 계속해서 물을 많이 마시면 혈액의 소금기 농도는 더욱 낮아져 혈액에 있는 물이 세포로 이동해 세포가 부풀어 오르고 혼수상태가 오는 등 치명적인 결과로 이어진다.

더운 날씨에는 물을 많이 마셔야 좋다고 알려져 있는데 이것도 저염식과 함께 잘못 인식된 지식 중의 하나다. 2007년 미국 캘리포니아의 물마시기 대회에서 젊은 여성이 3시간에 물 6리터를 마신 후에 사망한 일이 있었다.

여름철 **탈수증**으로 인한 사망자가 1960년대 이후 잠시 감소하다가 **지구온난화로 다시 증가**하고 있다. 지구온난화와 관련한 최근 국제기구의 보고에 의하면 **2050년대에는 지구의 사막화가 가속화되어 여름철에는 일상생활도 힘들 것이라고 한다. 그런데도 현재의 의학과 언론에서는 온열질환으로 사망자가 많을 때마다 물만 많이 마시라고 한다.**
특히 한국은 미네랄이 풍부한 천일염, 죽염이 있어 심한 더위로 땀을 많이 흘릴 때는 소금물을 마셔야 온열질환이 예방되는데도 물만 많이 마시라고 한다. 이는 빨리 죽으라고 재촉하는 것과 같다. 땀을 많이 흘릴 때는 땀에 함유된 소금기만큼의 소금을 보충해줘야 한다.

이 책이 지구온난화로 인한 탈수와 온열질환의 대응 방안이 되어 온열질환으로 인한 사망자의 감소에 도움이 되기를 바란다.

땀과 탈수증(온열질환)

- 충남 서산에서 아주머니들이 물병 하나씩 갖고 서산 6쪽 마늘을 수확한다. 초여름 더위로 갈증이 심해 물을 많이 마셨는데도 갈증은 해소되지 않고 오히려 점점 더 심해진다.

- 병원에 가서 **소금물인 링거주사를** 맞고 일당 10만 원 받아 8만 원을 주고 2만 원이 남았다. **마늘밭에서 마셨어야 할 소금물을 돈 내고 병원에서 마시고 고생하고 몸만 망가졌다.**

- 1960년~1970년대 여름에 농촌에서 일하다 탈수로 쓰러져 죽었다는 뉴스가 많았는데 개선되지 못하고 지속되고 있는 이유는 무엇일까?

- 더위에 땀을 흘리면 물만 많이 마시면 된다고 생각한다. 땀은 곧 물이기 때문에. 그러나 **땀은 물과 소금(소듐 Na), 포타슘(칼륨 K) 으로 이루어졌다. 땀이 체외로 빠져나갈 때 소금기인 소듐과 함께 빠져나간다. 그래서 땀이 짜다.** 땀을 많이 흘리면서 덥다고 물만 많이 마시면 체내 소금기가 희석되고 고갈되어 물을 마시기도 힘들고 온열질환은 더욱 악화된다. 체내 물의 양은 소금기에 비례하므로 소금기가 부족하면 물 부족으로 탈수되어 어지럼증, 쓰러짐 등의 증상이 함께 일어난다.

- **땀을 많이 흘릴 때는 몸이 원하는 대로 물과 함께 체내 소금기를 충분히 보충해줘야 한다.** 이것이 군대에서 행군할 때나 마라톤 선수가 소금물을 마시는 이유이다.

6. 임신, 출산, 태아의 발육

1) 임신

동물과 인간은 체내 소금기가 부족하면 활력이 떨어지고 성욕이 감퇴한다는 실험 결과도 있다. 소금은 동물에게 활기를 갖게 하고 짝짓기를 갈구한다. **실험용 생쥐도 소금기가 부족하면 임신이 잘 안되는 등 번식의 실패를 유발한다.** 여성이 콩팥의 이상으로 체내 소금기가 부족하면 임신, 출산율이 낮은 것으로 알려져 있으며, 소금기는 임신뿐만 아니라 아기의 발육을 좌우한다.

여성의 질은 산성이고 남성의 정액은 알칼리성으로 산성인 여성의 질 안에 알칼리인 남성의 정액이 들어가면 중화되어 정자가 활동하기 좋은 환경이 되고 난자를 찾아가기 쉽다.

그러나 여성이나 남성이 산성이나 알칼리성이 강하거나 약해 여성의 질에서 산-알칼리의 중화가 이루어지지 못하면 정자가 눈보라 속에 난자를 찾아가는 것과 같이 활동하기 어려운 환경이 되어 임신이 잘되지 않는다.

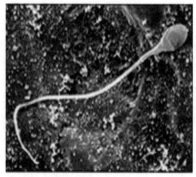
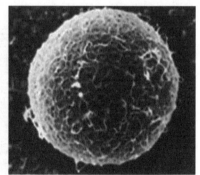

그림 6-5 정자와 난자

2) 양수와 태아의 성장

태아는 자궁 내에 있는 양막羊膜(amnionic membrane)으로 둘러싸여 있는 양수羊水에서 출산할 때까지 산다. 인류가 바닷물에 살다 육지로 올라왔듯이 새 생명도 바닷물과 유사한 양수에서 시작한다. 우주의 신비요 변하지 않는 진리이다.

양수는 태아의 몸과 정신을 형성하는 터전이요, 외부 충격에 완충작용을 하고, 세균 감염을 막는 등 병원균으로부터 보호해주는 보호막이고, 태아의 체온을 조절하고, 편안하게 운동하며 놀고 지낼 수 있는 보금자리이다.

임신 4주~5주가 지나면 양수가 차기 시작해 6개월~7개월까지 증가하며 마지막에는 약 1리터가 된다. **양수는 염분농도가 약 1.2%로 혈액의 0.9%보다 더 강한 알칼리성이며 혈액보다 바닷물에 더 가깝다.** 주요 성분은 소듐(나트륨 Na), 염소(Cl), 포타슘(칼륨 K), 칼슘(Ca), 아이오다인(요오드 I) 등이다.

양수가 부족하면 태아는 편안하지 못해 짜증을 내고 정신적으로 안정되지 못하며 운동량도 부족해 발육이 늦는 등 저체중 아이를 출산할 확률이 높다. **양수의 소금기 농도가 낮거나 미네랄이 부족하면 세균 등 병원균의 침입에 취약하고 태아의 장기가 간장, 심장, 지라(비장), 폐장, 콩팥(신장) 등의 순서대로 형성될 때 그 시기의 태아가 섭취하는 영양분, 양수의 양과 질에 따라 해당 장기의 형성에 영향을 주게 된다.** 양수가 1.2%의 소금기 농도를 유지하면 병원균이 양수에 들어와 태아에게 가는 사이에 사멸하나 소금기 농도가 낮으면 태아에게 접근해 문제가 될 수 있다.

특히, 저염식 등으로 미네랄 중에서도 아이오다인(요오드 I)이 결핍되면 정신, 성장의 장애, 갑상샘(선) 기능 저하, 태아의 사망 등으로 이어질 수 있다. 그래서 임신부의 일일 아이오다인 권장량은 150mcg으로 일반인의 50mcg~70mcg 보다 2배 수준이 높다.

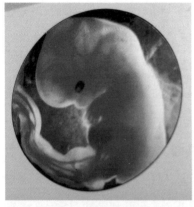
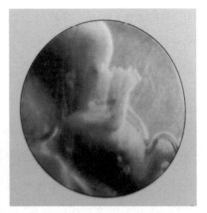

그림 6-6 양수 속의 태아 (좌 5주, 우 4개월)
자료: 『사춘기와 성』 나성훈, ㈜예림당, 2010.

3) 입덧의 원리와 의미

임신 후 4주~5주가 지나면 입덧을 하는데 이는 양수가 차기 시작하는 시기로 체내에 바닷물과 유사한 양수를 만들기 위해 물과 소금기, 미네랄이 필요하다는 신호다. 여성의 체내에 바닷물과 유사한 양수를 만들어야 하므로 도와달라는 호소인데 알아듣지 못하는 임신부가 많다. **물과 소금기, 미네랄을 많이 섭취해 달라는 것으로 이를 만족시켜주면 입덧이 얼마 가지 않고, 만족되지 못하면 오래간다.**

입덧에 대한 원리는 9. 샘창자(십이지장)에 상세 설명이 있어 중복되나 편의상 요약한다.

우리가 음식물을 섭취하면 위장에서 위산과 섞여 머문 다음 샘창자(십이지장)를 통해 작은창자(소장)로 내려간다. 이때 위장의 끝에 있는 유문괄약근이 열려야 음식물이 내려갈 수 있는데 조건이 있다. 음식물이 샘창자를 떠나 작은창자로 내려가면 이자(췌장)에서 알칼리성인 탄산수소소듐(NaHCO3 베이킹 소다, 중조)을 샘창자에 분비해 위에서 내려온 산성의 음식물이 쓸고 내려간 샘창자를 중화시켜준다.

그러나 이자(췌장)에서 분비될 탄산수소소듐이 부족하면 샘창자와 작은창자가 강한 산성의 음식물로 염증이 발생 되기 때문에 유문괄약근이 열리지 않는다. **유문괄약근이 열리지 않으면 위장에 있는 음식물이 발효되면서 가스가 발생하여 목과 입으로 역류하면서 구역질, 구토 등이 생기는데 이것이 입덧이다. 이런 상태가 계속되면 역류성 식도염으로 발전하며 저염식을 하는 사람에게 나타나는 현상과 같다. 저염식으로 인한 소화 관련기관의 질환이나 입덧은 같은 원인으로 발생된 것이다.** 이런 원인은 위산을 중화시킬 탄산수소소듐이 물, 소금기(나트륨 Na), 이산화탄소로 만들어지는데 이들이 부족해 탄산수소소듐이 샘창자로 충분히 분비될 수 없기 때문이다. 물과 소금기 부족이 원인이다.

이는 임신 초기에 양수를 만들려면 소금기가 평소보다 더 많이 필요한데 임신부가 소금기를 평소보다 더 많이 섭취하지 않아 이자에서 소금기와 물 부족으로 위산을 중화시킬 탄산수소소듐을 충분히 만들지 못해 발생한다. **그래서 임신부는 임신 초기에 평소보다 양수용 소금기와 물을**

훨씬 더 많이 섭취해줘야 한다.

이런 몸의 신호를 알아듣지 못하고 저염식에다 좋아하는 햄버거, 치킨 등 소금기와 미네랄이 거의 없는 음식을 즐겨 먹는 임신부는 입덧이 오래가고 양수가 적어 태아에게 고통을 주게 된다.

양수가 적을 때는 기형아, 유산이나 사산의 원인이 된다. 양수가 부족하면 태아의 산상, 심장, 폐, 콩팥 등의 장기와 근육이나 **뼈가** 제대로 성장하기 어려우며, 임신 후기까지 양수가 부족하면 자궁을 여는 힘이 부족해 제왕절개로 출산하기 쉽다.

4) 출산과 수유, 미역국

다음으로 **엄마 젖을 먹이는 시기와 미역국**이 중요하다. **산모의 젖은 보통 출산 후 3일 전후가 되어야 제대로 나오는데 이 기간이 신생아에게는 중요해서 엄마 젖이나 분유를 먹이지 말라는 자연의 섭리이다. 엄마 젖이 나올 때까지 신생아는 단식해야 한다는 신호다.**

출산 과정에서 태변과 양수가 신생아의 뱃속에 들어가 오염될 수 있으므로 태변, 양수를 토해내 신생아의 뱃속이 깨끗해야 오장육부가 건강할 수 있기 때문이다. 엄마 젖이 나올 때까지 엄마 젖을 물려주되 입술을 물로 적셔줄 정도가 좋다.

신생아가 이 단식 기간에 태변, 양수 등 뱃속의 노폐물을 배출시키도록 지켜봐야 한다. 노폐물이 배출되지 않는 상태에서 수유하는 등 우유를 주면 노폐물과 우유가 섞여 노폐물 배출이 오래 걸리고 이 기간에 인체의 여러 장기에 미치는 영향이 크다. 특히 아토피 등 피부병이 바로 나타나는 등 여러 가지 질병의 원인이 될 수 있다.

현대는 의료 환경이 좋아 신생아가 태어난 첫날부터 분유를 먹이기도 한다는데 아토피 등의 원인 중에 하나라고 본다.

출산한 산모는 바로 뜨거운 미역국을 먹어 땀을 통해 몸속의 노폐물을 배출시키고 젖을 만드는데 필요한 영양분을 공급해줘야 한다. **우리 조상은 예부터 한결같이 출산하면 임산부가 맨 처음 먹는 음식이 소금기, 미네랄 중에서도 아이오다인(요오드 I)이 많고, 쇠고기도 잘게 썰어 넣어 영양도 균형이 있는 미역국이었다.** 미역에 함유된 미네랄을 분석할 장비도 없던 시절에 우리 조상은 눈으로 보는 것보다도 더 상세하게 파악하고, 육지와 바다의 음식 재료뿐만 아니라 우리 몸의 구조, 태아의 발달까지 통달하고 있었다.

소금의 진실과 건강

양수 속의 태아 – 일생에 가장 중요한 시기

- 양수羊水(amnionic fluid)에 있는 태아는 양수의 환경에 따라 육체의 건강이 좌우되고 엄마의 태교胎敎에 따라 정신건강이 좌우되는 일생에서 가장 중요한 시기이다.

- 정자와 난자가 결합해 세포분열을 하면 줄기세포(stem cell)가 되고 어기에서 여러 장기가 형성되는 씨앗으로 분화하여 간장, 심장 등이 형성된다. 이때가 임신 4주~5주로 장기가 정상으로 형성되고 보호될 수 있도록 양수를 채우기 시작한다.

- 이 시기에 육체가 형성되기 시작되면서 정신인 영혼이 육체를 찾아 양수 안에 머문다. 새 보금자리로 이사 온 영혼은 양수가 생소해 머무는 시간은 짧고 임신부를 떠나 돌아다니다 분만이 가까워질수록 태아에게 머무는 시간이 길어진다.

  임신중절을 살인으로 볼 것인가에 대한 논란도 정신이 태아의 육체에 들어오는 때가 언제인가에 대한 논쟁이다.

- 양수에 머무는 영혼을 교육하는 것이 태교이며 세상을 배우는 첫 수업으로 엄마가 이야기해 주는 대로 받아들이므로 일생에서 가장 중요하다. 자식 교육 중에서 태교가 가장 효과가 크고, 출산 이후는 시간이 지날수록 효과가 감소한다.

- 태아는 양수의 환경이 적합하면 건강하고 태교를 잘하면 지혜로워 태어나서부터 하는 짓이 다르다. 사람들은 이를 타고났다고 하며 팔자라고 한다. 물론 태아를 찾아오는 정신 자체가 지혜로

우면 더 좋다.

• **태어나서는 돌까지의 교육이 중요하고 다음으로 세 살에서 네 살 까지가 중요하다.** 어린애가 서너 살까지는 자기와 세상이 하나이 므로 선악善惡의 구분이 안 되어 부끄럼도 몰라 길거리 등 아무 데나 오줌도 눈다. 그러다가 이 나이 어느 때부터 세상과 내가 다 르다는 것을 느끼게 되고, **나와 남을 구분하는 자아自我를 갖게 된다.**

　　이때부터 부끄러움을 느끼고 기억하기 시작한다. 자아를 갖 게 될 때까지의 교육효과가 크고 이후부터는 점점 떨어진다. 초 등학교 이삼 학년이 되면 주관이 발달해 선택적으로 받아들이기 시작하고 교육효과도 급격히 떨어지기 시작한다. 이때부터는 스 스로 느끼고 개발하고 노력해야 하는데 서너 살 때까지의 교육 이 밑바탕이 된다. 그래서 우리 속담에 '세 살 버릇이 여든까지 간다.'라고 한다.

　노년이 되면 대부분 사람은 자기 고집만 늘어난다. 그래서 어리석 은 사람은 늙어가고 지혜로운 사람은 성장한다는 말이 있고 성인은 타고날 때부터 다르다고 한다. 노자, 석가모니, 예수, 아인슈타인 등의 성인은 30대 전후에 성인으로서의 뜻을 이루고 남은 생을 인류 를 위해 베풀다 갔다.

7. 간장

간장의 주요 기능은 쓸개즙(담즙)을 만들고 유해 물질을 쓸개즙으로 배설하며 유독물질을 파괴하고 독성을 제거하여 병원균에 대비하고, 오래된 적혈구를 분해해 처리하고, 비타민을 흡수 저장하고, 지방과 단백질을 탄수화물로 전환하고, 포도당 등 영양분을 관리한다. 아미노산을 분해하면시 생싱된 질소 폐기물을 콩팥에서 배출할 수 있도록 요소로 전환시킨다. 또한 혈액을 응고하는 프로트롬빈, 피브리노겐을 생성하고 혈액 응고를 억제하는 헤파린(heparin)을 생산한다. 콩팥은 간장이 이런 역할을 할 수 있도록 필요한 미네랄을 흡수해 혈액에 보내고 간에서 생성된 폐기물을 배출하는 등 간장과 콩팥이 협력한다.

간은 약 500여 종류의 대사에 관여해 음식물을 소화하고 영양분을 저장하는 역할 등을 하며, 이에 필요한 호르몬을 분비하므로 갑상샘, 전립샘, 침샘과 같은 거대한 샘의 하나이다. 이렇게 많은 일을 하므로 간에 생길 수 있는 질환도 100여 가지 이상으로 관리가 안 되면 질환도 많다.

특히 지방의 소화, 흡수에 필요한 알칼리성 소화액인 쓸개즙(담즙)을 만들어 간 바로 밑에 있는 쓸개나 샘창자로 직접 보낸다. 쓸개는 이를 농축해 보관하고 있다가 작은창자에서 소화가 진행될 때만 샘창자(십이지장)로 분비해 샘창자와 작은창자에서 지방 등 영양분을 소화, 흡수한다. 샘창자로 분비되는 대부분의 쓸개즙은 간문맥을 통해 간으로 재흡수되어 다시 쓸개즙(담즙)으로 순환 분비된다.

간세포에서 생성한 쓸개즙은 소듐 이온(Na^+) 또는 포타슘 이온(K^+)

등으로 되어 있어 이들이 부족하거나 간세포가 손상된 간염, 간경화가 있으면 쓸개즙(담즙)형성이 잘 안돼 소화 장애가 발생한다.

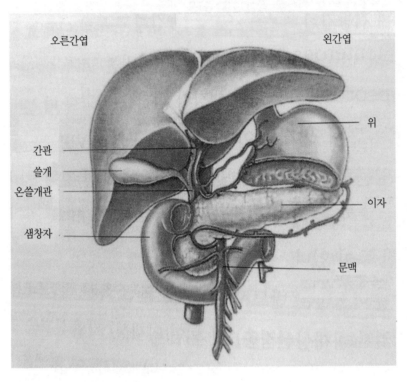

그림 6-7 간장 등 소화 관련기관
자료: 『인체생리학』 도서출판 대학서림, 2018.

간세포의 손상이나 간염을 유발하는 세균, 바이러스의 감염은 탈수와 깊은 관련이 있다. 탈수로 콩팥의 노폐물 대사가 원활하지 못하면 혈액 중의 노폐물이 간을 거치면서 간에 더 많은 부담을 안겨준다. 또한 **혈액 중 혈장의 소금기(나트륨 Na) 농도 0.9%의 항상성을 유지해야 하나 탈수로 물만 많이 마시면 혈액이 물로 희석돼 혈장의 소금기(소듐)가 0.9% 이하로 낮아져 세균 감염의 가능성이 커진다.**

소금의 진실과 건강

이에 따라 땀을 많이 흘려 온열질환이 되거나 저염식 등으로 탈수가 될 때 물만 많이 마시면 간세포의 기능이 떨어지고 쓸개즙(담즙)의 배출이 줄어든다. 그 결과 소화 장애, 세균 감염으로 간염, 간경화는 물론 급성장염 등 생명까지 위험할 수 있다. 소화를 원활하게 하고 바이러스 등 병원균에 대처하기 위해서는 물과 미네랄이 풍부한 소금을 함께 섭취하는 것이 최선이다.

이와 같은 다양한 기능 이외에도 일상에서 **간은 정신을 활발하게 유지하는 역할도 한다. 정신적인 기氣를 강하게 해 용기를 갖게 하고, 흑담즙과 황담즙을 만들므로 슬픔과 분노의 감정에도 관계가 깊다.** 우리 속담에 용기가 있으면서 겁이 없는 사람에게 '간덩이가 부었다.', 슬픔을 느낄 때 **'애간장이 탄다.'**, 놀랐을 때는 **'간이 콩알만 해졌다.'**라고 한다.

간이 용기와 감정에도 민감하나 반응을 나타내지 않는 두 가지가 있다. 첫째는, 간의 대부분이 손상될 때까지 증상을 느끼지 못한다는 것이다. 둘째는, C형 간염바이러스가 몸속에 몇십 년을 살고 있으면서 증상도 없이 어느 때부터 간염으로 발전한다는 것이다. 이 두 가지는 평소에 건강검진 등 병원에서 진찰받을 때 관심을 가져야 한다.

8. 위장

순소금(염화소듐 NaCl) 100g을 원자량 기준으로 구분하면 소듐(나트륨 Na)이 약 40g이고 염소(Cl)가 약 60g이다. **우리가 소금을 섭취하면**

60%는 염소로 소화액인 위산이 되어 위장 등 소화 관련기관에서, 40%는 소듐(나트륨)으로 혈액에서 역할을 한다. 소금 중에 일부가 반대로 염소가 혈액에, 소듐이 소화 관련기관에서 작용한다.

소금 중의 염소(Cl)는 위장 등 소화기관에서 물(H_2O)과 결합해 염산(HCl)이 되는데 이를 위산이라 하며 pH 1.2~2.5로 인체에서 가장 강한 산성으로 단백질 등의 소화 작용을 한다. 위산은 미생물을 죽이는 살균작용도 하는데 위산이 약하거나 역할을 제대로 못 할 경우는 병원균에 시달리게 된다.

따라서 **우리 몸에 소금과 물이 부족하면 위산이 생성되기 어려워 소화 기능과 살균작용이 원활히 이루어지지 못한다.**

위장은 우리가 섭취한 음식물이 3시간~4시간 머무는 동안 위산으로 음식물을 푹 적시면서 근육 수축을 통해 짓눌러댐으로써 화학적, 물리적으로 소화를 시킨다. 강한 산으로 음식물을 소화시킬 수 있는 것은 위장을 둘러싸고 있는 위벽이 강한 산성에 견딜 수 있기 때문이다. 위벽에는 알칼리성인 탄산수소 이온(HCO_3^-)이 점액으로 분비되어 위 안의 강한 산성과 반응해 중화된다. 음식물이 어느 정도 소화가 되면 샘창자(십이지장)를 거쳐 작은창자(소장)로 내려간다. 음식물이 빠져나간 위벽과 위를 탄산수소 이온(HCO_3^-)이 중화시켜 중성의 상태로 만드는 과정으로 아래의 화학반응식에서 좌측에서 우측으로 진행된다.

$$H^+ + HCO_3^- \rightarrow H_2CO_3 \rightarrow H_2O + CO_2$$

위벽의 세포에는 탄산수소 이온이라는 강한 알칼리성의 점액이 분비

소금의 진실과 건강

되지만 위 내부의 강한 염산으로 적셔진 음식물과 접하고 있으므로 세포 중에서 수명이 가장 짧다. 위벽에 분비되는 탄산수소 이온이 부족하면 위산을 중화시키는 힘이 부족해 위벽이 손상을 입게 되는데 이것이 위염, 위궤양, 위 천공 등이다. 따라서 **싱겁게 먹으면 소금기 부족으로 탈수가 지속되고, 소금기와 물 부족으로 위장 등 상부 소화기 염증을 일으키는데 고치기 어렵고 재발한다.**

9. 샘창자(십이지장)

위장의 맨 아래에서 작은창자(소장)로 연결되는 위와 작은창자의 사이에 샘창자(십이지장)가 있다. 위에서 분비된 소화액인 강한 염산에 적셔진 음식물이 3시간~4시간이 지나면 위에서 샘창자로 내려온다. 샘창자에서는 지방의 소화를 돕는 **쓸개즙(담즙)**과 탄수화물, 지방, 단백질 등의 소화를 돕는 소화효소가 풍부한 **이자액(췌액)**이 분비되어 소화 시킨다.

쓸개즙(담즙)은 간에서 생성해 쓸개가 저장하고 있다가 필요할 때 분비하거나 간에서 직접 분비하기도 한다. 이자는 소화효소와 알칼리성인 탄산수소소듐($NaHCO_3$, 베이킹소다)으로 구성된 이자액(췌액)을 만들어 샘창자에 위산이나 지방이 있을 때 샘창자로 분비한다. 소화된 단백질, 지방 등 음식물이 샘창자를 떠나 작은창자로 내려가면 이자에서 알칼리성인 탄산수소소듐을 샘창자에 분비해 위에서 내려온 산성의 음식물이 쓸고 내려간 자리를 중화시켜 위산으로 인한 샘창자와 작은창자의 손상을 방지한다.

그러나 이자액(췌액)에 많이 들어있는 탄산수소소듐(NaHCO₃)이 샘창자로 얼마나 분비될 수 있느냐에 따라 위의 출구에 있는 유문괄약근이 열리기도 하고 열리지 않기도 한다.

이자(췌장)에서 분비하는 탄산수소소듐이 샘창자로 내려온 위산을 충분히 중화시킬 수 없을 때는 유문괄약근은 이완되지 않아 위의 출구는 열리지 않는다. 그 결과 위에 있는 음식물은 샘창자를 통해 작은창자로 내려가지 못하고 위에 계속 머물게 된다. **이에 따라 위장에서 강한 위산과 섞인 음식물이 위에 계속 머물면서 위산과 체온으로 발효되면서 발생한 가스와 거품이 목과 입으로 배출되는 과정에서 구역질, 구토, 소화불량이나 체한 느낌이 든다. 임신으로 인한 입덧도 같은 현상이다.**

유문괄약근이 열리지 않으면 위에 있는 가스가 구역질, 구토 등으로 입으로 나오고, 유문괄약근이 열려 음식물이 작은창자로 내려가면 이때부터 발생한 가스는 방귀로 나온다.

또한 유문괄약근을 움직이는 근육의 힘이 부족하거나 탄산수소소듐을 생성하는 원료인 물, 소듐(나트륨 Na), 이산화탄소가 부족해 탄산수소소듐이 샘창자로 충분하게 분비될 수 없는데도 유문괄약근이 열리게 되면 위에 있던 산성의 음식물이 바로 소장(작은창자)으로 내려가므로 장염, 소장 괴사 등이 발생한다.

문제는 이자(췌장)에서 탄산수소소듐이 샘창자로 충분히 분비되지 않아서 일어나는 현상이다. 탄산수소소듐은 소금 중의 소듐과 물, 이산화탄소로 만들어지는데 체내에 이들이 부족하기 때문이다. 이산화탄소는 세포에서 영양분의 대사 과정에서 발생하므로 자연스럽게 공급된다. 문제는 소금 중의 소듐(나트륨 Na)과 물이다.

저염식을 하면 체내에 소듐이 부족해 물이 부족하고, 물만 많이 마시면 물이 소변으로 배출될 때 소듐도 함께 배출되어 체내 소금기가 희석되어 체내 물 보유량이 더 줄어드는 탈수 현상이 가속화된다.

결국 몸에 소금기가 부족하면 물 보유량이 줄어들고 이자(췌장)에서 탄산수소소듐을 만들어 분비하는 양도 줄어들어 샘창자에서 위의 음식물을 중화시킬 수 없을 때는 위 하부에 있는 유문괄약근이 열리지 않는다.

체내에 소금기와 물이 부족하면 위산의 분비도 감소하고 이자(췌장)에서 만드는 탄산수소소듐도 감소하여 소화 장애는 물론 소화 관련 질환으로 연결된다.

10. 작은창자와 큰창자

1) 작은창자(소장)

작은창자는 위장에서 소금 중에 염소로 만들어진 소화액인 염산으로 푹 적셔져 내려온 음식물 중의 영양분을 흡수한다. 작은창자의 입구에 있는 샘창자(십이지장)로 3대 영양소를 분해하는 소화효소인 이자액(췌장액)과 간에서 만들어 지방의 소화를 도와주는 담즙(쓸개즙)이 분비되어 작은창자에서 모든 영양분을 흡수한다.

작은창자는 영양분을 잘 흡수할 수 있도록 길이가 6m~7m로 길고 미세한 융모絨毛 같은 돌기들이 많아 표면적이 넓으며, 음식물은 연동운동을 하면서 수축과정을 통해 큰창자로 내려간다.

작은창자도 소화액이 강한 산성인데 상피세포가 안쪽 벽을 감싸고 끈끈한 점액을 분비해 벽을 보호하고 있다. 이 세포들은 음식물 속의 미생물과 싸우고 강한 소화액에 견뎌야 하므로 3일~4일 살고 새로운 세포로 교체되는 등 수명이 짧다.

위장과 작은창자는 소금(NaCl)의 성분인 소듐(Na)과 염소(Cl)의 두 가지 다 필요로 하는 곳이다. 염소는 소화액인 염산으로, 소듐은 이 염산을 중화시키는 탄산수소소듐($NaHCO_3$)으로 사용된다.

따라서 **저염식으로 체내에 소금기(염분)가 부족하면 먼저 위장염, 장염, 소장 괴사 등 위장과 작은창자의 고통이 점차 심해**진다.

2) 큰창자(대장)

큰창자는 길이 1.5m로 주로 수분을 흡수해 변이 원활하게 체외로 빠져나갈 수 있도록 조절하며, 체내에 수분이 부족하면 수분을 재흡수해 체내로 보낸다. 또한 우리 몸이 필요로 할 때 비타민, 미네랄 등도 흡수하는 곳이다.

큰창자에는 영양분을 흡수하고 남은 폐기물뿐만 아니라 죽은 세포, 떨어져 나온 창자 세포, 죽은 적혈구 등이 있으며, 작은창자에서 흡수하지 못한 수많은 미생물이 사는 곳으로 아메바, 박테리오파지, 균류 등이 있다.

큰창자의 대변에 있는 미생물 중에서 가장 수가 많은 것을 대변에 있는 미생물을 처음으로 연구한 독일의 소아과 의사의 이름을 기리는 의미에서 대장균이라 했다.

소금의 진실과 건강

3) 작은창자, 큰창자에 생기는 암과 변비

일반적으로 작은창자와 큰창자에 생기는 암은 서구와 동양이 차이가 있다. **서구는 대장(큰창자)암이 많고 한국, 일본 등 동양에는 소장(작은 창자)암이 더 많다.** 그 원인은 아직 밝혀져 있지 않다.

필자는 이런 현상이 식습관의 차이라고 본다. 실험용 생쥐의 경우 암은 작은창자에서 생기고 큰창자에는 생기지 않는다. 그런데도 생쥐에게 서구식 식단을 제공하면 큰창자에서 암이 발생한다고 알려져 있다.

이와 유사한 현상이 일본인에게도 나타났다고 한다. 일본인이 서구로 이사 가서 서구식 식사를 계속하면 위암에 덜 걸리는 반면 대장(큰창자) 암이 더 많이 생긴다고 한다.

필자는 일본인이 서구에 이사가 서구식 식단을 계속 섭취하면 짜게 먹어 체질화된 큰창자가 서구에서 싱겁게 먹어 환경이 산성 쪽으로 바뀌어 대장(큰창자)암이 많아지게 되는 것으로 판단한다.

체내에 물이 부족하면 음식물이 소화된 후 큰창자에서 우리 몸을 떠날 준비를 하는 동안에도 신경전달물질인 히스타민이 분비되어 큰창자에 있는 수분을 흡수한다. 히스타민은 인체에서 물의 배분과 효율성을 위해 분비되므로 히스타민의 분비는 신체에 탈수가 일어났다는 신호이며 탈수가 심할수록 많이 분비된다. 히스타민이 분비되면 큰창자에 있는 수분을 많이 흡수해 변비가 심해지고, 물이 빠져나가면서 소금기인 소듐(Na)도 함께 빠져나가 산성화되어 병원균에도 취약해진다.

혈액 등 체내에 물이나 소금기가 부족하면 이를 보충하기 위해 물 또는 소금기(소듐)를 회수하는데 이때 물과 소금기인 소듐도 함께 큰창자

(대장)를 빠져나가 변에 물기가 부족해서 변비가 된다. 따라서 물이 부족해도 변비가 오고 소금기가 부족해도 변비가 온다.

여기서 더 중요한 점은 체내에 소금기가 부족하면 큰창자에 있는 소금기도 회수하는데 소금기인 소듐(Na)이 빠져나갈 때 물과 포타슘(칼륨 K)도 함께 빠져나간다. 물과 소듐, 포타슘은 우리 몸을 영원히 떠날 때도 소변, 땀, 눈물로 함께 떠난다.

큰창자에는 수많은 미생물이 생존하는데, **소금기가 부족하면 변비도 오지만 알카리성보다는 산성 쪽에 가까워져 미생물이 더 활성화된다. 암으로 발전할 수 있는 환경이 더 좋아지게 된다.**

프랑스 게랑드의 염전바닥에 서식하는 붉은 색을 띠는 두날리엘라 살리나(dunaliella salina)와 같은 알칼리성에서 서식하는 미생물도 있지만 대부분 암세포나 미생물은 산성에서 산다.

이렇게 변비가 올 때는 내 몸에 물 또는 소금기가 부족하다는 신호임을 알아차려야 한다. 변비가 있으면 물을 많이 마시라고 하는데 싱겁게 먹고 물을 많이 마시기는 더 힘들고 한계가 있다.

소듐과 물은 함께하기 때문에 소금을 적절하게 섭취하지 않고 물을 많이 섭취할 수는 없다. 체내에 소금기가 있어야 그에 비례해서 수분이 유지되고 물을 더 많이 마실 수 있음을 체험으로 느껴야 한다.

변비가 있을 때나 폭염이 지속될 때는 미지근한 물에 천일염이나 죽염을 타서 간을 맞춰 마시면 된다. 이와 함께 음식 등 채소나 과일을 먹을 때 소금에 찍어 간을 맞춰 먹으면 더 좋다.

소금의 진실과 건강

소금의 일생 (2)

- 소금의 일생(1)에서 언급한 대로 순소금(NaCl)은 소듐(나트륨 Na)과 염소(Cl)로 되어 있으며 **소듐은 알칼리성으로 남성을, 염소는 산성으로 여성과 같다. 인간도 남성의 정액은 알칼리성이고 여성의 질은 산성이다. 물, 소듐, 염소는 삼각관계인 연인 사이이다.**

- 소금이 고체일 때는 그림 6-8과 같이 소듐과 염소가 한 치의 틈도 없이 서로 꼭 껴안고 있다. 소듐과 염소로 된 부부이기에 공기 중에 습기라는 옛 연인인 물이 있어도 쉽게 재결합하지 않아 잘 녹지 않는다. 소듐과 염소보다는 소금 중에 있는 마그네슘이 먼저 습기와 결합해 녹아내린다. 이것이 간수이다.

- 소금을 물에 넣으면 소듐은 왕자, 염소는 공주처럼 행동한다. **소금이 물에 들어가자마자 물 분자 다섯 개는 소듐을, 물 분자 네 개는 염소와 결합한다. 물과 결합한 소듐은 웬만해서는 떨어지지 않고 땀, 눈물, 소변 등으로 우리 몸을 떠날 때도 함께 빠져나간다. 그래서 땀, 눈물, 오줌이 짜다.**

- 소듐과 염소가 각각 물과 결합해 있다가도 소듐은 행동이 민첩해 필요할 때는 물 분자를 툭툭 털어내고 홀로 뇌, 심장, 간 등 여러 기관의 메신저로도 활동한다. 소듐과 염소의 차이점이자 소듐이 왕자이고 염소는 공주인 이유이다.

- 물에 소금을 많이 넣으면 물 분자들이 소듐과 염소를 다 차지하고 남은 소듐, 염소는 소금으로 밑바닥에 남는다. 이것을 용해도

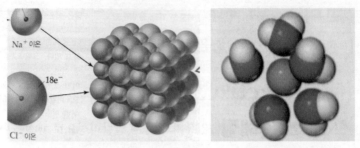

그림 6-8 소금 결정(보라색이 소듐, 녹색이 염소)과 물과 결합한 소듐(보라색이 소듐, 적색과 흰색이 물 분자)

라 하며, 0℃에서 100g 물에 소금 35.7g 녹으며 이 이상은 녹지 않는다.

같은 소듐, 염소인데 어떤 소듐이나 염소가 물과 결합하고 못 하는지는 현재로서는 알 수 없다. 소듐, 염소라고 다 같은 소듐, 염소가 아니다. 이것으로 **물과 소듐, 물과 염소 사이의 애정이 소듐과 염소 사이의 애정보다 크다는 것을 알 수 있다.**

• 이렇게 물, 소듐, 염소는 삼각관계를 갖고 주변 환경에 따라 변신한다. 그렇다고 소듐이나 염소가 각각 하고 싶은 대로 할 수 있는 것은 아니다. 세상 억지로 살 수 없듯이 물과 소듐, 염소는 하늘이 점지해준 인연에 따라 헤어지기도, 다시 만나기도 하면서 바다와 육지, 인체를 오고 간다.

11. 호르몬과 신경전달물질

호르몬과 신경전달물질은 뇌와 심장의 명령을 여러 장기에 전달해 장기가 원활히 작동할 수 있게 하는 물질이고 메신저이다. 호르몬과 신경전달물질이 없다면 뇌, 심장이 손발이 없는 것과 같고, 바이러스나 질병에 직면했을 때나 음식물을 섭취하고 소화하는 일상에서 폐, 콩팥, 간, 위장 등과 상호협력이 이루어질 수 없다.

1) 호르몬

호르몬(hormone)은 화학적 메시지를 전달해 기관을 작동시킨다는 의미의 그리스어로 **콩팥, 이자(췌장), 위장, 뼈, 뇌 등 인체의 대부분 기관에서 생산되며 여러 작용에 영향을 미친다.** 당뇨와 관계가 깊은 인슐린도 이자에서 분비되는 호르몬의 하나이다. 옥시토신(oxytocin)은 호르몬이면서 신호를 전달하는 신경전달 물질이다.

호르몬은 화학적 개념이 아니고 인체에서 작용하는 목적에 따라 붙여진 이름이어서 복잡하고 이해하기 어려우며, 호르몬을 만들어 분비하는 장소에 따라 내분비샘과 외분비샘으로 분류한다. 내분비샘은 정보전달 물질인 호르몬을 생산해 혈관에 직접 분비하며 뇌하수체, 갑상샘(선), 전립샘(선), 정자와 난자를 생산하는 정소와 난소, 이자(췌장) 등이다. 외분비샘은 호르몬을 만들어 입안의 침샘, 피부의 땀샘과 같이 혈액 이외 몸의 표면에 분비한다.

소금과 관련해 호르몬, 신경전달물질 등을 언급한 이유는 소금 중의 소듐(나트륨 Na)과 소금에 함유된 칼슘(Ca), 마그네슘(Mg), 철(Fe), 구

리(Cu), 아이오다인(I), 인(P), 망가니즈(Mn) 등의 미네랄이 호르몬,
신경전달물질이거나 구성요소이기 때문이다.

2) 소금기를 조절하는 부신 호르몬

체내에서 물과 소금기(염분)의 농도 조절을 위해 뇌가 명령하고, 부신
副腎 호르몬 등이 그 수단이고, 콩팥이 최종으로 수행하는 과정을 살펴
본다.

뇌와 혈액에 물과 소금기가 부족하거나 많을 때는 뇌가 이를 조절하도
록 명령하는 총사령관이다. 특히 뇌는 소금물인 뇌척수액이 감싸고 있
어 물과 소금기가 부족할 경우 뇌세포가 죽게 되어 타격이 크다. 뇌세포
는 한 번 죽으면 재생이 안 되므로 뇌는 체내의 물과 소금기에 민감하게
반응하며 총괄 지휘한다. 뇌의 명령이 떨어지면 콩팥의 위에 접하고 있
는 부신에서 호르몬을 분비한다. **부신은 좌측, 우측 콩팥의 위에 있는
한 쌍의 내분비기관으로 구조와 기능이 콩팥과 다르나 물과 소금기(염
분)를 조절하는 데는 형제처럼 협력한다. 그래서 부신副腎, 제2의 신장
(콩팥)이라 한다.**

싱겁거나 짜게 먹어 체내 소금기가 불균형이 되거나 땀을 많이 흘러
탈수가 되면 뇌의 명령에 따라 부신 피질에서 체내 소금기와 관련한 호
르몬인 **알도스테론(aldosterone)** 또는 **코르티솔(cortisol)**을 콩팥의 위
에 있는 원위세뇨관에 분비한다. 뇌와 혈액에 소금기가 부족할 때는 알
도스테론을 분비하고, 소금기가 많을 때는 코르티솔을 분비해 소금기의
농도를 유지한다.

알도스테론은 뇌, 혈액의 혈장 등에 소금, 물이 부족할 때 부신에서 분비되어 콩팥에서 소변 등으로 배출되기 직전에 소듐, 물을 회수해 혈액으로 보낸다. 콩팥에서 소금기와 물을 흡수하므로 소변량이 줄고 동시에 혈액에 물을 채우기 위해 갈증을 유발한다.

무더위에 온열질환 등으로 갈증이 난다고 물만 계속 마시면 혈중 소금기(소듐 Na)가 더욱 희석돼 저소듐(나트륨 Na)혈증으로 생명을 잃을 수도 있다. 갈증은 세포외액인 혈장의 물이 1% 이상 부족할 때 발생한다. 혈장의 물이 약 5%가 감소하면 혼수상태가 온다. 부신에서 분비되는 알도스테론 호르몬은 콩팥에서 분비되는 레닌-안지오텐신-알도스테론계에 의해 조절된다.

코르티솔은 뇌, 혈액 등 체내에 소금기(소듐)가 많을 때 부신에서 분비되고 콩팥이 혈액에 있는 소듐을 소변 등으로 배출시킨다.

3) 탈수와 신경전달물질의 분비

체내 소금기(염분) 부족으로 물이 부족해지는 탈수가 일어나면 물의 효율성 있는 배분을 위해 **히스타민**(histamine)이라는 신경전달물질이 분비된다. 히스타민은 탄소, 수소, 질소로 구성된 아미노산의 하나로 체내 물과 소듐(나트륨 Na), 포타슘(칼륨 K)의 상호작용을 통해 체내의 물을 관리할 뿐만 아니라 위산의 분비촉진, 눈물·콧물의 분비, 알러지(allergy, 알레르기), 비염, 두드러기, 아토피 등 여러 작용에 관계한다.

신경전달 시스템은 소듐과 포타슘이 자유자재로 이동하는 등 속도가 빨라 이들 미네랄에 크게 의존하고, 호르몬도 여러 가지 미네랄이 필요하며 대표적인 것이 소듐(나트륨 Na), 칼슘(Ca), 인(P), 아이오다인(요오드 I)이다. (상세 내용은 '제3절 인체에서 미네랄의 작용' 참조)

12. 뇌

우리 몸이 물과 소금기(염분) 등으로 이루어진 뇌척수액, 혈액의 약알칼리성인 pH 7.4를 조절하는데 세포, 폐, 콩팥 등 세 개의 기관이 상호 협력해 작용한다고 알려져 있다.

필자는 위의 세 개의 기관 외에 간장, 뇌, 심장 등이 관여하는 것으로 본다. 다만 이는 과학적으로 밝혀지지 않았을 뿐이다.

1) 체내 환경 악화 시 뇌와 관련기관의 협력관계

체내 환경이 어려우면 여러 기관이 상호협력 해 일하는데 뇌와 심장이 이를 모를 리가 없다. 우리가 음식을 먹을 때도 어떤 마음으로 먹는가에 따라 같은 음식인데도 몸에서 다른 물질이 만들어지는 것을 직접 보는 사람도 있다.

혈장이 pH 7.4의 항상성을 유지할 때는 혈액과 폐, 콩팥(신장)이 상호작용을 해 처리한다. 콩팥이 정상으로 작용하지 못해 산성 폐기물이 잘 배출되지 못하고 쌓여 혈액이 탁해지고 산성화되면서 혈압이 올라가고, 부종, 고지혈증 등의 부작용이 발생하면 뇌와 심장도 혈액의 항상성을 위해 관여한다.

뇌는 소금물인 뇌척수액이 감싸고 있기에 물과 소금기가 부족하면 체내 여러 장기에 신호를 보낸다. 뇌는 마치 태아가 양수 속에 있듯이 무게 1.5kg~2kg의 소금물인 **뇌척수액**으로 감싸져 있다. **뇌 조직은 0.9%의 소금물이 85%를 차지하고 있어 다른 기관보다 물과 소금기의 부족에 극**

도로 민감하다.

뇌에 물이 부족하면 재생이 안 되는 뇌세포가 죽게 되고, 소금기(소듐 Na)가 부족해 전기신호가 원활하게 흐르지 못하면 머리로 몸을 통제할 수 없다. 뇌가 우리 몸에서 물을 각 기관에 분배하는 우선권을 갖고 있으며, 물과 소금기는 함께하므로 소금기가 부족하면 물을 많이 보유할 수 없기에 **뇌 신경세포는 혈중 소금기 부족에 민감하게 반응한다.**

뇌에 물이 부족해 뇌세포가 죽어서 나타나는 대표적인 질병이 파킨슨병, 알츠하이머, 치매 등이다. 뇌척수액과 혈액 등에 소금기(소듐, 나트륨 Na)가 낮을 경우는 삼투압으로 뇌세포에 많은 물이 차게 되어 결국 죽음을 초래할 수 있다.

2) 물, 소금기가 부족할 때 뇌의 작용

체내에 물이나 소금기가 부족하면 콩팥이나 뇌가 큰창자에 명령하고 큰창자는 물과 소금기(소듐 Na)를 흡수한다.

또한 **뇌는 인체의 수소이온과 이산화탄소의 농도에 매우 민감하다.** 수소이온이 많아지면 혈액이 산성화되고, 이산화탄소가 많아지면 뇌에 산소공급이 잘 안되기 때문이다. 혈액이 산소와 영양분을 공급하고 그 과정에서 발생된 이산화탄소와 산성 폐기물을 정상으로 처리할 수 있을 때는 혈액과 폐, 콩팥이 상호작용을 해서 처리한다.

그러나 이들의 상호작용으로 처리를 못 하면 산성 폐기물이 혈액에 쌓여 혈압이 올라가고 지속되면 부종, 고지혈증 등으로 연결된다. 혈압이 올라가는 등 이런 부작용이 나타나면 뇌와 심장도 관여하게 된다. 뇌의 수용체가 이를 인지하고 호흡을 빠르고 깊게 하여 폐에서 이산화탄소의 배출을 증가시키기 위해 숨을 가쁘게 한다. 체내의 이산화탄소를 배출시키고 산성화를 막자는 것이다.

뇌에 직접적인 영향을 미치지 않고 혈액이나 각 기관의 소금기가 유지되지 못해 물, 소금기가 필요할 때는 각 기관이 신경세포에 신호를 보내고 이 신호는 뇌에 전달된다. 뇌는 바소프레신(vasopressin) 호르몬을 분비해 콩팥(신장)에 물을 적게 배출하라고 명령한다. 콩팥이 물을 적게 배출하려고 노력해도 물이 부족하면 콩팥이 뇌에 안지오텐신(angiotensin) 호르몬을 보내 갈증을 유발하게 한다.

이렇게 뇌와 심장은 체내의 물과 소금기에 대해 여러 기관과 협력하면서 관리한다. 뇌척수액, 뇌 조직, 혈액 등은 수분 함유량이 85% 이상으로 높아 이 기관의 협력 없이는 물과 소금기의 관리가 어렵기 때문이다.

13. 심장(염통)

1) 심장을 박동시키는 칼슘펌프
심장근육은 골격근과 유사하게(2. 세포의 내액과 외액 참고) **칼슘(Ca) 펌프에 의해 수축과 이완을 반복한다.** 심장근육의 세포 밖에 있는 칼슘 이온이 확산되어 세포 내로 이동하면 심장근육은 수축한다. 칼슘 이온이 확산의 힘으로 자연스럽게 세포 내로 이동하는 수동운반(passive transport)이다. 세포 내로 들어 온 칼슘 이온이 세포 밖으로 이동하면 심장근육은 이완되는데 ATP라는 에너지를 사용해 이동하므로 능동운반(active transport)이라 한다. 이때 마그네슘(Mg)도 함께 작용하는 것으로 알려져 있으며 **심장이 이완될 때는 마그네슘이, 수축할 때는 칼슘이 작용한다.**

따라서 심장이 원활하게 작동하려면 체내에 칼슘(Ca)과 마그네슘(Mg)이 균형을 이루어야 하고 혈액이 탁하지 않고 맑아야 한다. 이를 위해 간과 콩팥(신장)이 혈액에 있는 노폐물을 배출하고, 특히 콩팥은 남는 미네랄을 체외로 배출하고 필요한 미네랄은 흡수하여 혈액으로 보낸다.

필자는 그동안 소금을 연구하면서 주위에서 심장과 관련해 다음과 같은 사례를 많이 보아왔다.

채소, 돼지고기 등 육상 음식물에는 칼슘(Ca), 포타슘(칼륨 K)이 많고, 바다 음식물과 천일염, 죽염에는 마그네슘(Mg), 소듐(나트륨 Na)이 많다. 과다한 육상 음식물 섭취와 저염식을 하면 칼슘은 과다하고 마그네슘이 부족해 심장의 칼슘펌프가 원활하게 작동하기 어려운 환경이 된다. 그 결과 심장근육 세포에서 전기신호가 제대로 생성되지 못해 심장이 수축한 후 이완이 잘 안되어 불규칙하게 박동하는 부정맥이 오고, 심하면 심정지心停止로 이어진다.

또한 혈액에 소듐(나트륨 Na)과 포타슘(칼륨 K)의 균형이 이루어지지 못하고 포타슘이 과다하여 콩팥(신장)이 이를 체외로 배출하려고 노력하면서 콩팥의 기능이 떨어진다. 그 결과 콩팥과 관련된 요도, 방광 등의 질환이 되어 소변보기도 힘들어지고 심장 관련 질환으로 이어진다. 이와 같은 현상은 체내에 과다한 칼슘, 포타슘을 콩팥이 체외로 배출하려다 기능이 떨어진 후에 나타난다.

2) 소금 통, 생각 통과 정서

심장의 또 다른 기능은 뇌처럼 인식하고 반응한다는 것이다. 일반적으로 심장을 뛰는 것으로만 생각하지만 **필자는 심장이 사물을 인지하고 반응하는 능력도 있다고 본다.** 백혈구의 림프구가 과거에 포획했던 병원균을 기억해 항체를 뿜어내는 면역반응과 같다.

심장을 우리말로 예로부터 염통이라 한다. 언제부터인지 몰라도 염통은 소금 통이라는 의미의 염통鹽桶(소금 통)이 있고, 생각한다는 의미의 염통念桶(생각 통)이 있다. 심장이 이 두 가지 역할을 하므로 그런 이름이 붙여졌을 것이다.

소금 통鹽桶은 체내의 여러 장기 중에서 심장의 염분 함유량이 가장 높은 데서 유래했을 것으로 추측한다. **인체에서 염도가 높은 장기가 심장과 샘창자(십이지장)로 암이 거의 발생하지 않는다.** 특히 심장은 소금기가 많고 온도가 40℃ 이상으로 높아 산성을 좋아하는 암세포가 살기 어려워 종양 등 암이 없다.

생각 통은 한자로 염통念桶으로 생각을 의미하며, 심장心臟의 한자 의미는 마음을 저장하는 곳으로 큰 의미로는 같다. 생각과 마음은 관계가 깊다는 것이다.

우리가 사물을 보면 눈을 통해 개념을 인식하는 동시에 그 잔상이 심장에 나타난다. 심장이 인지할 수 있고 때에 따라서는 그것에 반응도 한다. 우리말에 '**가슴에 손을 얹고 생각해 봐라.**'라는 말이 있고, 슬프거나 상처받았을 때 '**가슴이 무너졌다**'라고 하는 등 **심장이 감정과 이성을 처**

리하는 기관으로 본 것이다.

왜 이런 말이 오래전부터 사용됐을까? 필자는 심장이 인지기능, 감정의 처리기능이 있으나 과학적으로 현재까지 증명이 안 됐을 뿐이지 앞으로 언젠가 입증될 것으로 본다.

일상생활에서 유심히 관찰해보면 체내에 소금기가 부족한 사람들이 신경이 날카롭거나 우울증 등 정서적으로 불안징함을 느낄 수 있다. 이와 반대로 사주팔자에서도 그 사람의 본성에 해당하는 태어난 날의 천간(일간, 日干)이 음양오행 중에 소금기에 해당하는 수水인 사람은 물이 흘러가듯 정서적으로 안정하다.

제3절 음양오행으로 본 소금

소금을 논하면서 왜 옛날이야기 같은 음양오행陰陽五行을 들고나오는지 궁금해하는 독자가 있을 것 같아 그 배경을 먼저 설명한다. 타고난 팔자가 다르고 태어날 때부터 오장육부가 균형이 있는 사람은 드물고 대부분 그렇지 않다. 태아가 양수 속에서 시기별로 오장육부가 형성될 때 양수가 얼마나 적합한가에 따라 저마다 균형이 다르게 형성된다. 콩팥은 강하나 간이 허약한 등 다르다.

여기에 **어려서부터 부모의 식습관에 따라 오장육부의 균형이 달라진다.** 그 결과 늦어도 청소년기부터는 식습관 등에 따라 오장육부의 조화와 균형에 차이가 나서 몸이 균형이 있는 사람도 있고 비만이거나 마른 사람도 있다. 육체뿐만 아니라 정신건강을 위해서도 오장육부가 조화와 균형을 이루어야 하는데 현대인들은 음양오행을 옛날이야기로 여겨 관심이 없다.

건강한 육체와 정신을 위해서는 오장육부의 조화와 균형을 염두에 두면서 생활하는 습관이 중요하다. 인체의 여러 장기는 어느 하나가 너무 강하면 그와 관련된 다른 장기가 약화 되는 등 **장기 간의 불균형이 질병으로 이어지기 쉽다. 특히 소금과 관련해서는 세계적으로 저염식이 확대되어 있어 더욱 그렇다.**

앞에서 인체의 주요기관에서 소금의 역할에 대해 언급했고, 여기서는 각 장기 간의 조화와 균형을 설명해 소금 섭취에 도움을 주기 위해서다. 몸이 원하는 대로 소금을 섭취해야 하는 원리를 이해해 식습관을 개선하고 육체와 정신의 건강을 위해 음양오행을 추가했다.

음양오행에서 소금에 해당하는 수기水氣에 대해 예를 들어보자. **오행 중에 수水에 해당하는 장기는 콩팥(신장), 방광, 전립샘(선), 생식기관, 귀, 골수, 모발 등이다.** 소금 섭취와 관련해 콩팥이 다른 장기에 비해 강하면 출산, 성욕 등이 좋아져 옛날 소금 장수가 마을을 돌며 사랑하듯 변강쇠가 되기 쉽다. 빈대로 저염식을 하거나 너무 짜게 먹어 콩팥(신장)이 허약하면 사랑하고 싶은 마음도 내키지 않아 연애나 결혼도 쉽지 않고 출산은 더욱 힘들어진다. 그래서 장기 간의 조화와 균형이 중요하다.

사주팔자도 생년, 월, 일, 시의 4주柱에 해당하는 천간天干과 지지地支의 8자字 즉 사주팔자四柱八字 중에 목木, 화火, 토土, 금金, 수水의 오행五行이 다 들어있으면 천성이 원만하고 음식을 골고루 섭취한다. 그러나 오행이 3개나 4개만 있어 오행 간의 불균형이 커지면 어려서부터 편식하고 성격도 다르다. 타고난 체질이다. 본인의 천성이 이렇다는 것을 알고 살아가면서 개선하면 좋아지지만 100세 시대에 100세까지 모르고 살면 큰 차이가 날 수밖에 없다.

음양오행은 우주, 지구에 관한 이론으로 방대하다. 이 책에서는 음양오행 중에 소금기에 해당하는 수水에 대해 중점적으로 알아본다.

1. 음양이론의 탄생 배경과 개념

음양陰陽이론은 우주에 지구가 생기면서 나온 동양의 고대 철학사상
이다. **아무것도 없는 공空 상태인 우주에서는 시간도 없고, 공간도 없
어 시공時空이 없다고 한다.** 이런 우주에 습기가 처음 생기고 습기가 얼
음덩어리들이 되는데 이것이 음陰이고, 음인 얼음덩어리 속에 불기운인
양陽의 씨앗이 움터서 음과 양이 생겨나 비로소 우주에 시간이 흐르기
시작한다.

1) 음양이론의 원리

시간과 공간이 없는 텅 빈 우주에서 음陰과 양陽이 처음 형성되면서
시간이 흐르기 시작하고 혼돈상태로 존재하다가 그림 6-9와 같이 우주
를 구성하는 총 100개의 음과 양의 요소 중에서 음이 9개, 양이 10개로
19개의 음양으로 성숙한다.

음과 양 19개가 혼돈상태로 존재하면 비로소 시간과 공간(시공)이 생
기고, **음과 양 19개가 없으면 나머지 81개는 시공時空이 없는 우주 본연
의 모습(요소)으로 이를 무진본無盡本 또는 부동본不動本이라 한다.**

시공이 없는 우주가 음양의 옷을 입으면 이때부터 시공이 존재해 시
간이 흐르고, 음양의 옷을 벗으면 무진본으로 시공이 없는 텅 빈 우주로
되돌아간다. 에를 들어 시공이 없는 텅 빈 우주에서 음양이 생긴 후 태
양, 지구, 인간이 생겨나고 언젠가 태양, 지구가 소멸하면 다시 시공이
없는 텅 빈 우주로 되돌아 간다.

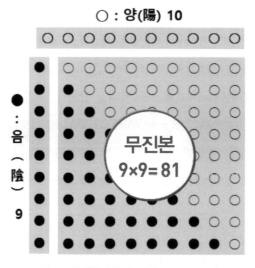

그림 6-9 음양陰陽과 시공時空

음양陰陽과 시공時空에 대한 이해를 돕기 위해 사찰에서 있었던 스님의 선문답禪問答을 소개한다.

제자 승려가 큰스님께 "**도道가 무엇입니까?**"라고 물었다.
큰스님께서 "**구구는 팔십일(9x9=81) 이니라.**"라고 대답했다.

이 대답에 대부분의 제자 승려는 그야말로 선문답禪問答으로 말문이 막힌다. 우주를 구성하는 **총 100개의 수에서 음과 양 19를 빼면 81이 남는데 이 81이 무진본으로 시공이 없는 도道의 자리라는 것이다.**

이론으로만 알아서는 안 되고 실제 이 경지를 체험해야 대답할 수 있다. 체험이 없으면 큰스님께 대답하기도 질문하기도 어렵다. 우주에서 음과 양은 이렇게 심오한 의미를 내포하고 있는 진리이다.

2) 음양의 형성과 의미

우주에서 음양이 형성된 후 세월이 지나 **음이 45, 양이 55(45+10)로 접근해 차이가 10 이내에서 조화와 균형을 이루면 그림 6-13과 같이 시공이 없는 무진본이 태극太極으로 자리를 잡는다.** 이때 **음陰 45는 일적이음립一積而陰立**으로 그림 6-9, 6-13과 같이 1부터 2, 3, 4,… 9까지 쌓아 음 45를 만들게 되며 계속 성장하는 수이다. **양陽 55는 십거이양작十鉅而陽作**으로 10부터 9, 8, 7… 2, 1까지 펼쳐서 양 55를 만드는 가득 찬 만滿의 수이다. 1에서부터 9까지 쌓아 음을 만들고 10에서부터 1까지 펼쳐 양을 만드는 것으로 음과 양이 계속 순환하는, 우주와 세상이 돌고 도는 의미를 내포하고 있다.

한국 고대사에서 **음양이 편승偏乘 하면 천지가 공허空虛 하고, 음양이 상화相和 하면 천지가 번성하여 태극이니 천지개벽이라 했다.** 음양의 차이가 10% 이내에서 조화를 이루면 그것이 상화이고 태극이 되어 번성한다. 그러나 음양의 차이가 10% 이상으로 벌어져 음이 과다하면 태극이 되기 이전의 허공과 같은 음으로 되돌아가거나 양이 과다하면 폭발해 허공이 된다. 음양이 조화롭지 못하고 한쪽으로 크게 치우치면 결국 없어져 허공으로 돌아간다는 것이다.

이와 같은 한국의 고대 음양이론으로 볼 때 **음양의 변동범위, 즉 역치(threshold value)는 10%라는 것을 알 수 있으며, 일상에서 음양은 10% 이내에서 조화와 균형이 유지돼야 한다.**

소금을 섭취할 때도 음양이론 차원에서 보면 내 몸이 요구하는 소금기의 10%를 넘으면 짜고, 10%보다 낮으면 싱겁게 먹는 것이 된다.

3) 태극과 사능선

태극이 자리를 잡고 난 후 얼음덩어리들이 크게 뭉쳐지고 시간이 지나면서 음陰인 얼음 속에서 양陽인 화기火氣가 생기고 점점 커져 얼음덩어리에서 불기둥이 분출해 태양, 지구, 별들이 탄생한다. **한국의 고대사에서는 이 불기둥을 사능선 射能線이라 했다.** 이렇게 해서 지구가 생기고, 지구에 사람이 태어나 천지인天地人 이라 하며 이를 상징하여 **삼태극三太極** 이라 한다. (그림 6-12, 6-13)

미국 NASA에서 발사한 무인 우주선 보이저호가 우리의 나선형 은하계를 떠날 때까지 촬영한 우주 동영상을 보면 그림 6-11과 같이 큰 사능선의 모습을 볼 수 있다. **한국의 고대 음양 우주론에서 언급한 내용이 현대 과학으로 입증된 것이다.**

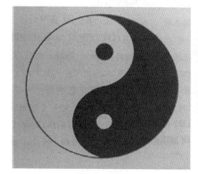

그림 6-10 태극도

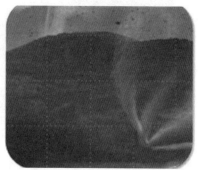

그림 6-11 보이저호가 촬영한 사능선

4) 음과 양의 견제와 조화

음陰에서 양陽이 나왔다고 음이 양을 마음대로 할 수 없고 서로 견제하고 도와가며 존재하는 것이 우주의 원리이다. 태극도太極圖에서 알수 있듯이 **음에서 양이 나왔어도 음과 양이 각각 극에 도달하면서 이미**

그 내부에 그림 6-10과 같이 음은 양을, 양은 음의 씨앗을 품고 있다. 음양이 각각 대립하는 상대의 싹을 갖고 있어 함부로 할 수 없다.

인간도 여성인 음에서 자식인 양이 태어났어도 자식이라고 엄마 마음 대로 할 수 없는 것과 같다.

이렇게 음양은 절대적이 아니라 상대적이다. 음성과 양성의 보유량의 차이에 따라 만상을 음 또는 양으로 구분한다.

예를 들어 무극無極에서 음이 생기고 음에서 양인 태양이 나오고 지구 가 나왔지만, 태양과 지구를 비교하면 태양은 양이고 지구는 음이 된다. 땅에 호두나무 씨앗을 심으면 땅은 음이고 호두나무 씨앗은 양이다. 호두 나무 씨앗에서 싹이 나고 성장해 호두열매가 되면 호두열매는 음이 된다.

2. 오행의 상생과 상극

우주에 음양 陰陽이 생겨난 후 태양, 지구, 별들이 탄생하고 지구를 움직이는 질서로 오행五行이 생겨나 음양오행 陰陽五行이 되기까지는 몇십억 년에서 100억 년의 시간이 걸렸다.

1) 오행의 조화와 견제(상생, 상극)의 원리
오행이 조화와 견제를 이루는데 상생相生, 상극相剋의 두 가지가 있으 며 발생된 배경을 보자.

우주에서 음과 양의 차이가 10% 이내로 접근하면서 천궁天宮, 즉 태 극太極이 자리를 잡게 된 후 다시 시간이 지나면서 지구가 생기고, 인간

이 태어나 천지인天地人이 되었으며, 이
를 개념화해 삼태극三太極이라 한다.

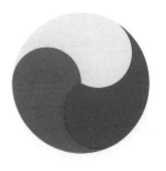

 그림 6-13과 같이 천지인을 음과 양으
로 구분해 전체 100중에 **양陽 55가 상생
오행이고, 음陰 45가 상극오행이다.** 이
를 숫자로 보면 전체 100에서 음이 45,
양이 55(45+10)로 그 차이가 10(10%) 이내로 균형을 유지하면서 양 55
가 상생오행, 음 45가 상극오행이 된다.

 상생오행이 된 양에는 천궁인 태극과 인간의 성품이 음보다 훨씬 더
많이 포함되어 있고, 상극오행이 된 음에는 땅이 많이 차지하고 있어 태
극과 인간의 성품이 양보다 훨씬 적다. 그림 6-13의 하늘색 사각형에
서 **천궁인 태극의 성분만 보면 총 36개 중에 양이 21로 상생오행, 음이
15로 상극오행에 포함되어 양陽인 상생오행이 음陰인 상극오행보다 6개
약 17%가 더 많다.**

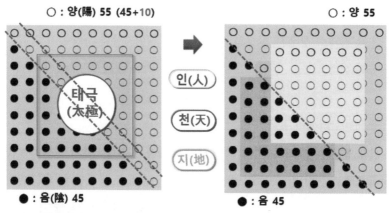

그림 6-13 상생(○)·상극(●) 오행의 원리

상생과 상극이 조화와 균형을 이루지만 기본적인 성품에 차이가 있다. **일반적으로 상극오행을 단어의 의미대로 해석해 상대를 해치기 위해 견제하는 것으로 생각할 수 있으나, 서로 조화와 균형을 이뤄 잘 살기 위한 사랑의 방법이 다를 뿐이라는 것을 상생과 상극오행의 그림을 분석해보면 알 수 있다.**

2) 오행은 지구에서만 적용

오행은 지구에서만 적용되며 다른 별들에서는 적용되지 않는다. 지구는 수성, 금성, 화성, 목성, 토성 등에 비해 구성 원소가 100가지 이상으로 훨씬 다양해 5행이 적용된다. 그러나 금성, 화성 등 다른 별은 지구보다 더 단순해 5행이 아닌 2행이나 3행 등이 적용될 수 있을 것이다.

이렇게 구성성분이 다양한 지구에 적용되는 오행은 상대를 하늘과 같은 마음으로 도와주면서 조화를 이루는 것이 상생오행이고, 상대가 정신 차리지 못하고 날뛰면 누르고 견제해 서로 조화와 균형을 이루는 것이 상극오행이다. 한국 고대사에 음양이 상화相和 하면 천지가 번성하며 태극이라 했는데 음양이 상화하는 구체적인 방법이 상생과 상극이다. 한 마디로 **상생은 천상의 자애이고 상극은 지상의 사랑**이며 차이는 다음과 같다.

3) 상생오행 相生五行

상생오행은 양陽으로 하늘, 정신세계의 성품인 천성天性과 인성人性을 상극오행보다 더 많이 품고 있어 하늘의 정신세계를 상징한다. 천간天干과 지지地支에서는 갑, 을, 병, 정 등의 천간으로 분류한다. 하늘 같은 자비의 마음으로 엄마와 자식처럼, 봄이 가면 여름이 오듯 계절처럼 자연스럽게 상대를 돌봐주는 역할을 하므로 생生한다, 낳는다고 한다.

목생화木生火로 나무가 불에 타서 화火인 불을 낳은, 자신을 희생해서 불을 낳고

화생토火生土로 불에 타고 남는 것이 토土인 땅이 된다.

토생금土生金으로 흙인 토가 고열을 거치면 흙보다 더 단단한 금속金인 쇠붙이를 낳고

금생수金生水로 땅에 있는 금인 바위 등에서 수水인 물이 나오고,

수생목水生木으로 물이 나무木를 낳는다.

이렇게 상생相生은 상대를 도와주는 희생정신이 강해 사계절이나 엄마와 자식 관계를 떠오르게 하며, 그림 6-14과 같이 목생화, 화생토, 토생금, 금생수, 수생목으로 계속 순환된다.

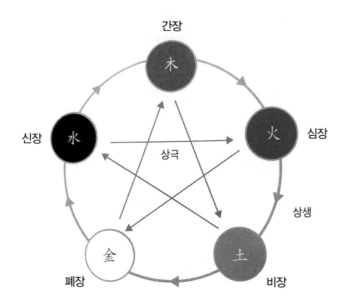

그림 6-14 오행의 상생과 상극
자료: 『병을 이기는 건강법은 따로 있다』 조기성, siso, 2018

4) 상극오행 相剋五行

상극오행은 음陰으로 자연의 물질세계, 육체 등 주로 지성地性이 상생 오행보다 더 많아 땅과 육체를 상징한다. 천간天干과 지지地支에서는 자, 축, 인, 묘 등의 지지로 분류한다. 탐욕으로 가득한 풍진風塵의 이 세상에서 아웅다웅하며 조화와 균형을 이루기 위해 상대가 기고만장해 날뛰는 것을 견제하고 누르는 것으로 극剋한다고 한다. 원한으로 누르 고 견제하는 것이 아니라 조화와 균형을 이루기 위해 사랑하는 마음으로 극하는 것이다.

목극토木剋土로 나무가 땅을 지배하는 것이다. 나무는 영양분을 찾아 도로 등 땅이나 바위를 뚫고 생존하며 흙은 나무뿌리가 있어 유실되지 않는다.

토극수土剋水로 강물에 제방을 쌓듯 흙은 물의 흐름을 조절한다.

수극화水剋火로 물이 불을 지배하는 것이다. 타오르는 불길에 물을 뿌 려 불바다가 되거나 꺼지지 않도록 불길을 조절한다.

화극금火剋金으로 불이 쇠붙이인 금속을 지배하는 것으로 적당히 제 어하면 쇠를 여러 모양으로 가공할 수 있다.

금극목金剋木으로 쇠붙이가 나무를 지배하는 것으로 도끼로 나무를 자르는 등 잘 사용하면 귀중한 가구로 다듬어진다.

이렇게 **한 쪽이 다른 쪽을 견제하지만 못되게 하는 것이 아니라 음양 의 균형을 유지하기 위한 것**으로 그림 6-14와 같이 목극토, 토극수, 수 극화, 화극금, 금극목으로 **순환 운행한다.**

이것이 음양의 조화이고 지구, 우주의 운항 순리이다. 음이나 양의 한

쪽이 지나치게 강해 균형을 잃으면 새로운 형태로 다시 탄생하거나 스스로 없어지게 된다.

우주에서 음이 극에 달해 태양, 지구, 별이 생기고, 지구도 온난화로 양이 극에 달하면 폭발해 없어지게 되는 것과 같다.

3. 인체와 음양오행陰陽五行

인체도 지구와 같이 구성하고 있는 원소가 다양해 인체를 소우주라 하며 **인체의 모든 기관을 먼저 음과 양으로 2분화하고, 다음으로 5분화 하여 목木, 화火, 토土, 금金, 수水의 오행으로 분류한다.** 인체에서 오행의 성질을 보자.

① **목木**은 순환의 출발을 의미하며, 봄에 나무가 물이 올라 성장하는 특성이 있다. 인체에서 **간장, 쓸개(담)**이며 인생에서 유년기에 해당한다.

② **화火**는 봄에 성장한 나무가 여름에 무성하게 자라고 있는 모습이다. 한여름의 햇볕처럼 사방팔방으로 확산되어 흩어지는 성질이 있다. 인체에서 **심장, 작은창자**이며 청년기에 해당한다.

③ **토土**는 목, 화, 금, 수 네 개의 음양이 활동하는 장소로 이들을 중재, 조절하는 중보자中保者 역할을 한다. 엄마와 같고 식물에 있어서는 흙과 같이 보살펴 자라게 하는 온후한 성질이다. 인체에서 **지라(비장), 이자(췌장), 위장** 등이며 인생에서 중년기에 해당한다.

④ **금金**은 나무가 더 이상의 성장을 멈추고 양기를 눌러 안으로 힘을

모은다. 쇠처럼 차갑고 단단하며 날카롭다. 인체에서 **폐장, 큰창자(대장)** 등이며 인생에서 장년기에 해당한다.

⑤ **수水**는 다음에 오는 봄을 위해 나무가 열매에 모든 것을 저장하듯 지금까지 모아 온 힘을 저장한다. 물처럼 유연하고 지혜로우며 고요한 성질을 갖고 있다. 인체에서 **콩팥(신장), 방광, 전립샘(선), 생식기관** 등이며 인생에서 노년기에 해당한다.

오행을 음양과 사상四象으로 구분하면 목화木火는 봄과 여름으로 양이고, 금수金水는 가을과 겨울로 음이다. 토土는 중보자中保者로 목, 화, 금, 수의 음과 양이 활동하는 장소로 이들을 중재, 조절하는 역할을 한다.

목화는 양이며 목은 양에 있는 음의 씨앗으로 소음小陰이고 화는 양 중의 양인 태양太陽이다.

금수는 음이며 금은 음 중에 있는 양의 씨앗으로 소양小陽이고, 수는 음 중의 음인 태음太陰이다.

1) 오행과 오장육부

인체에서 음陰과 양陽의 분류는 외부는 양이고 내부는 음이며, **등(背 등 배)은 양이고 배(腹 배 복)는 음이며, 오장육부五臟六腑 에서 5장은 음陰이고 6부는 마음 등으로 양陽에 속한다.** 양陽인 등에서 심장은 양 중의 양이며 폐장은 양 중의 음이고, 음陰인 배에서는 콩팥은 음 중의 음이며 간장은 음 중의 양으로 분류한다.

오행五行	오장五臓	육부六腑	맛
목木, 나무-봄	간장	쓸개(담)	신맛
화火, 불-여름	심장 심포心包	작은창자(소장) 삼초三焦	쓴맛
토土, 흙	지라(비장), 이자	위장	단맛
금金, 쇠-가을	폐장	큰창자(대장)	매운맛
수水, 물-겨울	콩팥(신장)	방광	짠맛

* 오장에 화火에 속하는 심포를 포함하면 육장이 됨

2) 오행과 맛

맛도 오행의 상생, 상극과 관계가 있으며 식생활에 적용하면 유용하다. 오장육부의 **각 장기 자체가 조금 약하면 그 장기에 해당하는 맛을 좋아하고, 튼튼하거나 너무 허약하면 해당하는 맛을 싫어하고 거부한다.**

예를 들어 오행 중 수水인 짠맛에 해당하는 콩팥(신장)이 조금 약하면 짠맛을 좋아하며 이런 사람은 정력이 약하고 조용하다. 반대로 콩팥이 튼튼하거나 아주 허약한 사람은 짠맛인 소금기를 싫어하고 먹기도 힘들어한다.

생활에서 응용을 위해 수水에 해당하는 소금과 관련한 몇 가지 예를 들어본다.

- 토土인 단맛은 토에 속한 위장이 약한 사람에게는 약이 되고, 수水인 콩팥이 약한 사람이 단것을 계속 먹으면 토극수土剋水로 독이 될 수 있다.
- 수水에 속하는 짠맛도 견제 관계에 있는 단맛을 넣으면 토극수로

짠맛이 약해지고, 쓴맛을 넣어도 수극화水剋火로 짠맛의 힘이 빠져 짠맛이 약해진다. 서로 다른 맛을 섞는 비율에 따라 상생, 상극이 되어 맛에 차이가 나고 해당하는 장기에 영향을 미치게 된다.

• 짠맛이 지나치면 단맛으로 누르면(토극수) 연해지고, 쓴맛이 지나치면 짠맛으로 누르고(수극화), 매운맛이 지나치면 쓴맛으로 누르고(화극금), 신맛이 지나치면 매운맛으로 눌러(금극목) 균형을 잡는다. **화火에 해당하는 쓴 커피나 술에 소금을 조금 넣으면 쓴맛이 부드러워지고(수극화) 체외로 배출될 때도 체내 소금기의 변동에 영향을 미치지 않는다.**

• 화火인 쓴맛의 음식을 먹으면 화火에 속하는 심장이 자극되어 심열이 발산되고 맺힌 기운이 풀린다. 술을 마시면 평소에 말이 없던 사람이 말이 많아지는 것은 화火기로 심장이 강해지기 때문이다. 또한 **술을 마신 다음 날 짭짤한 국물 생각이 나는 것은 짠맛으로 심장의 화기火氣를 눌러(수극화) 안정을 찾으려고 체내에 부족한 소금기를 보충해 달라는 몸의 요구다.** 반대로 화기가 약하면 심열心熱이 부족해 소심해지고 화병火病이 나기 쉽다.

• 수水인 콩팥(신장), 방광, 전립샘(선), 생식기관, 귀, 골수, 모발이 약한 사람은 수에 해당하는 소금기를 더 많이 필요로 하는 등 체질**과 기질에 따라 소금을 더 많이 섭취해야 할 사람이 있다.**

　비염, 아토피 피부염 등 각종 염증이 있는 사람, 종양 같은 덩어리가 있거나 체질적으로 잘 굳고 뭉치는 사람, 술 커피 등 카페인 음료를 많이 마시는 사람, 체질적으로 심장이 콩팥보다 더 강해 물기가 금방 말라버리는 사람 등이다.

3) 오행 중 수기水氣의 상생, 상극의 예

오행의 상생상극은 어느 한 기운이 넘치거나 모자라면 균형이 무너져 질병으로 발전하므로 서로 견제하며 균형을 이루는 원리이다. 우리가 음식물을 섭취하고 운동 등 생활하면서 오행이 견제와 조화를 이루도록 관심을 가져야 하는 이유이다.

오행 중에 수기水氣에 해당하는 물, 소금기는 정기精氣, 정력精力이며 생명체의 바탕이 되는 기운으로 콩팥(신장), 방광, 자궁, 전립샘(선), 생식기관, 귀, 골수 등으로 수기를 만들고 저장한다. 사주에서 수水인 사람은 물처럼 모양이 없이 자유자재하고, 인내력, 포용력, 판단력, 논리적 사고력이 있어 지혜롭다.

수水와 관련된 상생오행은 금생수金生水, 수생목水生木으로 폐, 콩팥(신장), 간이 서로 도우며 상생하고, 수水와 관련된 상극오행은 토극수土剋水, 수극화水剋火로 지라(비장)과 위장, 콩팥, 심장이 견제하는 관계이다. **이 관계에 따라 저염식을 하면 먼저 소화기관, 콩팥(신장)이 약해져 간이 병들고 다음으로 심장, 폐장으로 이어지는 경로를 따라 질병이 확대되어 나이 들수록 고생한다.**

① 수水 관련 상생오행(금생수, 수생목)의 예

금金인 폐는 금생수金生水로 이산화탄소를 배출해 콩팥(신장)을 도와주고, 콩팥은 수생목水生木으로 노폐물을 체외로 배출시켜 간을 도와줘 폐, 콩팥, 간이 상생한다. 이 기관들 사이의 협력이 원활하지 못하면 폐, 콩팥, 간의 기능 저하로 체내 산소가 부족해 하품이 자주 나오게 된다. 콩팥이 소금기가 부족하다는 신호이므로 음식물을 짭짤하게 섭취하면 좋다.

수水인 콩팥(신장), 방광, 생식기관이 정상인 사람은 수의 상생오행인 수생목水生木으로 간에서 나오는 노폐물을 콩팥에서 배출해 간, 쓸개(담)를 도와줘 그 기능이 원활하다. 그러나 폐와 콩팥의 기능이 떨어지면 체내 산성 폐기물의 배출이 원활하지 못해 목木인 간에 부담을 주어 간세포에서 만드는 쓸개즙(담즙)의 생성도 줄어들고 간염으로 이어질 수 있다. 즉 콩팥의 기능이 저하되면 간이 약해지는 등 수생목이라는 상생이 어렵게 된다.

② 수水 관련 상극오행(토극수, 수극화)의 예

토土인 위장, 지라(비장)는 토극수土剋水로 몸이 물처럼 연하지 않도록 콩팥(신장)을 견제하고, 수水인 콩팥은 수극화水剋火로 화火에 해당하는 심장의 심열心熱을 가라앉히는 견제 역할을 한다.

그러나 이 견제가 심해, **토土인 위장이 강하면 토극수土剋水가 되어** 토의 단단한 기운이 수水의 연한 기운을 눌러 **몸이 단단하게 뭉치거나 굳고, 콩팥이 약해져 심장의 심열을 견제하지 못해 열이 머리로 이동하는 상기가 온다.** 물과 소금기의 특성인 흐르고 부드러워야 하나 반대로 고이고, 뭉치고, 딱딱하게 된다.

이런 사람은 단것을 많이 먹고 소금기를 적게 먹어 살을 만지면 딴딴하게 굳어있다. 이럴 때는 소금을 많이 섭취하는 방법도 있고, 금생수金生水로 금金에 속하는 폐를 건강하게 해 이산화탄소 배출을 원활하게 해서 콩팥을 도와주는 방법도 있다.

소금의 진실과 건강

또한 단단한 힘을 갖는 토土에 해당하는 지라(비장), 위장이 상대적으로 강하므로 비장, 위장이 좋아하는 단 음식을 줄이면 좋다.

정상인 수극화는 콩팥이 심장의 심열心熱을 견제해 심열이 너무 강하지 못하게 한다. 그러나 콩팥(신장)이 허약하면 수극화에 따라 수水인 콩팥이 심장의 심열心熱을 견제하는 힘이 약해져 심장의 열기가 피부로 발산되면서 비염, 중이염, 편도선염, 아토피, 위염 등의 염증이 생기기 쉽다.

현재 염증이 있으면 소금을 더 많이 섭취해 수극화로 콩팥, 방광 등이 심장을 정상으로 견제할 수 있게 해야 한다. 또한 콩팥은 심장의 화기를 가라앉히고 시원한 기운을 머리로 보내 열기를 조절한다. 따라서 수水에 해당하는 장기가 약하면 머리가 뜨겁고 정신이 불안정한 상태가 되면서 상기가 되고, 멍해져 숙면이 어렵고, 매사에 부정적이고, 독선적인 성격이 된다. 그래서 수기水氣가 약해 염증에 시달리는 사람은 평소보다 소금기를 더 많이 섭취해줘야 한다.

반대로 수水인 콩팥(신장)이 강하고 화火에 해당하는 심장, 위장이 약한 사람은 지나친 수극화水剋火로 심장과 위장이 더욱 약해져 몸이 힘들어질 수 있다. 심장의 약한 불기운에 강한 물과 소금기가 들어가면 심장이 꺼지지 않으려고 더 격렬해지기 때문이다.

그래서 콩팥, 방광 등 수水에 해당하는 기관이 너무 튼튼하거나 너무 허약하지 않게 조화와 균형을 유지하려면 소금기를 우리 몸이 원하는 대로 섭취해줘야 한다.

4. 오행의 상승과 상모

오행의 정상적인 **상생相生, 상극相剋이 파괴되어 일어나는 현상이다.** **상극이 조화와 견제를 이루려면 10% 이내여야 하는데 10%를 벗어나 과도하게 견제하는 것을 상승이라 하고, 지배를 받는 쪽이 거꾸로 지배하는 상대를 공격하는 것을 상모라 하며,** 상승과 상모를 승모乘侮라 한다. 인체에서 상승과 상모는 극을 하는 장기는 강한 대로, 극을 당하는 장기는 약한 대로 질병으로 이어진다.

상승相乘 (습격할 승)은 지나친 상극을 말하며, 상대를 아주 강하게 짓눌러 힘을 못 쓰게 하는 것이다. 힘이 있다고 상대를 지나치게 극 하여 조화와 균형이 파괴된다.
상모相侮 (업신여길 모)는 상승과 반대로 제약받은 오행이 제약하는 오행, 즉 상대를 역공하는 것이다. 오행 간의 하극상으로 극을 해야 하는 쪽이 거꾸로 극을 당하게 된다. 비유하면 쥐가 고양이에게 쫓겨 막다른 곳에 이르면 쥐가 고양이를 역공하는 것과 같은 형세이나 이때의 쥐는 힘이 있어 실제로 고양이에게 타격을 입히는 것이 상모이다.

1) 상승과 상모의 원리
오행 중에 소금에 해당하는 수水(물)에 대해 상승과 상모를 적용해 보자.
조화와 균형이 있는 정상인 상태에서 수水는 토극수土剋水로 토土에 의해 제약받고, 수극화水剋火로 수는 화火를 제약한다.

토土 → (토극수, 상극) → 수水 → (수극화, 상극) → 화火

그러나 수水가 지나치게 강하거나 약하면 상승과 상모가 된다.
첫째, 수水가 지나치게 강해져 편승偏勝이 되면 수가 역으로 토를 지
배하는 수모토水侮土로 상모가 되고, 화에 대해서는 심하게 극하는 수
승화水乘火로 상승이 된다.

수水가 지나치게 강할 경우
토土 ← (수모토, 상모) ← 수水 → (수승화, 상승) → 화火

둘째, 수가 약해져 편쇠偏衰가 되면 토가 수를 지나치게 상극하는 토
승수土乘水로 상승이 되고, 화火는 수의 견제를 받아오다가 역으로 화
가 수를 지배하는 화모수火侮水로 상모가 된다.

수水가 지나치게 약할 경우
토土 → (토승수, 상승) → 수水 ← (화모수, 상모) ← 화火

소금에 해당하는 수水를 상극하는 토土, 수水가 상극하는 화火에 대한
상승과 상모의 예를 보자.
수水가 지나치게 강하면 정상일 때의 토극수土剋水가 수모토水侮土로
바뀌어 수가 토를 역공하는 상모가 된다. 정상일 때는 흙으로 댐을 만드
는 등 흙으로 물을 견제해 조절하는데, 비가 짧은 시간에 많이 오면 홍
수, 폭우로 산사태가 나는 등 흙이 힘을 못 쓴다. 이와 같은 방법으로 수
극화水剋火는 수승화水乘火가 되어 상승이 된다. 물이 지나치게 많아

불이 다 꺼져버린다.

반대로 수水가 지나치게 허약하면 정상적일 때의 토극수土剋水가 토
승수土乘水로 바뀌어 토가 수를 지나치게 견제하는 상승이 된다. 흙이
너무 많고 물이 적어 호수나 물길을 흙이 덮어버려 사막화가 된다. 같은
방법으로 수水가 너무 약하고 화火가 너무 강하면 수극화水剋火가 화모
수火侮水로 바뀌어 상모가 된다. 불이 너무 강해 물이 증발해 없어져 사
막화되고 바닷물이 말라가는 등 불바다가 된다.

결국 지구에 물水이 부족해지면 토승수나 화모수로 지구가 사막화되
어 동식물, 인간이 살기 어려운 환경이 되는 것과 같다.

2) 상승과 상모의 예

① **(위염 등 소화기관)** 오행 중 목木은 간장, 쓸개(담)에 해당하고, 토
土는 지라(비장), 이자(췌장), 위장에 해당한다. 정상인 환경에서는 목
극토木剋土로 간장이 소화기관인 지라와 위장을 견제해 소화에 대한 조
화와 균형을 유지한다.

**그러나 간장이 간염 등으로 기운이 병적으로 강해지면 소화기관인 지
라(비장), 위장을 과도하게 견제하는 목승토木乘土인 상승相乘이 되어
소화액의 분비가 잘 되지 않아 소화가 안 되는 등 만성적인 위염, 위궤
양이 된다.** 이런 소화기관의 질환은 소화제를 복용하면서 근본으로 간을
건강하게 관리해 간과 위장이 균형을 이루어야 해결된다.

② **(고혈압, 폐결핵, 수족 다한증)** 정상일 때는 수극화水剋火로 콩팥이
심장을 견제한다. 그러나 **화火인 심장이 너무 튼튼하고 수水인 콩팥(신**

장)이 약하면 수극화水剋火로 콩팥이 심장을 견제해야 하나 역으로 심장이 콩팥을 강하게 짓눌러 화모수火侮水가 되어 신장염, 신부전 등 신장(콩팥) 질환이 된다. 콩팥이 약해져 혈액의 항상성 유지가 안 돼 고혈압으로 이어진다.

무더위에 작은 물로 강한 열기를 다스리지 못해 온열질환이 오는 것과 같다. 이것이 사회에서 하극상에 해당하는 상모相侮로 수극화水剋火가 화모수火侮水가 되는 현상이다.

수水(신장)←(화모수, 상모)←화火(심장)→(화승금, 상승)→금金(폐)

또한 **심장이 너무 튼튼하고 폐장이 약하면** 화火인 심장이 금金에 해당하는 폐, 피부를 지나치게 견제한다. 그 결과 폐에서 산소 공급과 이산화탄소의 배출이 원활하지 못하고 심장이 강한 열기로 폐장을 압박해 간의 진액이 없어지면서 폐결핵이 된다. 이것이 상승相乘으로 화극금火剋金이 화승금火乘金이 되는 현상이다.

한편 심장의 강한 열기로 금金에 해당하는 폐와 피부가 기운이 떨어져 모공이 열리고 식은땀을 통해 심열心熱이 빠져나가게 된다. 이런 현상은 긴장하거나 심한 스트레스를 받았을 때 주로 심열이 빠져나가는 겨드랑이와 손바닥에서 땀이 줄줄 흐른다. 조그만 긴장이나 스트레스에도 이런 현상이 반복되면 **수족 다한증**이므로 박수를 치면 심장의 열기를 일시적으로 내릴 수 있다.

근본적으로는 수水에 해당하는 콩팥(신장), 방광이 수극화水剋火로 심장을 눌러 견제해야 하나 콩팥이 약해 심장의 화기火氣를 견제하지 못해서 발생한 것이다. 심장이 강해 심열로 불이 나도 물이 부족해 불을 끌 수 없는 것이 요인이므로 수水에 해당하는 콩팥을 튼튼하게 해줘야 한다. 소금을 평소보다 더 많이 섭취해야 한다.

물과 소금인 수水 이외 다른 화火, 토土, 금金, 목木에 대해서도 같은 방법으로 적용하면 된다.

③ 지구에서 상승, 상모의 예
정상인 환경에서는 물이 화를 다스리는 수극화水剋火로 어느 정도의 불길은, 날씨가 더울 때는 찬물로 샤워를 하는 등, 물로 조절이 된다.

지구온난화는 화火인 열기가 지나치게 강해져 역으로 화火가 수水를 억누르는 화모수火侮水이다. 큰불이 났을 때 물을 조금 부으면 오히려 불이 더 잘 타는 것과 같다. 지구에 더위가 지나쳐 폭염이 오면 농사짓던 농토에 물기가 말라 사막화가 되는 화모수火侮水인 상모相侮 현상이 나타난다. 또한 강한 열기로 금金인 바위, 쇠붙이 등이 녹아 형체를 잃게 되는 등 산천이 변형되기 시작한다. 이것이 불이 금을 짓밟는 화승금火勝金으로 상승相乘이다.

5. 조화와 균형 - 음양의 10% 이내

음양오행은 양陽인 하늘과 음陰인 지구가, 지구에서는 양인 육지와 음인 바다가, 인체에서는 심장의 수축과 이완에 필요한 칼슘(Ca)과 마그네슘(Mg)이, 세포와 혈액에서는 세포의 포타슘(칼륨 K)과 혈액의 소듐(나트륨 Na)이 균형을 유지해야 천지인天地人이 원활하게 유지된다.

이런 조화와 균형은 전체 음양의 10% 이내에서 상생과 상극으로 이루어져야 한다. 인체 여러 장기의 강약은 태어날 때부터 다르고, 성장하면서 식습관에 따라 다르며, 열대지방, 북극지방에 따라 다르고 같은 지역에서도 여름과 겨울에 따라 다르다. 따라서 소금 섭취량도 **저마다 다를 수밖에 없으며 음양이론으로 보면 내 몸이 요구한 소금의 10% 이내에서 섭취해야 건강할 수 있다.**

그런데도 세계보건기구, 한국 등에서 일률적으로 일일 소금 약 5g(2,000mg)의 섭취를 권고하고 있다. 내 몸에 소금기가 얼마나 필요한지 알기도 어렵고, 식사하면서 소금의 양을 측정해 섭취하기는 더욱 어려운데도 세계적인 추세가 됐다.

이런 일률적인 소금 섭취를 생활에서 합리적으로 내 몸이 요구하는 대로 간을 맞춰 먹는 방법을 음양오행을 적용해 도움이 되도록 소금과 관련한 음양오행을 본 장에서 설명했다.

제4절   인체에서 미네랄의 작용

1. 주요 미네랄과 미량 미네랄

1) 주요 미네랄

인체에서 생명 활동에 필요한 5대 영양소는 탄수화물, 단백질, 지방, 비타민, 미네랄이다. 이 중에 탄수화물, 단백질, 지방을 구성하는 비금속성의 **수소(H), 탄소(C) 질소(N), 산소(O)의 네 가지 원소가 96%를 차지하며 나머지 4%는 미네랄이다.** 미네랄은 몸에서 차지하는 비중은 매우 적으나 그 종류가 70여 가지로 다양하고 역할도 중요하다.

탄수화물, 지방, 단백질이 우리 몸을 구성하는 살과 뼈, 즉 살덩어리라면 비타민과 미네랄은 살덩어리를 움직이게 하는 정신에 비유할 수 있다. 미네랄은 어느 하나가 독립적으로 기능을 수행하기도 하지만 대부분은 미네랄 간 상호작용을 통해 역할을 한다. 미네랄이 없다면 우리 몸은 정신이 지시한 명령을 수행할 수 없어 몸이 한 치도 움직일 수 없을 것이다.

우리 몸은 정신이 작용하지 못해도 움직일 수 없고 정신이 작용하더라도 비타민과 미네랄이 없으면 못 움직인다. 뇌의 명령을 전달하는 택배기사와 같은 것이 신경전달물질이고 이 물질의 대부분이 움직임이 빠른 소듐(나트륨 Na), 포타슘(칼륨 K), 마그네슘 등의 미네랄이다.

미네랄은 심장과 혈관, 근육 등의 수축과 이완, 소화 등의 역할을 하는데 필요한 양이 많은 것을 주요(필수) 미네랄로, 이외 나머지를 미량 미네랄로 분류한다.

주요 미네랄은 뼈의 형성에 많이 사용되나 더 중요한 심장의 수축과 이완을 하는 칼슘(Ca)과 마그네슘(Mg), 세포의 내액과 외액의 주성분인 포타슘(K)과 소듐(나트륨 Na), 위장의 소화액이 되는 염소(Cl), 뼈나 치아를 형성하는 인(P), 황(S) 등으로 **하루 필요량이 100mg 이상인 미네랄이다.**

2) 미량 미네랄

미량 미네랄은 주요 미네랄을 제외한 나머지의 철, 구리, 아연, 아이오다인(요오드 I), 비소, 셀레늄, 코발트, 크로뮴(크롬 Cr), 플루오린(불소 F), 몰리브데넘(몰리브덴 Mo), 바나듐, 붕소, 백금, 망가니즈(망간 Mn), 저마늄(게르마늄 Ge) 등이다.

미량 미네랄은 몸에서 필요로 하는 양이 적기 때문에 많으면 부작용을 낳고, 부족하면 질병으로 이어지므로 균형 있게 적당량을 섭취하는 것이 무엇보다 중요하다.

음식을 배부르게 먹어도 몸이 필요로 하는 미네랄이 충족되지 않으면 우리 몸은 부족한 미네랄을 보충하기 위해 더 먹으라고 신호를 보낸다. 사람은 이 뜻을 알아채지 못하고 배가 고픈 느낌으로 받아들여 자기가 좋아하는 음식만 계속 먹게 되고 그 결과 비만이 된다. **몸이 요구한 다양한 미네랄이 충족되면 음식을 많이 먹고 싶은 마음이 일어나지 않는다. 미네랄이 적당하게 채워졌다는 뇌의 신호이다.**

그 적당량을 맞추는 것은 우리 몸이 요구하는 대로 섭취하는 것이고 자연스럽게 만족시키는 방법이 미네랄이 균형 있고 풍부한 소금으로 간을 맞춰 먹는 것이다.

미국이나 유럽의 마트에는 미네랄과 관련된 수많은 건강보조식품이
있다. 미네랄 부족에 따른 질병이 있을 때는 어떤 종류의 미네랄을 얼마
나 섭취해야 하는지 알 수 있겠지만 그렇지 않을 때는 종류를 선택하기
도, 섭취량을 알기도 어렵다. 미국, 유럽은 미네랄이 없는 순소금인 정
제염을 식용으로 사용하기 때문에 이를 보완하기 위한 미네랄 시장이 발
달한 것이다.

2. 인체에서 미네랄의 작용

미네랄은 우리 몸의 활동에 관여한다. 음식물을 소화, 흡수, 배설하는
효소의 활성화에 관여하고, 영양분을 운반하며, 혈액의 산-알칼리 조절
등에 활용된다. **신체가 정상을 유지할 수 있도록 여러 장기가 상호협력
하여 뇌의 명령을 수행하는 등 미네랄은 뇌의 손발과 같다.**

이렇게 미네랄의 역할이 다양하므로 그 역할과 상호작용에 대해 아직
도 많이 밝혀지지 않아 논란도 적지 않다. 장기마다 역할이 다르고 장기
간의 원활한 협력 등에 미네랄이 상호작용하는 등 또 다른 소우주와 같
아서 복잡미묘하기 때문이다.
지금까지 알려진 미네랄의 주요 작용을 요약하면 다음과 같다.

칼슘(Ca)

- **신경전달, 심장과 혈관 등의 근육을 수축하며, 뼈나 치아를 형성한다.** 성인은 칼슘이 뼈에 1kg~1.5kg이 있으며 99%는 뼈, 치아에 인산칼슘의 형태로 있고 나머지는 혈장 등에 있다.
- 혈액의 응고 작용을 촉진시키고 신경의 불안, 초조를 억제하고 호르몬의 분비에 도움을 준다.
- 칼슘은 주로 샘창자(십이지장)에서 흡수되며 이때 **비타민 D에 의해 흡수가 조절되므로 칼슘과 비타민 D를 함께 복용한다.**
  - 부족하면 어린이의 성장과 치아발육이 안 좋고 피부, 손톱, 발톱의 발육부진이 나타난다. 또한 골절되기 쉽고 골다공증, 관절통, 불면, 두근거림, 동맥경화, 부정맥 등 근육경련, 신경과 근육에 이상 흥분이 상승한다.

마그네슘(Mg)

- 인체에서 절반 이상이 뼈나 치아의 표면을 형성하고 효소작용을 돕거나 신경전달 물질로 사용된다.
- **마그네슘은 심장과 혈관 등의 근육을 이완하는데 마그네슘 1개에 칼슘 2개의 비율(1:2)로 작용하는 것으로 알려져 있다.** 따라서 마그네슘은 칼슘과의 균형이 중요하다.
  - **부족하면** 근육의 이완에 영향을 미쳐 손발이 아프고 차가워져 **근육경련이 일어난다.**

포타슘(칼륨 K)

- 세포 내에서 삼투압을 조절하고, 신경전달 및 근육의 수축을 돕고,

과잉 섭취한 소금기(소듐 Na)를 배출한다.

- **과잉 섭취 시 콩팥의 기능이 정상일 때는 배출이 되지만 정상이 아닐 경우는 배출이 어려워 근육 수축과 관련된 근육, 심장 등의 과흥분을 유발해 부정맥, 저혈압, 심정지가 올 수 있다.**
- **부족하면 쉽게 피로해지거나 변비, 심장발작 등이 있다.**

– 체내에 물이 부족해 큰창자(대장) 등에서 물을 흡수할 때, 땀 등으로 체외로 빠져나갈 때 물과 포타슘, 소듐이 함께 빠져나가는 등 체내 혈액의 항상성, 수분 조절의 역할을 한다.

소듐(나트륨 Na)

– **주로 세포외액인 혈액(혈장)에 있으며** 삼투압 조절, 신경전달, 근육이나 심근(心筋)의 작용을 돕고, 골격의 유지, 혈액량 조절, 소장에서 영양분 등의 흡수를 촉진한다.

– 소듐의 신경전달 작용은 우리 몸에 택배기사와 같이 신호를 전달하는 메신저 역할을 한다. **이런 미네랄은 소듐 이외 포타슘(칼륨 K), 칼슘(Ca), 마그네슘(Mg) 등도 있다.**

- 과잉 섭취 시는 고혈압, 부종, 콩팥의 기능 저하 등이 있다.
- 일, 등산, 운동 등으로 땀을 많이 흘려 **소듐이 부족할 때는 기운이나 식욕이 없는 등 무기력증이 나타난다.**

염소(Cl)

– 위에서 물과 결합해 소화액인 위산(염산)이 되고 살균작용을 하며 세포의 외액인 혈장에도 많이 있어 혈액의 산성도나 삼투압 조절에 관여한다.

소금의 진실과 건강

- 면역반응과 신경 자극의 전달에도 관여한다.

인(P)

- **인체에 칼슘 다음으로 많이 존재하며** 칼슘과 결합해 인산칼슘으로 뼈와 치아를 생성하며, 일부는 혈장과 세포에 있고 **세포를 형성하는 물질 중의 하나이다.**
- 수소이온농도(pH)의 균형을 유지하는 작용을 한다.
- 세포막을 형성하는 인지질로 세포 속에도 존재하며 DNA, RNA 등 핵산을 구성하고 비타민과 효소의 활성화를 도와준다.
  - 부족하면 신진대사가 저하되어 뼈, 근육이 약해져 발육부진이나 신경통을 일으킨다.

철(Fe)

- 주로 혈액의 적혈구 안에 있는 헤모글로빈에 포함되어 있어 체내의 산소운반에 도움을 준다. 헤모글로빈은 생성과 파괴가 반복되고 있어 꾸준한 섭취가 필요하다.
- 체내의 많은 효소의 구성성분이다.
  - **부족하면** 적혈구에 있는 헤모글로빈의 생성이 원활하지 못해 뇌 등에 산소 공급 부족으로 **빈혈, 어지럼증 등이 나타난다.**

구리(Cu)

- **철이 헤모글로빈과 결합할 수 있도록 도와주는 촉매 역할을 한다.** 따라서 헤모글로빈이 부족해서 철분이 함유된 약을 먹어도 효과가 없을 때는 구리가 부족하기 때문이다. 이외 뼈, 뇌, 신경 등의 생성에

필요하다.

- 체내에 효소를 비롯한 단백질의 한 부분이며, 세포 내 미토콘드리아의 신진대사 작용, 영양분을 에너지(ATP)로 전환하는 데 관여한다.
- **부족하면 헤모글로빈 생성이 원활하지 못해 빈혈이 오거나 골격 부전, 탈모, 백발, 심장 장애, 위장 장애, 갑상샘(선) 기능 저하 등이 온다.**

아연(Zn)

- **인체에 철(Fe) 다음으로 많이 있는 미네랄이다.** 단백질 합성과 효소 작용에 관여하므로 세포의 증식과 성장에 필수적이고 유전인자가 있는 DNA, RNA의 합성에도 관여한다. 혈당치를 조절하는 인슐린의 성분이 되며, 면역기능이나 저항력을 높이고 혀에서 맛을 느끼는 세포인 미뢰味蕾를 도와준다.
- **성욕, 발기력, 정자의 생산 양 등에 관여하며 정액을 분비하는 전립샘(전립선) 부분에 많이 있어 성 미네랄(sex mineral)이라 하며** 근육, 뼈, 눈의 망막에도 많이 있다.
  - 부족하면 발육부진, 전립선 이상, 미각 및 후각 장애, 원형탈모, 통풍, 백혈병, 동맥경화, 심근경색, 성 기능 저하 등의 증상이 유발된다.

황(유황 S)

- 세포 단백질의 구성성분으로 세포 내에 존재하며 지방질과 아미노산의 신진대사에 관여한다.
  - 부족하면 각기병, 신경염, 손톱 등의 연화증, 피부염 등이 오기

소금의 진실과 건강

쉽다.

망가니즈(망간 Mn)

- 인체에 철, 아연 다음으로 많이 있는 미네랄로 **뼈나 혈액을 형성하**고 탄수화물, 단백질, 지방의 대사와 인슐린의 합성 등에 관여한다. 신경 기능에도 작용하기 때문에 부족하거나 과다 섭취하면 신경 증상을 일으킬 수 있다.

아이오다인(요오드 I)

- 몸과 뇌의 성장과 갑상샘(갑상선) 호르몬을 생성하고, 지질, 당질, 단백질의 대사를 촉진한다.
- 인체에서 미량 필요로 하지만 **갑상샘(선) 호르몬을 구성하는 필수 미네랄**로 부족하면 갑상샘 호르몬의 생성이 줄어들고 갑상선 조직이 확대되어 갑상선종 등 갑상선 기능 저하로 이어진다.
- **갑상샘(선) 호르몬은 체내에 소금기가 부족하면 콩팥(신장)에서 소듐(나트륨 Na)의 재흡수를 도와주므로 부족하면 소금기 부족의 원인이 된다.**
  - 부족하면 갑상샘(선) 장애를 가져오고 이로 인한 근력저하, 지각 둔화 등을 일으킬 수 있다.

크로뮴(크롬 Cr)

- 포도당 질과 지방 대사에 관여하므로 **혈당을 내리는 인슐린의 작용을 촉진**하고 혈액 안의 중성지방과 콜레스테롤을 줄이는 작용을 하므로 **당뇨, 고혈압이나 동맥경화의 예방에 도움을 준다.**

- 부족하면 성장, 생식기능이 저하되고, 혈당이 오를 수 있다.

셀레늄(셀렌 Se)

- 비타민 E와 비슷한 작용과 효력이 있고 위, 간장, 콩팥(신장) 등에 많이 있으며 **항산화 및 항암 작용이 있다.**

니켈(Ni)

- 핵산을 안정된 상태로 유지하는 역할을 하고 간장, 심장, 생식기능에 관여한다.
  - **부족하면 장에서 영양흡수가 잘 안되거나 심근경색, 뇌졸중, 간경변 등의 증상이 생길 수 있다.**

플루오린(불소 F)

- 주로 치아나 뼈에 들어있으며 특히 **치아 표면의 에나멜질을 형성해 충치를 예방한다.** 이런 플루오린의 작용을 고려해 순소금에 플루오린(불소)을 첨가한 가공 소금이나 치약도 있다.
  - 부족하면 충치, 빈혈, 성장, 생식기능에 영향이 있다.

스트론튬(스트론듐 Sr)

- 주로 **치아나 뼈에 존재하며 골격의 형성에 필수이다.**

리튬(Li)

- 소듐(나트륨 Na)의 대사에 작용하며 자율 신경조직, 골수에 있는 신경조직의 기능을 돕는다.

브로민(브롬 Br)

– **피부병 치료에 효과적이고 저항력을 강화하며,** 신경의 긴장을 완화하는 마취 작용이 있다.

붕소(보론 B)

– 뼈의 형성에 작용하여 뼈의 신진대사 등 **골다공증을 예방한다.**

바륨(바리움 Ba)

– 체내의 효소작용을 돕고 성장 촉진에 관여한다.

몰리브데넘(몰리브덴 Mo)

– 간장, 콩팥(신장)에 존재하며 **철의 이용효율을 도와 빈혈을 예방하는 작용을 한다.**
   • 부족하면 빈혈, 피로 등의 증상이 있으며 성장에 영향을 준다.

코발트(Co)

– 비타민 B_1 또는 B_2로서 작용하므로 **부족할 경우는 악성 빈혈이 올 수 있다고 알려져 있다.**

규소(실리콘 Si)

– 뼈, 피부, 모발, 손톱 등의 형성에 관여한다.

카드뮴(Cd)

– 인체에서 역할은 아직 밝혀지지 않는 것으로 파악된다. 다만, 동물

실험에 의하면 카드뮴을 과다 섭취하면 탈모가 급속히 진행되고 그 후 죽염을 섭취시키면 탈모가 회복된다. 이것으로 보아 **카드뮴은 탈모에도 관여된 것으로 파악된다.**

이렇게 수많은 미네랄이 우리 몸에서 상호 작용을 하고 있다. 미네랄 하나가 한 가지의 역할도 하지만 주로 미네랄 간에 상호의존적으로 협력해 작용하는 경우가 대부분이다.

마치 지구에서 생명체가 홀로 생존하기 어려워 서로 도우며 살아가는 것과 같다. 그렇기에 인체와 관련된 70여 종의 미네랄에 대한 작용을 밝혀낸다는 것이 사실상 불가능할지도 모른다.

링거가 개구리 심장박동실험을 했던 영국의 수돗물에 함유된 미네랄이 칼슘, 마그네슘, 포타슘(칼륨), 소듐(나트륨), 염소, 실리카(SiO_2) 등이었다. 그 후 100여 년이 지난 현재까지 일상에서 물, 소금, 음식을 통해 섭취하고 있는 카드뮴(Cd) 등이 우리 몸의 어디엔가 필요한 미네랄로 알게 모르게 섭취하고 있지만 아직 어떤 작용을 하는지 밝혀내지 못하고 있다.

이런 복잡한 미네랄의 작용을 고려할 때 일상에서 우리 몸에 필요한 미네랄을 선택하고 필요한 양을 매일 복용한다는 것은 지극히 어려운 현실이다. 그런데도 의학의 발전과 함께 순소금을 섭취하면서 필요한 미네랄을 건강보조식품 등으로 따로 복용하는 등 선택, 결정하기 어렵고 복잡한 방향으로 발전해가고 있다. 마치 그것이 과학과 의학이 가야 할 길이고 사명인 것처럼.

그러나 자연의 이치를 생각하면 우리 몸이 바다에서 왔고 바다의 미네랄이 갯벌천일염에 가장 유사하게 함유되어 있다. 또한 인류가 바다에서 육상으로 올라온 후 육상 음식물을 섭취하면서 현재는 바다와 육상의 미네랄이 우리 몸을 구성하고 있다. 이런 요인을 고려하면 **단순하게 질 좋은 갯벌천일염, 죽염을 몸이 원하는 대로 간을 맞춰 섭취하는 것이 이상적임을 알 수 있다.**

다음 장에서는 소금 중에 미네랄이 가장 다양하고 풍부한 죽염에 대해 알아본다.

하늘이 땅에 소금을 내린 뜻

조기성

달은
탄생을 위해 월경月經을 주고,
보름달에 바닷게가 짝을 짓듯
뭇 생을 낳게 한다.

태양과 지구는
에너지와 영양분으로
생명체를 키우며

물과 소금은
산과 알칼리로 만생萬生의 음양을,
미네랄로 장기의 기능을 유지하니
소금을 하찮게 여기면, 그 대가는
나에게 되돌아온다.

지구를 품고 있는
하늘의 뜻이 아니겠는가.

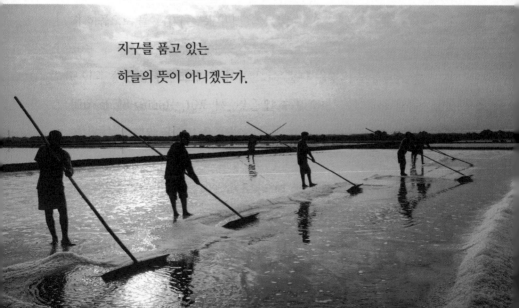

제7장

죽염의
비밀을 찾아서

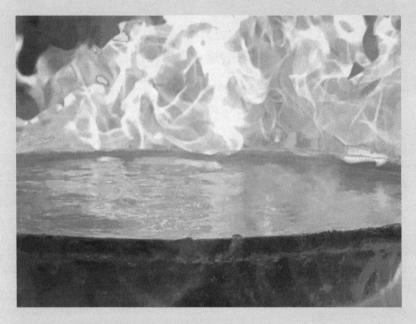

고온에서 용융되고 있는 죽염

(죽염의 유래와 사용) 우리 조상은 예부터 소금을 구워서 민속 약(鄕藥)으로 소화불량, 숙취, 급체에 먹기도 하고 상처가 난 피부에 바르기도 했다.

역사적으로는 삼국시대의 기록이 가장 오래되었으나, 실제는 한국 고대사가 시작되는 9천 년 전 중앙아시아 천산(天山, Tienshan)에서부터 이런 유사한 소금을 사용해왔던 것으로 추정된다. 현재도 천산 아래 한 민족과 피를 나눈 카자흐스탄, 우즈베키스탄, 터키, 아제르바이잔 등에는 소금에 절인 음식, 쌈장이 있으며, 소금을 민속 상비약으로 사용해오고 있다. 다만 먼 옛일이라 추측은 되나 제조 방법 등을 구체적으로 파악하기 힘들 뿐이다.

소금으로 민속 약을 만드는 방법도 주변 여건과 세월에 따라 각양각색이었다. 쌈장에 쌈을 싸 먹는데도 한국은 채소에 싸 먹지만 중앙아시아에서는 밀가루로 상추처럼 얇은 전을 만들어 싸 먹는다. 상추와 얇은 밀가루 전은 인체에 미치는 미네랄의 측면에서 보면 칼슘(Ca), 포타슘(K) 등 육상의 미네랄이 많아 유사하다. 소금이 들어있는 쌈장은 음陰이고, 상추나 밀가루 전은 양陽으로 음과 양이 조화와 균형을 이루기는 마찬가지다.

시험분석장비도 없던 먼 옛날에 **우리 선조는 혜안慧眼으로 야채 등 식재료에 함유된 성분을 알고 조화와 균형이 있게 섭취했다.**

제1절 죽염의 원료와 제조

1. 죽염의 원료

죽염의 제조에 사용하는 천일염, 황토, 대나무, 소나무 장작과 송진은 세계 여러 나라에 있으나 질(성분)이 다르다. 한국의 갯벌천일염은 세계에서도 미네랄이 풍부하고 균형이 있다. 우리의 황토, 대나무도 천일염과 마찬가지로 세계적으로 우수하다. 동남아시아 대나무는 성분은 그만두고라도 구울 때 대나무가 터져 죽염을 제조하기 어렵다고 한다. 육상의 황토는 대나무 등 육상식물이 자라는 모체가 되고 세월이 지나면서 바다로 흘러가 갯벌천일염의 미네랄 등 바다의 영양분이 된다.

음양오행에서도 흙인 토土는 목木, 화火, 금金, 수水가 활동하는 장소로 이들을 안고 중재, 조절하는 중보자中保者 역할을 한다. 황토가 비옥해야 식물이 잘 자라고 산야를 흐르는 강물, 바닷물에 미네랄이 풍부해 해초, 꽃게, 조기 등이 잘 자라고 맛도 좋다.

1) 갯벌천일염
한국은 전통으로 구한말까지 자염煮鹽을 사용해왔다. 갯벌천일염은 일제 강점기인 1910년에 평안도 광양만에서 처음 생산하기 시작해 광복 이후 전국으로 확대되었다.

인산 선생이 죽염제조 방법 등에 대해 저술한 '죽염요법'에도 처음 죽염을 만들 때 호염胡鹽을 사용했다. 1900년대 초 호염은 암염이나 호수에서 생산한 중국 소금으로 크게 보면 자염이다. 인산 선생이 소금을 처음 생산한 1926년은 평안도에서 천일염을 생산한 후 약 16년이 되고, 당시 조선은 전통으로 갯벌에 구덩이를 파고 짚으로 만든 통자락을 넣어 함수를 모아 육지로 옮겨 가마솥에서 서서히 끓여 만든 정염井鹽, 육염陸鹽이었다.

죽염요법에서 언급한 호염이 중국이나 조선의 어떤 소금인지 명확하지 않으나 호염을 사용한 후에는 서해안 천일염을 사용했다.

광복 이후 자염은 갯벌천일염, 정제염, 암염으로 대체되고, **1980년대 민속 비방으로 암 환자 치료를 위해 죽염을 만들거나 죽염제조 허가 후 대량 생산할 때도 갯벌천일염을 사용했다.** 인산 선생은 자염이 없어지고 암염, 정제염, 수입 천일염이 있지만 한국의 천일염이 죽염제조에 적합하다는 것을 알았다. 시험분석을 하지 않고도 지혜로 알아낸 것이다.

2) 황토 黃土

황토는 규소(Si), 알루미늄(Al), 철(Fe), 포타슘(칼륨 K), 칼슘(Ca), 타이타늄(Ti) 등의 산화물이 약 97%이고 나머지 3%가 미량 미네랄이다. 칼슘, 포타슘은 심장박동과 세포의 삼투압에 필요한 주요 미네랄이며, 나머지 철, 망가니즈(Mn), 아연(Zn), 크로뮴(Cr), 납(Pb), 비소(As)는 극미량 미네랄이다.

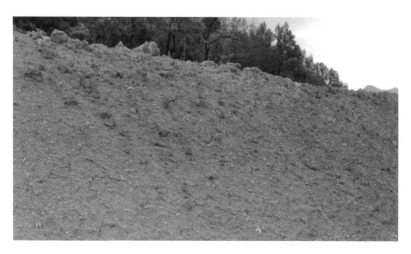

그림 7-1 황토

표 7-1 황토의 성분

성분	SiO$_2$	Al$_2$O$_3$	Fe$_2$O$_3$	K$_2$O	CaO	TiO$_2$	Na$_2$O	BaO	소계
%	59	30.7	5.32	0.71	0.26	0.62	0.20	0.03	96.84

성분	Mg	Mn	Zn	Cr	Pb	As	Cd	소계
mg/kg	3,829	212	49	88	10	5	3	4,196

* Mg 3,829mg/kg는 0.38% 임

　특히 포타슘, 칼슘, 철, 망가니즈, 아연, 비소 등은 인체의 항상성 유
지를 위해 필요한 극미량 미네랄로 천일염에는 많지 않다. **이 중에 비소
는 흔히 독약, 사약이라는 비상(砒霜, 삼산화비소; As$_2$O$_3$)으로 인체에
많으면 독이 되고, 적당하면 보약, 부족하면 질병으로 이어지며 중요한**

약에도 미량이 함유되어 있다.

이와 같은 비소(As)는 천일염에 극미량 함유되어 있을 뿐 대나무 등 다른 재료에는 거의 없으며 유일하게 황토에 가장 많이 함유되어 있다. 자연에서 얻기 어려운 비소를 죽염에 포함하는 방법으로 황토를 사용한다. 비소가 인체에서 중요한 역할을 하므로 **인산 선생은 죽염에 함유된 비소를 핵비소核砒素라 했다.**

한국의 황토는 표 7-1과 같이 다양한 미네랄이 풍부하게 함유돼 있어 황토에서 자라는 농작물에는 미네랄이 풍부하다. 과거 1970년~1980년대 농한기인 겨울철에 농부들은 산에 있는 황토를 가져다가 논에다 뿌리곤 했다. 논에서 자라는 벼에 황토의 미네랄을 공급해 맛있는 쌀을 생산하는 방법으로 몇천 년 전통으로 내려오는 우리 민족의 지혜이다.

필자가 1980년대 일본에 유학할 때 시장에서 들깻잎을 사다 쌈을 싸 먹는데 들깻잎이 한국산보다 향기도 약하고 맛이 없었다. 한국에서 들깨 씨를 갖다 일본에 심어서 들깻잎을 먹어보니 한국 들깻잎 맛이 나지 않고 일본 들깻잎 맛이었다. 같은 종자인데도 어느 땅에서 자라느냐에 따라 맛이 이렇게 달라진다.

또한 몇 년 전에 약 6개월간 미얀마 북쪽 고산지역에서 생활할 때, 추수가 끝난 밭을 맨발로 걸으면 미얀마 사람은 괜찮은데 필자의 발바닥은 찢어지고 피가 났다. 미얀마 밭은 칼슘(Ca)이 많은 석회석으로 흙 색깔이 하얗고 시멘트처럼 딱딱하게 굳어 있다. 이런 밭에서 재배한 딸기는 모양은 딸기인데 한국산 딸기 맛이 나지 않는다. 동남아시아 쌀이 작고 찰기가 없는 이유가 토질 때문이다. 한국의 인삼이나 산삼을 중국, 일본 등 동남아 땅에 심는다고 한국의 인삼, 산삼이 되지 않는 것과 같다.

세계 여러 나라를 다녀봐도 한국의 과일, 채소 등 농산물과 낙지, 오징어, 꼴뚜기, 주꾸미, 조기 등의 해산물처럼 맛있는 곳을 찾기 힘들다. 한국의 농산물과 해산물이 맛있는 근본 요인 중의 하나가 황토에 미네랄이 다양하고 풍부해 이 황토물이 바다로 흘러가 갯벌 등 해안의 미네랄이 풍부하기 때문이다.

황토는 바위가 부서져 처음으로 빨간 흙이 되었을 때 미네랄이 가장 풍부하다. 바위가 산에서 부서져 처음으로 황토가 되기 때문에 이 황토를 인산 선생은 산중황토山中黃土라 했으며, 죽염을 제조할 때 사용한다고 했다.

황토에 심은 고구마 등이 맛이 좋으며 시간이 지나면서 미네랄이 빗물에 씻겨나가고 유기물이 썩어 혼합되면 황토의 붉은 색깔이 누렇게 변하고 농작물의 맛도 떨어진다. 결국 황토의 미네랄은 육지를 거쳐 강과 바다의 식물과 물고기의 미네랄이 되고 일부는 갯벌천일염으로 되돌아온다.

이런 황토가 많은 삼천리 금수강산에 살게 되고 이를 활용한 선조의 지혜가 전통으로 이어져 내려오고 있어 감사해야 한다.

황토, 나도 한때 그런 바위였다

조 기성

바람이 불고 눈비가 내려도
스며들지도 못하고
흡수하지도 않는다.

부서지면 부서졌지
받아들이지 않는
바위

두 동강 네 동강이나
황토黃土 되어
육지의 만생萬生을 품고

큰비에 흘러 해양의 영양분으로
뭇 생명을 위해 몸을 바치는
성인의 길을 간다.

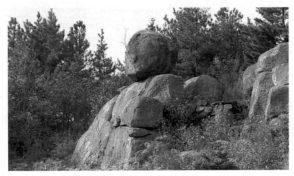

황토가 되기 전의 바위

소금의 진실과 건강

3) 대나무

삼 년 이상 된 왕대나무에는 황토처럼 육상에 풍부하면서 인체의 심장 박동과 세포의 활동에 필수인 칼슘(Ca), 마그네슘(Mg), 포타슘(K), 소듐(Na)이 비교적 많다. 나머지는 미량 미네랄로 철(Fe), 망가니즈(Mn), 알루미늄(Al), 아연(Zn), 스트론튬(Sr) 등이 있다.

특히 왕대나무에는 천일염과 황토에는 거의 없으면서 인체에 필수인 인(P), 황(S), 구리(Cu), 붕소(B) 등이 많다. 이들을 죽염에 포함하는 것이 죽염제조에 왕대나무를 사용하는 중요한 요인이다. 왕대나무가 아니면 이런 미네랄을 죽염에 추가하기가 어려우며, 죽염을 굽는 과정에서 계속 축적되어 아홉 번 구운 죽염(9회 죽염)에 가장 많이 포함된다.

인체에서 인(P)은 칼슘과 결합해 인산칼슘으로 뼈, 치아를 형성하고 비타민과 효소의 활성화를 도와주고 유전과 관련한 DNA, RNA를 구성하는 물질로 세포의 형성 등 생명 활동에 필수이다. 또한 황(유황 S)은 인체에 축적된 중금속을 몸 밖으로 배출시키며, 구리는 철이 헤모글로빈으로 전환되기 위한 촉매로 빈혈 예방에 중요하다.

참고로 황토에 많은 비소는 대나무에 0.003mg/kg로 극미량이어서 표 7-2 대나무의 성분에 표시하지 않았다.

인산 선생은 대나무는 음양오행에서 수水에 해당하는 수정水精으로 유황정硫黃精(황의 정기)이 많다고 했다.

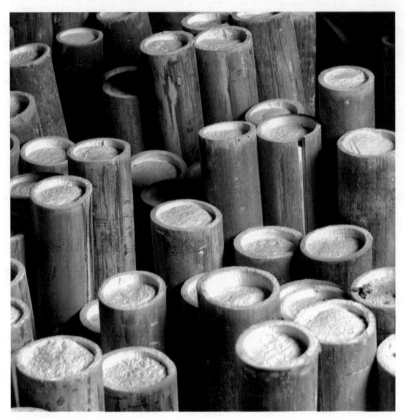

그림 7-2 왕대나무

표 7-2 대나무의 성분

(mg/kg)

성분	K	P	Mg	Ca	Si	Na	S	Mn	Al
mg/kg	2,817	363	160	130	270	81	68	42	38

			Fe	Zn	Cu	B	Li	Ba	Sr
			6.4	6.6	2.3	3.2	2.5	1.0	0.6

* 왕대나무를 900℃ 로 회화灰化 한 후 산분해하여 ICP로 분석

2. 죽염의 제조

선조의 혜안으로 최근세에 주변에서 미네랄이 풍부한 재료를 활용해 **인산仁山 김일훈金一勳(1909년~1992년) 선생이 전통 민속 약을 복원했다.** 인산의 '죽염요법' 책 중의 관련 내용을 요약하면 다음과 같다.

인산의 할아버지는 전통으로 내려오는 방법대로 대나무 통 속에 소금을 다져 넣고 구워서 민속 약(향약 鄕藥)소금을 만들어 이웃들과 나누어 사용해왔다. 인산 선생이 8세~9세 무렵인 1917년 어느 날 할아버지께서 민속 약소금을 만드는 것을 보고 있던 손자인 인산이 할아버지께 한 번만 구워서는 안 된다며 약성藥性을 높이는 방법을 이야기했다고 한다. 그 내용은 굽는 횟수를 아홉 번 반복하고, 소금을 태우는 연료로 소나무를 사용하고, 대나무 통에 소금을 넣은 후 황토를 반죽해 봉하는 방법이었다.

1926년 무렵에는 인산 선생이 직접 묘향산 기슭에서 오늘날의 죽염을 처음 만들었으며 당시에는 약소금으로 불렀다. 그 후 틈틈이 약소금을 구웠으며 **1980년 72세에 '우주의 신약'이라는 책을 출간하면서 대나무에 넣어 구운 소금이라는 의미로 '약소금' 대신에 '죽염'이라는 명칭을 처음 사용했다.** 인산의 아들인 김윤세 회장이 1987년에 죽염제조의 허가를 받고 ㈜인산가를 설립해 대중화되었다.

한국의 9천 년 고대사가 현재 제대로 회복되지 못하고 있듯이 인산 김일훈 선생이 아니었더라면 9천 년 동안 전해 내려온 민속 약이 현재의 주변 여건을 활용해 제조한 죽염으로 복원되지 못했을 것이다.

1) **일반 흰죽염**은 삼 년 이상 된 왕대나무를 한쪽은 마디가 있고 다른 쪽은 마디가 없도록 잘라내 소금을 다져 넣는다. 황토를 물에 넣어 체로 거른 다음 반죽해서 소금이 들어있는 대나무 통의 입구를 봉한다. 가마솥 안에 구멍을 뚫은 판을 만들어 소금을 다져 넣은 대나무 통을 세워서 넣고 소나무 장작불로 굽는다. 이때 송진을 넣으면 화력이 강력해지고 소금이 녹아 아래로 흐르면서 돌처럼 굳어진다.

굳어진 소금이 식은 다음에 분쇄해 다시 대나무 통에 다져 넣고 황토 반죽으로 봉한 다음 1회 때와 같은 방법으로 9번 반복하는데 7회부터는 화력을 더 강하게 한다.

이상이 죽염제조의 기본이며 이를 응용해 제조회사마다 조금씩 차이가 있으나 **일반적으로 1회부터 8회까지는 소금의 융점인 800℃ 근처에서 굽고 9회만 1,300℃의 고온으로 용융하여 죽염이 빨간 용암처럼, 불덩어리처럼 흘러내리게 한다.**

마지막 9회의 온도는 제조회사에 따라 다소 차이가 있으나 순간적으로 1,500℃ 이상 올라간다고 한다. 9회에서 용융 처리된 죽염을 용도에 따라 분쇄해 알갱이 또는 분말로 만든다.

이런 **일반적인 흰 죽염 이외 고온에서 환원시킨 자죽염紫竹鹽과 암癌을 치료하기 위한 특수 죽염이 있다.**

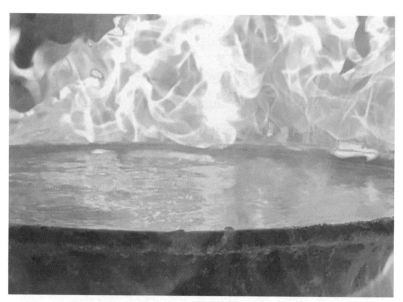

그림 7-3 고온에서 불덩어리처럼 용융된 죽염

  2) **자죽염紫竹鹽**은 1회에서 9회까지 대나무 통에 소금을 다져 넣어 구운 방법은 같으나 마지막 9회가 다르다. 9회에 소나무 장작불로 1,300℃ 이상의 고온에서 일정 시간 용융하고 있는 상태에서 갑자기 죽염 가마의 불문을 닫아 산소공급을 차단해 불이 꺼진 상태로 2시간 이상 그대로 둔다. 죽염 가마의 아궁이 문을 갑자기 닫으면 산소공급은 차단되나 고온의 열기가 지속되고 있는 상태에서 용융된 죽염 속에 있는 황산화물 등 산소와 결합된 화합물에서 산소가 분리된다. 화합물에서 분리된 산소는 연소에 사용되고, **산소가 분리되어 떨어져 나간 화합물이 만들어지는 환원還元 반응이 일어난다.**

  이 과정을 거치면 산소와 결합된 화합물이 환원반응을 통해 산소의 일부 또는 전부가 떨어져 나가 황이나 황 화합물 등으로 분리됨으로써 죽염에서 황(유황 S) 냄새가 나고, 철의 색깔인 자색을 띠는 등 해당 미네랄의 특성이 비교적 잘 나타난다. 특히 독성이 있는 비소, 황의 화합물이 환원반응을 거치면 독성이 없는 비소, 황이 된다.

이렇게 환원된 죽염이 자색을 띠고 있어 자죽염이라 한다. 과학적으로는 환원 죽염이라고 불러야 올바른 표현이다.

3) 암을 치료하기 위한 특수 죽염은 인산 선생이 제시한 제조비법이다. 1회에서 8회까지의 과정은 같은데 **9회에서 화력을 아주 강하게 하여 5,000℃ 이상 높은 온도로 처리하는 점이 다르다.** 수천 도의 고열로 눈 깜박할 사이에 용융시켜야 하는 것이다. 그렇게 하지 않으면 다른 재료를 완벽하게 갖춰도 특수 죽염을 만들 수 없다고 했다.

5,000℃의 고열에서는 많은 미네랄이 사라지고 특수한 성분만 죽염에 포함될 것으로 추측이 된다.

인산 선생은 이렇게 제조한 죽염을 암을 치료하는 약이라 했다.

제2절 죽염의 성분

죽염의 원료인 천일염, 황토, 대나무에 있는 미네랄이 제조과정에서 구운 횟수별로 어떻게 변화하는지 등 죽염의 비밀을 밝혀내기 위해 시험분석을 했다. 특히 왜 9회까지 구워야 하는지, 9회 전후에서 미네랄의 변화, 9회 죽염과 9회 이상 계속 고온으로 용융한 죽염의 미네랄 변동, 9회까지 굽지 않고 2, 3회 등 9회 이전에서 고온으로 용융한 죽염의 성분을 보자.

이 장에서 죽염의 성분분석 및 동물실험에 필요한 죽염의 시료는 ㈜인산가에서 제공하고, 시험분석은 한국화학융합시험연구원(KTR)에서 수행했다.

1. 아홉 번 이상 고온 용융한 죽염

죽염을 왜 아홉 번(9회)까지만 구울까? 10회, 11회 등 더 많이 구우면 9회 죽염에 비해 성분이 어떻게 변화되는가를 시험분석했다.

일반 죽염과 같이 소금의 녹는 온도인 800℃ 전후로 1회부터 8회까지 구운 다음 **9회부터 13회까지 9회와 같은 조건으로 1,300℃ 이상의 고온으로 용융한 죽염의 성분 변화**를 보자.

1) 주요 미네랄

1회부터 8회까지는 굽는 횟수에 따라 미네랄이 변동이 없거나, 증가하거나, 감소한다. 칼슘과 마그네슘은 거의 변화가 없으며 황산화물(SO_4)은 감소하고 포타슘(K)은 증가했다. 9회의 고온에서는 8회까지와는 달리 마그네슘은 많이 감소하고, 칼슘은 변동이 없으며, 황산화물은 약간 증가하고, 포타슘(칼륨 K)은 많이 증가했다. **9회 고온에서는 1회~8회의 미네랄 변동추이를 따르지 않았다.**

표 7-3 구운 횟수별 죽염의 주요 미네랄

횟수	주요 미네랄 (%)					
	칼슘 Ca	마그네슘 Mg	포타슘 K	황산화물 SO_4	소계	비고
0	0.24	0.84	0.28	0.55	1.91	천일염
1	0.27	0.80	0.33	1.20	2.60	
2	0.30	0.89	0.39	1.21	2.79	
3	0.30	0.87	0.43	1.01	2.61	
4	0.29	0.77	0.45	0.90	2.41	
5	0.28	0.78	0.46	0.90	2.42	
6	0.29	0.76	0.54	0.89	2.48	
7	0.29	0.84	0.59	0.75	2.47	
8	0.32	0.89	0.63	0.84	2.68	
9	0.20	0.02	0.82	0.58	1.62	용융
10	0.19	0.04	0.74	0.67	1.64	용융
11	0.24	0.03	0.80	0.96	2.03	용융
12	0.20	0.01	0.77	0.81	1.79	용융
13	0.21	0.05	0.77	0.64	1.67	용융

* 0 : 죽염제조에 사용한 천일염

소금의 진실과 건강

9회 이후 13회까지 1,300℃ 이상의 고온에서 계속 용융한 죽염은 칼슘과 마그네슘은 9회와 같은 수준이 지속되고, 포타슘(칼륨 K)은 약간 감소 추세를, 황산화물은 증가추세를 나타냈다.

9회 죽염을 천일염과 비교하면 마그네슘은 많이 감소하고, 칼슘은 같은 수준이며, 포타슘과 황산화물은 증가했다. 9회 이후 13회까지는 표 7-3, 그림 7-4와 같이 포타슘은 약간 감소하고 황산화물은 증가하는 추세를 보였다.

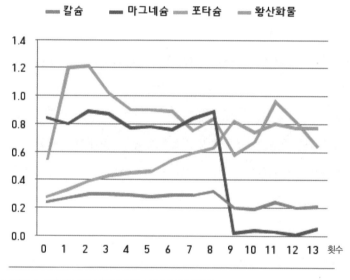

그림 7-4 구운 횟수별 죽염의 주요 미네랄 변동추이

결과적으로 **9회 죽염은 천일염에 비해 마그네슘이 대폭 감소하고, 포타슘(칼륨 K)과 황산화물이 많이 증가했다.** 9회 이후 13회까지 고온으로 용융시키면 칼슘과 마그네슘은 일정하고, 포타슘은 약간 감소하고 황산화물은 증가한다.

따라서 9회 이후 13회까지 고온으로 계속 용융한 주요 미네랄의 함유량은 9회보다 증가하나 특정한 미네랄이 증가해 미네랄 간 불균형이 커지고 있다.

2) 미량 미네랄

1회부터 8회까지는 800℃ 전후로 굽는 횟수에 따라 미네랄의 증가량에 차이는 있으나 대부분이 증가했다. 9회부터 13회까지는 1,300℃의 고온 용융에 따라 미네랄의 변동이 다양했다.

9회에서는 알루미늄(Al), 규소(Si)는 많이 감소하고, 철(Fe)과 망가니즈(Mn)는 천일염과 거의 같은 수준이며, **구리(Cu)는 2배 이상, 인(P)은 20배 이상 증가했다.**

9회 이후 13회까지 1,300℃ 고온으로 용융하는 죽염은 철, 구리, 규소 등은 감소하지 않고 9회 수준을 유지하거나 증가했다.

특히 구리는 1회에서 8회까지 소금의 융점 근처에서는 변화가 없다가 **9회의 고온에서 2배 이상 증가하며, 그 이후에도 계속 큰 폭으로 증가했다.** 구체적으로 보면 1회부터 8회까지 6mg/kg 수준으로 거의 변화가 없다가 9회에서 15mg/kg로 2배 이상, 10회에서 38mg/kg로 5배 이상, 11회에서 83mg/kg로 15배 이상 증가했다.

이와 같은 현상은 철(Fe), 니켈(Ni), 크로뮴(Cr) 등 일반 금속의 녹는점(융점)이 1,400℃ 이상인데 **구리의 녹는점은 1,084℃로 낮아 9회부터 13회까지 1,300℃ 고온에서 녹아 죽염에 많이 함유된 것으로 파악된다.**

표 7-4 구운 횟수별 죽염의 미량 미네랄

횟수	미량 미네랄 (mg/kg)							비고
	알루미늄 Al	규소 Si	인 P	철 Fe	망가니즈 Mn	구리 Cu	소 계	
0	18	25	7.2	20	7.8	6.4	84.4	
1	31	45	25	17	8.4	5.9	132.3	
2	46	66	52	27	11	6.0	208.0	
3	73	113	80	160	15	6.7	447.7	
4	147	205	91	143	16	6.0	608.0	
5	102	171	94	142	16	6.7	531.7	
6	113	181	120	193	19	6.5	632.5	
7	329	444	185	336	25	6.6	1,325.6	
8	194	330	171	328	25	6.7	1,054.7	
9	5	6	172	20	10	15	228.0	용융
10	16	20	127	60	13	38	274.0	용융
11	9	10	106	49	8.5	83	265.5	용융
12	7	7	110	29	7.8	35	195.8	용융
13	25	22	117	80	12	25	281.0	용융

* 횟수 0 : 죽염제조에 사용한 천일염

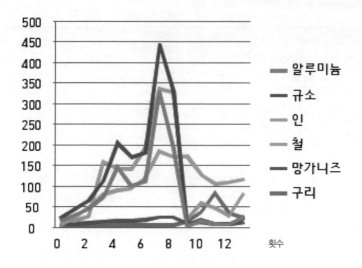

그림 7-5 구운 횟수별 죽염의 미량 미네랄 변동추이

　결과적으로 9회 죽염은 천일염보다 알루미늄, 규소는 대폭 감소하고 철은 비슷하고 인, 구리, 망가니즈는 증가하며, 미량 미네랄 전체는 천일염보다 약 3배 증가했다.

　천일염과 비교하면 9회 죽염은 알루미늄, 규소는 감소되고 인, 구리, 망가니즈는 증가했으며, 특히, 인(P)은 천일염보다 약 24배로 증가했다가 10회부터는 대폭 감소했다.

　10회 이후 11회~13회 죽염은 9회에 비해 알루미늄, 규소, 철, 구리 등이 3배 이상으로 다시 급격히 증가하는 반면에 인은 대폭 감소하는 등 미네랄 간의 불균형이 더 심해진다.

　이것이 죽염을 10회 이상 계속 굽지 않고 9회까지만 굽는 신비한 비밀이다.

3) 극미량 미네랄

바륨(Ba)은 계속 증가했다가 12회부터 감소하고, 아연, 니켈은 증가했다가 9회부터 감소하고 **비소(As)는 계속 증가했다. 9회 이후 바륨이 많이 증가해 미네랄 간의 불균형이 커지고 인체에 미치는 영향도 우려되는 수준이다.**

9회 죽염을 천일염과 비교하면 니켈만 비슷하고, 바륨, 아연, 비소는 5배~15배 증가하고, 극미량 미네랄은 약 9배 증가했다.

표 7-5 구운 횟수별 죽염의 극미량 미네랄

횟수	극미량 미네랄 (mg/kg)					
	바륨 Ba	아연 Zn	니켈 Ni	비소 As	소계	합계
0	**0.6**	**0.3**	**0.7**	**0.02**	**1.62**	**86.02**
1	1.6	0.5	0.9	0.02	3.02	135.32
2	1.9	0.7	1.2	0.02	3.82	201.82
3	3.6	2.1	1.7	0.05	7.45	455.15
4	3.8	2.3	2.5	0.05	8.65	616.65
5	4.2	2.5	2.7	0.08	9.48	541.08
6	5.5	3.0	2.8	0.08	11.38	644.08
7	7.2	5.2	4.5	0.10	17.00	1,342.60
8	7.1	4.5	6.2	0.11	17.91	1,072.61
9	**9.6**	**4.0**	**0.8**	**0.11**	**14.51**	**242.51**
10	11	2.1	5.7	0.19	18.99	292.99
11	15	1.2	3.2	0.22	19.62	285.12
12	12	1.2	2.1	0.17	15.47	211.27
13	11	1.1	4.5	0.14	16.74	297.74

* 0 : 죽염제조에 사용한 천일염

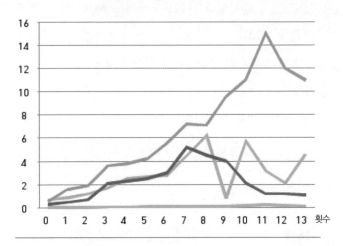

그림 7-6 구운 횟수별 죽염의 극미량 미네랄 변동추이

종합적으로 9회 죽염과 천일염을 비교해보면

- 칼슘(Ca), 마그네슘(Mg), 알루미늄(Al), 규소(Si)는 천일염보다 많이 감소했으며, 특히 마그네슘은 0.84%에서 0.02%로 거의 사라지는 수준이다.
- 철(Fe), 니켈(Ni)은 천일염과 비슷한 수준을 유지했다.
- 포타슘(칼륨 K), 황산화물(SO₄), 구리(Cu), 망가니즈(Mn), 인(P), 바륨(Ba), 아연(Zn), 비소(As)는 천일염보다 증가했으며, 이 중에 특히 인체에 필수적인 포타슘, 구리, 인, 바륨, 아연, 비소가 큰 폭으로 증가했다.

  주요 미네랄을 제외한 나머지 미량 및 극미량 미네랄을 보면 9회 죽염이 천일염보다 약 3배, 1회 죽염보다는 약 2배 증가했다.

죽염을 9회 굽는 원리이고 죽염의 신비이다.

소금의 진실과 건강

2. 2회, 3회에서 고온 용융한 죽염

앞에서 9회 이후에도 10회~13회 등 계속 고온 용융하면 인체와 관련된 미네랄의 불균형으로 9회 죽염에 비해 바람직하지 않다는 것을 알 수 있었다. 그렇다면 9회 이전인 2회, 3회에서 9회와 같이 1,300℃ 이상의 고온 용융하면 미네랄의 함유량이 어떻게 변화될까? 시험분석 결과를 보자.

1) 주요 미네랄

칼슘과 마그네슘은 변화 없이 거의 같은 수준을 유지했다. 포타슘(칼륨 K)은 2회, 3회 죽염이 9회 죽염의 절반 수준으로 낮고 황산화물은 9회 죽염보다 조금 증가했다.

표 7-6 2회 3회에서 고온 용융한 죽염의 주요 미네랄

(mg/kg)

횟수	칼슘 Ca	마그네슘 Mg	포타슘 K	황산화물 SO_4	소계
2	0.21	0.02	0.47	0.62	1.32
3	0.20	0.02	0.51	0.64	1.37
9	0.20	0.02	0.82	0.58	1.62

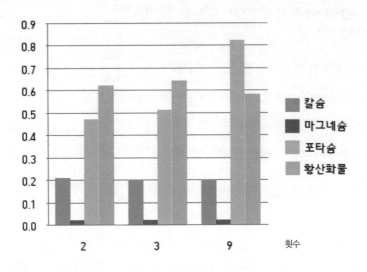

그림 7-7 2회 3회에서 고온 용융한 죽염의 주요 미네랄

2) 미량 미네랄

인(P), 철(Fe), 망가니즈(Mn)는 2회, 3회 죽염이 9회 죽염의 절반 수준
으로 감소하고, 구리(Cu), 스트론튬(Sr), 바륨(Ba)은 많이 증 증가했다.

특히 2회, 3회 죽염의 스트론튬 함량이 107mg/kg~109mg/kg로 9
회 죽염 5mg/kg보다 약 20배 이상 높아 미네랄 간의 불균형뿐만 아니
라 인체에 미치는 영향이 우려되는 수준이다.

죽염제조에서 1회부터 8회까지 800℃ 전후에서 용융하고 9회만
1,300℃ 이상의 고온에서 용융하는 신비한 원리이다.

소금의 진실과 건강

표 7-7 2회 3회에서 고온 용융한 죽염의 미량 미네랄

[mg/kg]

횟수	인 P	철 Fe	구리 Cu	망가니즈 Mn	스트론튬 Sr	바륨 Ba	소계
2	83	8	30	6	107	10	244
3	102	13	21	10	109	12	267
9	172	20	15	10	5	6	228

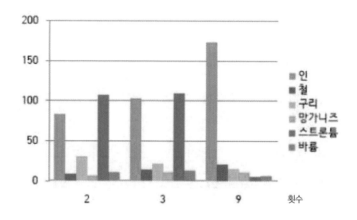

그림 7-8 2회 3회에서 고온 용융한 죽염의 미량 미네랄

3. 흰죽염과 자죽염의 특성

1) 자죽염의 성분

일반 죽염인 흰죽염과 환원된 자죽염의 제조과정은 1회에서 8회까지는 같으나 9회 때 고온에서 열처리하는 방법이 다를 뿐인데 죽염의 색깔도 다르고 미네랄의 함유량도 크게 차이가 있다.

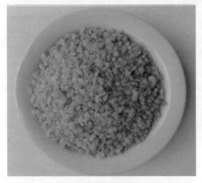
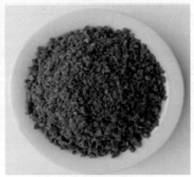

그림 7-9 흰죽염   자죽염

　자죽염과 흰죽염의 성분을 비교하면, **전체 미네랄의 양은 비슷한데 자죽염은 칼슘, 마그네슘, 알루미늄이 흰죽염보다 2배 이상 적고, 나머지 철, 인, 구리, 아연, 니켈 등은 2배 이상 많았다.** 즉 자죽염은 산소와 미네랄이 결합한 화합물에서 환원반응으로 산소와 미네랄이 분리되어 본래의 미네랄이 더 많이 함유된 것이다.

　천일염이나 순소금인 정제염을 녹인 물에 철을 넣어두면 빨간 녹이 생기는데 자죽염을 녹인 물에 넣어두면 녹이 생기지 않고 녹이 있는 철도 깨끗한 철로 바뀐다. 자죽염을 물에 녹이면 수소이온(H^+), 황(유황 S), 망가니즈(Mn), 규소(실리콘 Si) 등의 이온화된 미네랄이 철을 녹슬게 하는 산소와 결합해 철의 녹이 제거되어 원상태로 되는, 철에서 산소를 제거하는 환원반응이 일어난다.

표 7-8 흰죽염과 자죽염의 미네랄 비교

(mg/kg)

성 분	천일염	9회	
		흰죽염	자죽염
칼슘 Ca	1,555	1,230	382
마그네슘 Mg	16,475	1,444	647
포타슘 K	5,593	7,830	8,980
철 Fe	7.6	56	309
알루미늄 Al	7.5	35	18
인 P	0.7	146	360
망가니즈 Mn	6.6	8.1	9.1
타이타늄 Ti	0.3	0.2	–
바나듐 V	1.9	14	35
구리 Cu	1.9	14	32
아연 Zn	0.3	9.8	39
크로뮴 Cr	–	1.1	2.5
니켈 Ni	–	1.7	5.8
납 Pb	–	0.4	0.6
몰리브데넘 Mo	–	5.1	13
합 계	23,649	10,795	10,833

* 산으로 분해한 후 ICP 분석

2) 자죽염 중의 비소는 무독성

자연 상태에서 비소는 As^{+3}(3가) 또는 As^{+5}(5가)로 존재하며, **3가 비소는 비상(砒霜, As_2O_3)으로 독성이 강하다.** 비소 자체는 독성이 없으나 산소와 결합되면 독성을 갖게 된다.

비소, 황(유황 S), 철은 자연 상태에서 두 가지 이상의 성질을 갖는 화합물이나 고온에서 환원되면 달라진다.

죽염에 함유된 비소가 3가인지 5가인지 시험분석을 한 결과 자죽염 중의 비소는 독성이 없는 5가였으며, 흰죽염은 10%~15%가 독성이 있는 3가 비소였다[1]. 이 시험분석으로 자죽염에 있는 비소가 자연 상태의 비소와는 달리 고온에서 환원된 독성이 없는 비소라는 것을 알 수 있었다.

황(유황 S)도 자연 상태에서는 산화물인 황산(H_2SO_4)으로 독성을 갖고 있으나 고온에서 환원되면 독성이 약해지거나 없어진다.

이에 따라 환원된 황(유황 S), 비소 등이 체내에서 유기물, 무기물과 쉽게 결합할 수 있다는 것을 유추할 수 있다. 죽염에 있는 환원된 비소, 황 등이 체내에 축적된 중금속을 체외로 배출시키는데 적합한 조건을 갖춘 것으로 파악된다.

---

1. 수소화물 발생-유도결합 플라즈마 원자 방출 분광법을 이용한 죽염 중의 비소 종분리 분석, 한국화학융합시험연구원-2012년 5월 한국식품영양과학회지 41(5), pp.674~680.

소금의 진실과 건강

제3절 죽염의 비밀

1. 미네랄의 함유량 변동

죽염을 구운 횟수에 따라 죽염제조에 사용한 천일염에 있는 미네랄이 어떻게 변화되는가를 보면 세 가지 유형으로 분류된다.

1) 계속 증가하는 미네랄은 포타슘(칼륨 K), 인(P), 구리(Cu), 비소 (As)로 천일염보다 2배~20배 많다.

2) 증가 후 감소하는 미네랄은 마그네슘(Mg), 황산화물(SO_4), 알루미 늄(Al), 규소(Si), 망가니즈(Mn), 철(Fe), 아연(Zn). 니켈(Ni) 등이고 이 중에 9회 죽염이

- 증가 후 천일염보다 적게 함유된 미네랄은 마그네슘, 알루미늄, 규 소(실리카 Si) 등이고
- 증가 후 천일염보다 많이 함유된 미네랄은 황산화물, 망가니즈, 철, 아연. 니켈 등이다.

3) 변동이 없는 미네랄은 칼슘(Ca) 등으로 구운 횟수에 따라 약간의 차이는 있으나 큰 흐름으로 볼 때 천일염과 비슷하다.

구운 횟수에 따라 칼슘(Ca)처럼 작은 변동이 있는 것은 죽염을 구울 때 장작불로 온도를 정확하게 맞추기 어려워 발생한 것으로 봤다. 또한 철, 니켈은 전후 데이터로 보아 증가하는 것으로 판단했다.

4) 종합적으로 천일염보다 미네랄이 과다할 경우 인체에 유해 한 마그네슘, 알루미늄, 규소 등은 감소하고, 인체에 필요한 칼슘은 비슷했다. 인체에 필수 미네랄인 포타슘, 황산화물, 인, 구리, 철, 비소 등은 천일염보다 많았다.

죽염의 제조에 천일염 이외에 황토와 대나무를 사용하는 것은 인체에 필요한 다양한 미네랄을 추가하는 것이지만 특히 황토에 많은 비소, 대나무에 많은 황(유황 S)과 인(P)을 함유시키는 것이다. 여기에 9회의 고온에서 용융하면서 환원시켜 비소, 황 등 독성이 있는 자연 상태의 물질을 독성이 없는 물질로 전환하는 것이 핵심이다.

인체에 필수 미네랄은 증가하고, 많으면 안 될 미네랄은 큰 폭으로 감소하고, 보약이 되는 황산화물과 비소 등은 구운 횟수가 증가함에 따라 미량으로 증가해 **9회에서 인체에 가장 적합한 함유량이 된 것이다. 이것이 죽염을 아홉 번 굽는 원리이고 신비이다.**

황산화물, 인, 비소 등은 인체에 부족하면 병이 되고, 적당하면 보약이고, 과다하면 독약으로 작용하는데 9회 죽염에서 이들 원소가 균형 있게 함유된다.

또한 구운 횟수가 10회에서 13회로 증가함에 따라 황산화물, 비소, 구리, 바륨은 증가해 인체에 유해할 정도로 많은 것으로 추정된다.

이러한 현상은 마그네슘, 알루미늄 등의 녹는점(융점)이 600℃ 이하로 소금의 녹는점(융점) 약 800℃보다 낮고 10회 이후 1,500℃ 이상의 고온에서는 소금의 녹는점과 온도 차가 커서 증발해 표 7-3, 7-4와 같이 거의 사라지는 수준으로 감소한다.

반면에 철, 크로뮴, 타이타늄, 바나듐 등의 녹는점이 1,500℃ 이상이고, 구리는 1,084℃로 9회 죽염의 굽는 온도 1,300℃보다 낮아 **구리가 10회 죽염부터 큰 폭으로 증가한다.**

또한 황산화물과 비소는 녹는점은 낮으나 활성도가 높아 산소 등 다른 물질과 결합해 높은 온도에도 불구하고 미량이나마 증가하는 것으로 파악된다.

2. 아홉 번(9회) 굽는 원리와 온도

죽염을 아홉 번 굽는(9회 죽염) 숫자 9의 의미는 음양오행에서 나온 것이다. 제6장(음양오행으로 본 소금)에서 언급한 바와 같이 시공時空이 없는 우주에서 총 100개의 음과 양의 요소가 형성되고 음陰 9개, 양陽 10개가 혼돈 상태로 존재하면 비로소 시공時空이 생긴다.

여기서 음陰 9는 **일적이음립一積而陰立**으로 1부터 2, 3, 4, … 9까지 쌓아 올라가면 음은 총 45개로 성장을 의미하는 수이다. 9를 넘어서면 10이 되고 10은 양의 수이며 **십거이양작十鉅而陽作**으로 10부터 9, 8, 7… 2, 1까지 아래로 펼치면 양 55개로 음과 양이 계속 순환 운행運行하는, 우주와 세상이 돌고 도는 의미를 내포하고 있다. 9를 넘어서 10은 양의 만수滿數가 되어 다시 십거이양작으로 10부터 9, 8, 7… 2, 1로 줄어들고, 이후 다시 1부터 쌓아 올라가 음을 만드는 일적이음립이 된다.

이렇게 9는 성장하는 최고의 숫자로 음陰이고 10은 만수滿數로 이후부터 감소하는 양陽으로 10에서 9, 8… 1로 줄어들어 우주는 순환한다.

따라서 죽염을 9회까지 구우면 인체에 필요한 미네랄이 증가하지만 10회부터는 감소한다고 해석할 수 있다.

죽염제조에서 중요한 요인이 마지막 9회의 온도이며, 1회~8회는 소금의 녹는 온도(융점)인 약 800℃ 전후에서 굽고 9회만 1,300℃ 전후의 고온에서 용융한다. 소나무 장작과 송진을 사용해 사람이 온도를 정밀하게 조절하는 것은 어렵다. 그래서 죽염을 분석해보면 구운 횟수에 따라 미네랄 함유량이 약간씩 일관성을 벗어난 데이터가 발견된다.

이와 같은 미비점을 보완하기 위해 인산 선생은 7회부터 화력을 강하게 해서 9회에 최고온도가 되어야 한다고 했다. 미네랄을 안정적으로 죽염에 함유시키기 위해 7회부터 점진적으로 온도를 높여야 한다는 것이다. 9회만 1,300℃ 전후로 용융하면 실제 제조과정에서 온도는 이보다 낮거나 높을 수 있기에 이런 미비점을 보완하기 위한 것이다. 실로 인산 선생의 놀라운 혜안이다.

죽염을 처음 제조한 초기에는 9회의 온도가 1,300℃ 전후로 알려져 있었으며 순간적으로 1,500℃, 1,700℃까지 올라간다고 한다.

그러나 9회의 고열高熱이 몇 도인가에 따라 죽염에 함유되는 미네랄의 종류와 함유량의 변화가 크기 때문에 인산 선생처럼 혜안을 갖고 있거나 아니면 많은 실증 실험을 통해 결정해야 할 것이다. 이는 죽염 중의 미네랄이 인체에 유용한지 해가 되는지도 함께 고려되어야 하므로 중요하면서도 미묘한 사항이다.

특히 표 7-9와 같이 인체에 미량으로 필요한 미네랄의 녹는 온도가

소금의 진실과 건강

1,000℃~1,800℃이다. 소금의 끓는점(비점)이 1,465℃이므로 이 사이의 구운 온도에 따라서 소금과 이들 금속이 녹아 죽염에 포함되거나, 녹지 않아 포함되지 않는 등 미량 미네랄의 함유량 변동이 클 수밖에 없다. 소금의 끓는 점보다 크게 높을 경우는 유기물이나 무기물과 결합 되지 못한 소금은 비점보다 높아 이론적으로는 증발하게 된다. 이 온도가 오래 유지되면 소금은 증발해 없어지고 만다.

표 7-9 주요 금속의 녹는점(℃)

금속	Sc	Ti	V	Cr	Mn	Fe	Co	Ni	Cu	Si
온도(℃)	1541	1660	1917	1857	1244	1537	1494	1455	1084	1410

3. 약으로 사용하는 죽염

인산 선생이 제시한 암癌을 치료하기 위해 사용하는 죽염의 제조비법이다. 1회에서 8회까지는 같은데 **마지막 9회 때 순간적으로 5,000℃ 이상 높은 온도로 처리하는 점이 다르다.**

대부분의 금속 미네랄은 끓는점(비점)이 2,000℃에서 3,000℃ 사이이며, 붕소(보론 B), 우라늄(U) 등 특수 원소만 3,000℃~4,000℃에서 끓는다. 따라서 5천 도 이상이면 대부분 미네랄이 증발하여 없어지고 황, 비소 등 특수한 성분만 화합물을 형성해 죽염에 포함될 것으로 추측된다. 5천 도 이상 용융한 죽염에 대한 시험분석 없이는 어떤 종류의 미네랄이나 화합물이 생성될지 명확하게 밝히기는 현재로서는 어렵다.

그러나 시험분석기술이 발달한 현재는 이런 현상을 입증하면서 특수한 용도로 사용하는 죽염도 개발할 수 있을 것이다.

인산 선생은 이렇게 제조한 죽염을 암을 치료하는 약이라고 했다. 죽염은 원료와 제조 등이 우주의 형성 원리와 함께하는 신비한 물질이어서 그 활용도 무궁무진하다.

이것이 죽염의 신비이고 비밀이며 과학의 발달과 함께 하나하나 신비를 벗겨 인류의 건강 향상에 도움이 되도록 실현되어야 할 것이다.

제4절 죽염의 효능에 대한 동물실험
- 탈모, 중금속의 배출

1. 실험 목적과 전처리

1) 실험 목적

1954년 루이스 달(Lewis Dahl)과 로버트 러브(Robert Love)는 유전적으로 변형시킨 염민감성 쥐(Dahl salt sensitive rat)를 최초로 만들어 쥐에게 순소금인 정제염을 섭취시키면 혈압이 올라간다는 소금-혈압의 내용을 논문에 발표했다.

필자는 루이스 달이 사용했던 염민감성 쥐에게 중금속을 섭취시키고 중금속이 쥐의 체내에 축적되어 발현되는 탈모 상태에서 정제염, 천일염, 죽염에 있는 미네랄이 체내에 축적된 중금속을 체외로 배출시키는가를 입증하기 위한 동물실험을 아래와 같이 했다.

- 염민감성 쥐에게 비소(As), 카드뮴(Cd)을 사료에 넣어 섭취시킨 후 쥐의 체내에 축적되어 발현되는 증상을 관찰한다. 먼저 사료 중의 비소, 카드뮴의 농도를 조절해 가면서 병증이 발현되는 수준을 구하는 예비 실험을 한 후 그 결과를 활용해 본 실험을 한다.
- **중금속이 체내에 축적된 상태에서 정제염, 천일염, 죽염을 농도별로 섭취시켜 중금속이 체외로 배출됨에 따라 병증이 얼마나 회복되는가를 관찰한다.**

2) 실험 전처리

- 먼저 쥐에게 투여할 비소, 카드뮴의 농도를 결정하는 예비 실험을 한다. 염민감성 쥐의 반수가 죽는 반수치사량(LD50)은 비소는 42mg/kg, 카드뮴은 88mg/kg로 알려져 있다. 따라서 쥐에게 섭취시킬 중금속의 농도는 이보다 더 낮아야 했다.

- 쥐에게 중금속을 섭취시켜 병증이 나타나더라도 죽지 않을 정도의 상태에서 중금속 중독으로 인한 병증, 중금속의 체외 배출 실험을 위해 대조군과 실험군을 준비한다.

- 본 실험에는 대조군 2개, 비소 군 4개, 카드뮴 군 4개, 죽염, 천일염, 정제염의 3개 군 등 총 13개 군으로 하여 각 군에 쥐 10마리씩 130마리에게 실험 물질을 투여하고 관찰했다.

2. 실험 결과

1) 비소, 카드뮴의 섭취량 결정(예비 실험)

중금속의 섭취량은 반수치사량이 비소 42mg/kg, 카드뮴이 88mg/kg이므로 반수치사량의 약 1/4 농도로 낮춰 비소, 카드뮴의 투여량을 각각 10mg/kg로 같은 양을 섭취시켰다.

그 결과로 표 7-10과 같이 비소, 카드뮴을 섭취시킨 쥐는 모두가 출혈이 발생하고 **비소를 섭취시킨 쥐의 절반 이상이 죽었으며(폐사), 카드뮴을 섭취시킨 쥐는 1/5 수준이 죽었다.**

표 7-10 반수치사량의 1/4 농도에서 실험용 쥐의 폐사 수

중금속	쥐의 수	치사량(LD50) mg/kg	투여농도 mg/kg	투여액량 mg/kg	폐사 수	비고
비소	수컷 20	42	10	10	11	다발성 출혈
	암컷 20	42	10	10	15	
카드뮴	수컷 20	88	20	10	4	출혈
	암컷 20	88	20	10	3	

2) 비소, 카드뮴에 의한 탈모 상태

염민감성 쥐가 죽지 않고 살아있는 상태에서 실험사항을 관찰할 수 있도록 비소와 카드뮴의 투여 농도를 반수치사량의 1/4보다 더 낮은 농도로 낮춰서 아래와 같이 실험했다.

• 전처리에서와 같이 13개 군에 130마리의 쥐를 준비했다.
• 비소, 카드뮴, 소금의 종류별로 각각 또는 중금속과 소금을 혼합해서 쥐에게 섭취시켰다.
• 탈모를 관찰하고 변을 채취해 배출되는 중금속의 양을 측정했다.

염민감성 쥐에게 비소, 카드뮴을 10일 동안 섭취시킨 결과 탈모가 나타나지 않았다. 그다음 10일간 비소, 카드뮴과 정제염, 천일염, 죽염을 각각 함께 섭취시키고 탈모의 상태를 관찰했다. 비소와 죽염을 함께 섭취시킨 쥐에서는 10마리 중 1마리에서 탈모가 나타났다. **카드뮴과 정제염, 천일염, 죽염을 각각 섭취시킨 쥐에서는 10마리 중 2마리~5마리에서 탈모가 나타났다. 탈모에 비소는 약하고 카드뮴이 훨씬 더 강함을 알 수 있었다.**

이는 염민감성 쥐는 소금에 민감하게 만들어졌기 때문에 카드뮴과 소금을 함께 섭취시키면 콩팥(신장)에 병증이 나타나고 체내 카드뮴의 축

적으로 탈모가 된다는 것을 알 수 있다.

표 7-11 비소, 카드뮴을 섭취한 쥐의 탈모 발현 수

실험군	군별 중금속, 소금의 종류	발현수/마리수
1	대조군 (생리식염수)	0/10
2	대조군 (부형제)	0/10
3	죽염	0/10
4	천일염	0/10
5	정제염	0/10
6	비소	0/10
7	비소 + 죽염	1/10
8	비소 + 천일염	0/10
9	비소 + 정제염	0/10
10	카드뮴	0/10
11	카드뮴 + 죽염	4/10
12	카드뮴 + 천일염	5/10
13	카드뮴 + 정제염	2/10

탈모 발현 수가 정제염은 적고 천일염과 죽염에서 많은 것은 천일염, 죽염에는 카드뮴이 함유되어 있어 쥐가 섭취한 총 카드뮴의 양이 순소금인 정제염보다 더 많기 때문이다.

3) 소금의 종류별 탈모의 회복상태

카드뮴으로 탈모 된 후 쥐가 섭취한 소금 종류별 탈모의 회복상태를 비교하면 그림 7-10과 같다. **죽염을 섭취한 쥐가 회복이 가장 빠르고, 정제염은 회복되지 않았다. 죽염은 비소나 카드뮴을 체외로 배출시키는 효과가 있고, 정제염은 없다는 것이 입증되었다.**

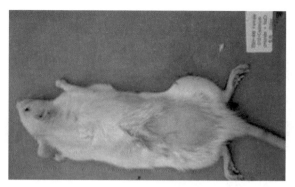

정제염 : 탈모가 심하게 진행되고 있는 상태

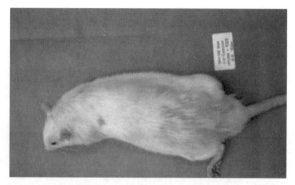

천일염 : 탈모가 약간 회복되고 있는 상태

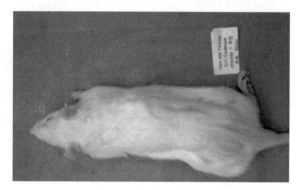

죽염 : 탈모가 거의 회복된 상태

그림 7-10 소금의 종류별 탈모의 회복상태 비교

(소금의 종류별 탈모의 세부 회복상태) 염민감성 쥐가 카드뮴(Cd)을 섭취해 탈모가 된 상태에서 카드뮴과 정제염, 천일염, 죽염을 섭취시켜 탈모가 회복되는 상태를 구체적으로 보자.

(1) **정제염을 섭취한 쥐는** 탈모가 된 상태에서 정제염을 계속 섭취시켜도 그림과 같이 등 뒤쪽의 탈모가 심한 상태로 지속되고 있을 뿐 **탈모의 회복이 전혀 이루어지지 않았다.**

정제염은 순소금으로 쥐의 체내에 축적된 중금속인 카드뮴(Cd)과 결합할 미네랄이 없어 체내에 축적된 카드뮴의 양은 변화가 없음을 알 수 있었다.

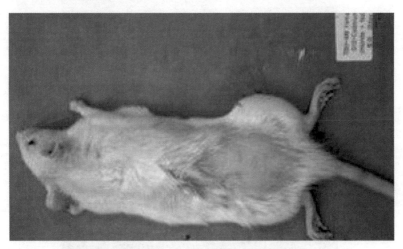

그림 7-11 정제염을 섭취시킨 쥐의 탈모 회복상태

(2) **천일염을 섭취한 쥐**는 정제염을 섭취한 쥐보다 여러 부위에서 탈모가 진행되었으나, 천일염을 섭취한 후 탈모의 상태는 **정제염을 섭취한 쥐보다 조금 더 회복되었다.**

이는 천일염에 있는 미네랄이 쥐 체내의 카드뮴(Cd)과 결합해 일부가 체외로 배출되어 탈모가 약간 회복되고 있음을 알 수 있다.

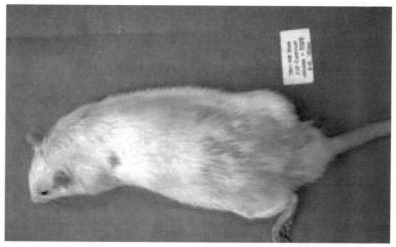

그림 7-12 천일염을 섭취시킨 쥐의 탈모 회복상태

(3) **죽염을 섭취한 쥐**는 천일염이나 정제염을 섭취한 쥐보다 탈모의 회복이 훨씬 빠르고 거의 회복된 상태였다.

죽염에 있는 미네랄이 쥐 체내에 축적된 카드뮴(Cd)과 결합해 체외로 배출되어 거의 정상으로 회복되었다. **죽염 중의 황(유황 S) 등의 미네랄이 체내에 축적된 카드뮴과 결합해 체외로 배출시키는 역할이 입증된 것이다.**

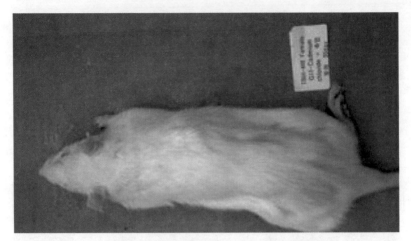

그림 7-13 죽염을 섭취시킨 쥐의 탈모 회복상태

참고로 카드뮴과 죽염을 함께 섭취한 쥐의 탈모가 가장 심했던 것은 죽염 자체에 함유된 카드뮴이 추가되어 쥐가 섭취한 카드뮴의 총 양이 정제염보다 더 많기 때문이다. 카드뮴이 과다하면 탈모가 더 심하다는 것을 알 수 있다. 탈모가 가장 심했는데도 회복은 제일 빨랐다.

이 실험 결과로 두 가지를 알 수 있다.

첫째, 카드뮴 등 중금속이 과다하면 탈모가 되는 등 독약, 적당하면 보약, 부족하면 질병으로 이어지므로 적절해야 한다.

둘째, 죽염에 함유된 황(유황) 등의 미네랄이 카드뮴 등 중금속과 결합해 체외로 배출되는 **죽염의 중금속 배출기능이 입증되었다.**

3. 죽염의 체내 중금속의 배출기능

1) 현재는 자죽염이 중금속 배출 수단

산업혁명 이후 환경오염으로 지구의 종말과 인간의 생활에 돌이킬 수 없는 폐해를 미치고 있다. 이 중에 **환경오염으로 인한 체내 중금속의 축적은 현대 의학으로도 현재까지 해결하지 못하고 있는 과제이다.** 환경오염으로 채소, 과일 등 식자재에 중금속이 많아지고, 해안가에는 중금속과 쓰레기 오염으로 어패류도 함부로 섭취하기가 부담스럽게 되었다.

과학과 산업의 발달로 생활은 더 복잡해져 가고 세월이 흐를수록 환경오염은 더 심해지고 있다. 알게 모르게 식생활에서 섭취하는 중금속은 갈수록 늘어나 체내에 축적될 수밖에 없는 환경이어서 갖가지 질병으로 이어지는 실정이다.

일상에서 축적될 수밖에 없는 중금속을 체외로 배출시킬 수 있는 유일한 수단이 현재까지는 자죽염을 섭취하는 것이다.

필자가 1993년 무렵 산업자원부에서 소금 담당 사무관으로 근무할 때 경남 함양에 있는 ㈜인산가를 방문했다. 당시는 소금이 광물로 분류돼 산업자원부의 소관이었으며 소금수입자유화에 죽염을 양산하기 시작해 소금에 대한 이해 갈등과 불신이 높았다.

함양에 도착해 ㈜인산가로 올라가는 길옆 산소에서 통곡하는 소리가 들렸다. 하도 이상해 길가에 기다렸다 그 사람을 만나 자초지종을 물었다. 1년 전쯤 생활고로 자살하려고 농약을 마신 후 병원에서 치료가 안돼 인산 선생을 찾아와 죽염으로 완치됐다고 했다. 그 후 인산 선생이 돌아가고 일주년인 오늘 인산 선생이 하도 고마워 산소를 찾아와 울었다는 것이다.

이 이야기를 듣고 황당하기도 하지만 과학적으로 죽염 중의 어떤 미네랄이 농약 성분과 결합해 체외로 배출될 수 있겠다는 생각도 들었지만 이렇게 진실하게 통곡할 때는 그게 사실이 아니면 그럴 수 있겠느냐는 생각이 앞섰다.

이때부터 죽염의 원리를 과학적으로 규명해야 한다고 생각하고, 앞으로 누군가가 죽염이 체내에 축적된 중금속의 배출과정을 과학적으로 밝혀 인류의 건강에 도움이 되도록 해야 한다고 결심했다.

2) 죽염의 중금속 배출기능 확립이 절실

이러한 뜻을 품고 20여 년이 지난 2010년대 초에 앞에서 언급한 대로 체내 중금속의 배출 관련 동물실험을 한국화학융합시험연구원(KTR)에서 했다. 그 결과 카드뮴으로 탈모가 된 쥐에게 죽염을 섭취시키면 탈모가 회복되는 것으로 보아 죽염에 있는 황(유황 S) 등의 미네랄이 체내에 축적된 카드뮴과 결합해 체외로 배출시킨다는 시험 결과를 얻은 것이다.

보다 종합적으로는 쥐에게 카드뮴(Cd), 납(Pb) 등 중금속을 섭취시켜 탈모, 염증 등 병증이 일어난 후에 죽염을 섭취시켜 대소변으로 배설되는 카드뮴, 납의 무게를 측정해 섭취시킨 양과 배설되는 양을 비교해 인과관계를 명확하게 밝혔어야 했다.

그러나 실험설계의 미흡 등으로 명확하게 밝히지 못했고, 그 후 실험을 다시 해 그 결과를 포함해 이 책을 쓰려고 10여 년간 노력했으나 실험하지 못하고 책을 쓰게 됐다.

소금의 진실과 건강

관심 있는 연구가, 학자가 앞으로 이 실험을 계속하여 인류의 건강을 위해 인과관계를 명확하게 밝혀주기를 기대한다.

이런 취지로 일반 독자가 이해하기 힘들 것이라고 생각하면서도 과학적인 이론이나 실험 관련 사항을 가능한 전문용어를 그대로 사용해 구체적으로 서술하려고 노력했다.

일반 독자는 전문적인 부분을 대충 읽어도 전체적인 흐름을 이해할 수 있도록 중간중간 포괄적으로 추가 설명했다.

한국의 천일염은 세계에서도 우수하며 죽염은 한국에만 있는 보배 중의 보배다. 우리 주위에 너무 흔해 그 중요성을 인식하지 못하는 것은 아닌지 정신 차려 되돌아봐야 한다.

100세의 명을 타고난 데다 운이 좋아 죽염, 천일염을 만났어도 이 순간에 깨어있지 못하면 제대로 섭취하지 못해 질병으로 고생하고, 지금 깨어있으면 몸이 원하는 대로 섭취해 100세까지 건강하게 살 수 있을 것이다. 그래서 **황금, 소금, 지금을 세 가지 금(3 金)**이라 하며 **황금 없이는 살 수 있어도 소금 없이는 살 수 없다.**

소 금

조 기 성

현금 현금해도
불타거나 가치가 떨어지면 그만
지상의 재물
닳도록 쓸 수 있는 황금이 더 좋고

황금 황금해도
건강을 잃으면 그만
천상의 선물
미네랄이 풍부한 소금이 더 좋고

소금 소금해도
지혜롭게 살지 못하면 그만
영원의 씨앗
이 순간에 집중한 지금이 더 좋다

지금이 없다면
현금 황금 소금은 무엇 하리!

소금의 진실과 건강

제8장

소금의
활용과 체험

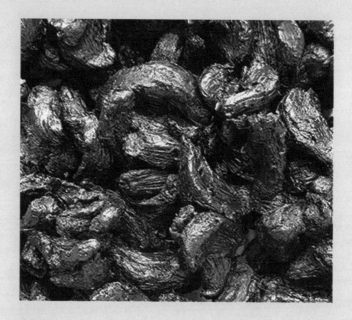

흑마늘

제1절 일상생활의 소금 활용 체험

필자가 처음으로 소금과 인연을 맺은 것은 1990년대 초 상공자원부(현 산업통상자원부)에서 소금 업무를 담당할 때부터이다. 이후 현재까지 약 30여 년간 소금에 관심을 가지고 연구도 하면서 직접 소금을 섭취하고 여러 용도로 사용해왔다. 돌이켜보면 내 몸은 소금과 관련한 움직이는 임상실험실이었다.

우리 몸에는 현재까지 알려진 미생물이 약 4만 종이며 이 중 잇몸에 1,300여 종, 콧속에 900여 종, 얼굴의 뺨에는 800여 종이 산다. 그래서 더러운 손으로 뺨, 코를 만지면 종기 등 부종이 생긴다. **잇몸과 콧속에 사는 미생물을 다스리는 방법이 생리식염수를 만들어 농도를 맞춰 사용하는 것이다.**

소금은 인류와 함께 해왔기 때문에 수많은 체험과 용도가 이미 잘 알려져 있으나 주로 증상과 결과 위주이고 치료와 중간 과정, 과학적 배경 등에 대해서는 자세하게 파악하기 힘들다.

이 책에서는 독자가 쉽게 이해하고 활용할 수 있도록 전통으로 내려온 **소금 활용 방법에 필자가 30여 년 동안 체험하며 겪은 내용을 추가해 상세하게 설명**한다.

1. 충치 예방과 잇몸 건강

30여 년 전 필자가 소금 업무를 담당하던 당시에는 **소금이 광물로 분류돼 있어 소금 규격도 없는 데다 소금수입자유화 문제가 국제적으로 논의 결정되는 시기였다.** 천일염 업계는 과천청사 앞에서 시위하고, 죽염이 생산되고 얼마 안 돼 암 환자가 죽염을 먹고 사망했다는 티브이(TV) 보도가 나오는 등 복잡한 일이 많았다.

제일 시급한 문제가 세계적으로 소금 개방화가 추진되고 한국은 미네랄이 풍부한 천일염, 죽염을 생산하고 있는데도 식용 소금뿐만 아니라 공업용 소금의 규격이 없어 소금 규격을 제정하는 일이었다.

청사 앞에서 시위하는 사람들을 만나고, 소금 규격을 제정하기 위해 전문가그룹 회의 등을 하면서 잠깐 쉴 때마다 **설탕이 있는 커피를 자주 마시다 보니 이가 아프기 시작했다.**

그러던 중 참기 힘들 정도로 이가 아파 치과에 갔다. 충치가 있는 이는 때워 그 부위를 금속으로 덮기도 하고, 충치가 심한 이는 뽑아내고 그 자리에 임플란트했다. 처음에는 충치가 심해 그런 것으로 생각해 커피를 줄이고 조심하면 되겠지 하면서 서너 개의 이를 때우거나 뽑았다. 몇 달 지나지 않아 또 이가 전보다 더 심하게 아팠다. 의사는 충치가 아니라 잇몸이 안 좋아서 그러니 이를 잘 닦고 참아보라고 권했다.

그러나 이가 하도 아파 참을 수 없어 뽑아달라고 사정해 뽑아낸 이를 보니 깨끗한 상태여서 깜짝 놀랐다. **충치가 없고 깨끗했는데도 심하게 아픈 것은 커피에 포함된 설탕으로 잇몸이 상했던 것임을 알았다. 충치**

뿐만 아니라 잇몸 관리도 중요하다는 것을 처음으로 인식했다. 이러다가 이를 다 뽑게 될 것 같아 **소금으로 충치를 예방하고 잇몸을 튼튼하게 유지하겠다고 결심했다.**

그 당시에도 이와 잇몸을 위해 소금을 활용하는 방법을 알고 있었지만 바쁘다고 등한시한 결과 얼마 안 되는 기간에 줄줄이 몇 개의 이를 뽑게 된 것이다.

소금으로 이와 잇몸을 튼튼하게 하는 방법에는 소금으로 양치하고, 죽염 알맹이를 먹는 두 가지가 있다.

1) 분말 소금으로 양치하는 방법이다. 죽염이나 천일염의 분말을 뚜껑이 있는 용기에 담아두고 칫솔에 물을 묻혀 소금을 찍어 치약으로 이를 닦듯이 칫솔질한다. 치약 대신에 분말 소금을 사용할 뿐이다. 다만 두 가지를 주의해야 한다.

첫째, 우리 몸에서 **산성이 강한 데가 소화를 시키는 위장이고 그다음이 입안이다.** 충치 세균은 산성인 입안이 살기 좋은 환경으로 단 음식물이 남아 있을 때 충치가 잘 생기고 잇몸이 상한다.

따라서 이를 닦고 난 후 입안에 소금기가 남아 있어야 산성이 알칼리성으로 바뀌어 충치 예방과 잇몸 건강에 도움이 된다. **소금으로 이를 닦고 헹굴 때 물 한 모금만으로 가글하는 것처럼 헹궈서 버리고 더 이상 헹구지 않아야 좋다.** 그래야 입안에 소금기가 더 오랫동안 남아 있어 알칼리성이 유지되므로 잇몸과 충치 예방의 효과가 더 지속된다.

둘째, **소금으로 이를 닦는 것**이 습관화되면 치약을 사용할 때보다 깨끗하고 시원한 느낌이 든다. 그렇다고 아침저녁으로 매일 소금으로 이를 닦으면 안 된다. **소금은 치약보다 마모성이 더 강해 자주 사용하면 치아 표면을 감싸고 있는 미끄러운 에나멜질이 마모되어 치아에 음식물이 달라붙기 쉽고 외부로부터 보호가 안 돼 부러지기 쉬운 등 부작용이 따른다.**

필자의 경험으로 보면 외식 등으로 입안이 개운하지 못할 때는 연속해서 몇 번 소금으로 양치해도 좋으나 평균으로 **3일 전후에 1회, 1주일에 2회~3회** 정도를 추천한다.

2) 죽염 알맹이를 가지고 다니며 섭취하는 방법이다. 여행, 출장 등 외부에 머물 때는 식사 후 양치하기 어려울 때가 많다. 이럴 때 죽염 알맹이를 손가락처럼 작은 플라스틱병에 담아 두세 알 입에 넣고 혀를 움직여 입안 전체에 퍼지게 한 후 자연스럽게 목으로 넘어가도록 내버려 둔다. 그러면 **입안뿐만 아니라 목구멍까지 소금물로 적셔주게 되어 입안이 산성에서 알칼리성으로 바뀌어 충치균, 코로나 등 바이러스가 살기 어려운 환경이 된다.**

천일염이나 죽염 알맹이도 괜찮지만 가능하면 자죽염이 많이 짜지 않아 먹는데 부담이 덜 되고 몸에도 좋으므로 자죽염 알맹이를 추천하며, 다음과 같은 때에 먹으면 좋다.

- **식사 후** 입안이 산성이 되어 충치균이나 바이러스가 활동하기 좋고 잇몸도 상하기 쉬울 때
- 설탕이 있는 커피를 마시는 등 **단것을 먹고 난 후에나 두세 시간 동**안 아무것도 먹지 않는 등 시간이 많이 지났을 때
- 특히 **등산할 때**는 충치나 잇몸뿐만 아니라 군대 행군할 때처럼 땀

을 흘러 체내에 부족해진 소금기를 보충해줘야 할 때

- **코로나와 같이 바이러스가 확대되어 있을 때**
- **저녁에 잠자기 직전에 입 안에 넣고 자면 다음 날 아침에 입안이 깨 끗해 입 냄새도 없고 충치균, 바이러스 등이 입안에서 활동하기 좋 으므로 이들의 처치에 효과적이다.**

이렇게 죽염 알맹이 몇 알을 입에 넣고 혀로 입안에 돌리면 **목구멍까 지 산성이 알칼리성으로 바뀌어 충치와 잇몸을 예방하고, 특히 코로나 같이 산성을 좋아하는 바이러스 감염도 예방**되며, 체내 소금기와 미네 랄도 공급하는 일석사조의 효과가 있다.

필자는 30여 년 전에 치아를 몇 개 연속해서 뽑고 난 이후 현재까지 죽 염 알맹이를 가지고 다니면서 틈나는 대로 먹고 있다. 그 결과 설탕이 들어있는 커피는 지금도 옛날처럼 하루 4잔~5잔을 마시는데 그 후 충 치, 잇몸질환으로 이를 뽑은 것은 없었다. 조그마한 노력이고 얼핏 보기 에는 **아무것도 아닌 것 같으나 그 효과는 놀라웠다.**

2. 알러지, 감기의 콧물과 눈물

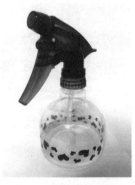

감기나 봄, 가을의 꽃가루 알러지(allergy, 알레르기) 등 **비염으로 콧물, 눈물을 흘리거 나 눈이 깔끔거려** 불편할 때가 있다. 이때 죽 염이나 천일염을 물에 녹인 **소금물을 분무기 나 스프레이 병에 담아 콧속에 뿌려주거나 안약 병에 담아 눈에 사용하는 방법이다.**

그림 8-1 식염수 스프레이 병

콧물, 눈물에 대한 소금 활용의 핵심은 **소금물을 만드는 방법과 소금물의 농도**에 달려있다.

먼저 **물에 대한 소금의 용해도는 물 100g에 소금 36g이 녹으며 포화농도로는 26%이다. 물에 소금을 많이 넣어도 소금은 최대 26%까지만 녹고 나머지는 물속에 그대로 남아 있다.**

1) 생리식염수인 소금물을 만드는 방법

2L(리터) 생수병에 작은 숟가락으로 죽염이나 천일염을 넣어 생수병 밑바닥에 소금이 녹지 않고 조금 쌓일 때까지 넣는다. 반나절 이상 지나 소금물 위에 작은 이물질이 떠 있을 때는 물병을 살짝 흔들어 주면 가라앉는다. 그 후 다시 몇 시간 지나면 소금을 포함한 이물질은 바닥에 가라앉아 맑은 소금물과 분리된다.

이 소금물이 26% 포화농도이며 다른 빈 생수병으로 옮길 때 병 밑에 가라앉은 이물질이 흔들리지 않도록 따라 넣는다. **안약으로 사용할 때는 종이 물티슈나 천 필터를 깔고 따라 넣어 이물질을 제거한다.**

맑은 소금물을 따라내고 남은 소금과 이물질이 들어 있는 병에 다시 물을 부어 몇 시간을 두면 맑은 소금물과 이물질이 분리된다. 이 소금물을 같은 방법으로 다른 생수병에 따라 넣고 병 밑에 남는 찌꺼기는 버린다. 이물질을 분리해낸 맑은 소금물은 염도계가 있으면 염도를 측정해 다시 사용할 수 있으나 염도계가 없으면 소금물의 농도를 알 수 없으므로 물을 부어 간간하게 마시기 좋도록 희석해 아침, 저녁이나 무더위에 먹는 소금물로 사용하면 좋다.

병 밑바닥에 남는 이물질은 재, 갯벌이므로 버린다.

2) 생리식염수의 농도 조절

염도계가 없을 경우는 소금이 더 이상 녹지 않는 포화용액 26%를 기준으로 희석하면 된다. 26% 포화용액을 2리터 생수병에 가득 채운 다음 다른 생수병에 따라 반으로 나눈 후 각각의 생수병에 물을 가득 채우면 13%짜리 식염수(소금물)가 된다. 이와 같은 방법으로 다시 반으로 희석하면 6.5%로 대략 6% 식염수가 되고, 이를 다시 반으로 희석하면 3% 식염수가 된다. 이런 방법으로 용도에 맞춰 생리식염수를 만든다.

봄, 가을에 알러지나 감기로 콧물, 눈물을 멈추기 위해 **약국에서 판매하는 식염수는 대부분이 혈액의 소금기(염분)와 같은 0.9%이다.** 필자의 경험으로는 알러지, 감기로 콧물이 심할 경우는 12%, 심하지 않을 경우는 6%의 식염수가 효과가 좋았다. 이는 증상과 사람에 따라 다르므로 사용해보면서 결정하면 된다.

3) 생리식염수 사용 방법

먼저 생리식염수를 콧물이 있어 사용할 경우는 13% 식염수를 양쪽 콧속에 각각 3회 정도 깊숙이 뿌리고 나서 한두 시간이 지났을 때 콧속이 바싹 마를 경우는 소금물의 농도가 너무 높기 때문이다. 그다음에 6% 식염수를 사용해보고, 같은 증상이 계속될 경우는 3%, 1.5% 등으로 낮춰서 사용한다.

콧속에 식염수를 뿌리고 한두 시간이 지나서 콧물이 멈추고 콧속이 심하게 바싹 마른 느낌이 들지 않아야 좋다. 자주 해보면 나에게 맞는 생리식염수의 농도를 알게 된다.

소금의 진실과 건강

생리식염수를 콧속에 뿌릴 때는 아침저녁에 세수하기 바로 직전에 콧속 깊이 뿌리고 양 손바닥으로 코를 문질러 마사지해주면 식염수가 콧속에 골고루 침투해서 더 효과적이다. 코에서 식염수가 흘러나오면 그대로 내버려 두면서 세수하면 된다. 비염이 심하면 아침, 저녁으로 사용하고 상태가 좋아지면 아침에만, 더 좋아지면 비염이 느껴질 때만 하면 된다.

식염수를 눈에 사용할 경우는 눈이 중요하고 민감하므로 신중하게 사용해야 한다. 식염수를 만들 때도 필터를 사용해서 미세한 이물질도 걸러서 제거하는 것이 좋다.

눈에 눈곱이 끼거나 충혈이 있어 사용할 경우는 알러지(알레르기)나 감기 등의 경우와 반대로 1%의 낮은 식염수부터 3%, 6% 순으로 증상을 봐가면서 높여나가 눈에 상처를 주지 않고 효과가 있는 등 나에게 맞는 농도를 찾아야 한다. 식염수 농도가 낮고 효과가 있어야 눈에 안전하고 좋다.

필자가 아는 사람들에게 권해 지켜보면 개인의 건강과 눈의 상태에 따라 달랐다. **약국에서 판매하는 안약 식염수가 0.9%**이므로 이를 기준으로 나에게 맞는 식염수 농도를 찾으면 된다.

3. 만성 염증성 피부질환

필자는 30대 무렵부터 팔, 다리, 몸통 옆구리의 피부가 가렵고 동전만
한 크기로 군데군데 은백색의 피부 각질이 벗겨지면서 좁쌀처럼 작은 염
증들이 생기며 날씨가 건조한 봄, 늦가을과 겨울에 심한 건선乾癬이 나
타났다. 병원에서 **건선은 현대 의학으로 일시적으로 치료 효과는 있어
도 완치할 수는 없다고 했다.**

보기도 안 좋지만 가려움을 참기 힘들어 대학병원에 다니며 약도 먹고
연고를 발랐다. 십 년 이상이 지나도 완치되지 않고 계절에 따라 염증이
반복, 확대되어 병원 처방으로는 원천적인 치료가 어렵다는 것을 알았
지만 다른 방법이 없었다.

필자가 소금을 연구하면서 소금이 피부질환, 지혈, 살균력이 있고 열
기를 낮춰주는 효과가 있는 데다 미네랄이 풍부한 죽염을 먹으면 체내의
건강과 피부에도 좋다는 것을 알았다. 그 후 소금과 병원에서 처방해준
연고를 병행해 사용했더니 건선이 나아지기 시작했다.

일상에서 식염수를 만들어 피부에 바르고 손가락으로 문질러 마사지
해준 다음에 보습제나 연고를 발랐다. 때로는 간단하게 식염수를 스프
레이 병에 담아 잠자기 전에 환부에 뿌리고 손가락으로 문질러주면 수면
중에도 피부가 가렵지 않았다.

**이와 같은 소금물을 피부에 바르는 방법은 상처를 일시적으로 완화 시
키는 처방이며 원천적인 치료는 아니다.**

특히 피곤하거나 과음한 다음 날에 건선이 더 심해지는 것을 느꼈을

때 단순한 피부질환이 아니고 체내에 쌓인 독성이 피부를 통해 밖으로 배출되면서 나타나는 현상이 더 큰 요인임을 유추할 수 있었다. 피곤하거나 과음할 경우는 혈액과 오장육부가 항상성을 유지하지 못하고 균형이 깨지기 때문이다. 이에 따라 간과 콩팥(신장)에서 일시적으로 해독이 원활하지 못해 체내의 독성이 피부로 배출되면서 발생된 질환으로 추정했다.

이를 내 몸을 대상으로 실험해 원천적인 치료 방법을 찾기 위해 환부에 식염수를 바르면서 죽염을 꾸준히 복용했다. 몇 달 지나지 않아 효과가 나타나기 시작했고 그런 중에도 과음한 다음 날은 어김없이 가려움이 심하고 피부가 붉게 변했다.

단순한 피부질환이 아니라 오장육부의 기능과 밀접한 관계가 있음을 확실하게 느꼈다. 과음을 줄이고 술이나 카페인 음료를 마실 때는 소금을 넣어 간을 맞춰 먹는 식습관으로 전환하면서 건선이 서서히 없어지고 피부의 하얀 건선의 흔적도 완전히 사라졌다.

소금의 성질과 피부질환

• 소금은 근본으로 지혈과 살균력이 있으며 상처의 열기를 제거해 주는 성질을 갖고 있다.

    이는 동유럽 등에서 소금 동굴에 들어가 피부병을 치료하거나 사해死海의 소금물로 류머티즘, 피부병 등을 치료하기 위해 사람들이 꾸준히 그곳을 찾는 것을 봐도 알 수 있다.

• 음양오행에서도 수水에 속하는 콩팥(신장)이 심장의 심열心熱을 견제하는 수극화水剋火의 원리로 소금기가 심장의 열기를 제어한다. 체내와 피부에서도 같은 원리로 작용한다.

    체내에서는 소금기가 혈액, 콩팥, 간 등이 원활하게 작용할 수 있도록 도와줌으로써 체내의 독기를 소변 등을 통해 체외로 배출시키며, 피부에서는 화상, 염증, 발진 등으로 발생한 독기와 열기를 견제하는 등 제어한다.

• 이런 원리에 따라 건선뿐만 아니라 여드름, 종기 등 만성 염증성 피부질환이 있을 때 피부에는 식염수와 보습제를 바른다. 여기에 미네랄이 풍부한 **천일염, 죽염을 몸이 원하는 대로 간을 맞춰 먹는 식습관이 체질화되면 현대 의학이 완치할 수 없는 피부질환도 좋아지고 완치된다.**

4. 식탐과 비만에서 탈출

세계적으로 농산물의 예외 없는 시장개방에 대한 협상이 1993년에 타결되고 세계무역기구(WTO) 체제가 1995년부터 출범하면서 한국에도 햄버거, 빵, 초콜릿 등 서구 음식이 유행하기 시작했다.

한국의 전통 불고기, 된장국, 김치찌개 등이 서구식 식단으로 점점 물들어가면서 입맛도 바뀌어 안 먹으면 먹고 싶어지는 식탐이 자신도 모르게 늘어갔다.

서구식 식단이 들어오고 나서 10년, 20년이 지난 2010년대부터 한국인도 서구 사람처럼 비만이 늘어난다. 필자도 과거에 서구식 식단을 먹고 싶어 뭘 먹을까 예약을 하는 등 맛집을 찾아다녔고, 몸무게도 늘어날 뿐만 아니라 변동이 심했다.

1) 음식물 탐욕의 원인과 비만

그러던 중 건선이라는 고질적인 피부질환의 치료를 위해 죽염을 지속으로 섭취하면서 어느 때부터인가 먹는 것의 종류나 식탐에 관심이 없어지고 있음을 느꼈다. 식사할 때도 어느 순간이 되면 아무리 맛있어도 더이상 먹고 싶은 생각이 없어지고 숟가락을 놓게 되는 등 음식의 종류와 양에 관심이 없어져 식탐으로부터 자유스러워졌다.

미네랄이 풍부한 천일염, 죽염을 지속으로 섭취하고 음식물을 골고루 먹으면 체내에 필요한 미네랄이 충족되어 그만 먹으라는 신호를 보내므로 더 먹고 싶어지지 않는다. 식탐을 일으킬 원인이 사라져버린 것이다. 그래서 음식의 맛에 매달리지 않고 몸무게도 크게 변동이 없는 등 날씬

한 몸매가 된다.

그러나 햄버거 등 살코기만 있는 음식을 맛이 있다고 계속 먹으면 체내에 필요한 미네랄이 부족할뿐더러 이들 간의 불균형이 점점 더 심해진다.

체내에 필요한 영양분과 미네랄이 부족하면 인체는 이들을 공급해달라고 신호를 보내는데 사람이 이 신호를 알아듣지 못하고 미네랄이 거의 없는 살코기 등 맛있는 음식만 먹게 되어 배부른데도 뭔가 허전한 느낌이 든다. 체내 소금기와 미네랄이 부족하면 자연스럽게 비만이나 바싹 마른 체질이 된다.

물론 식탐은 타고난 체질 등 여러 요인이 있다. 음양오행으로 보면 목화토금수木火土金水의 오행이 다 있는 사람은 음식을 골고루 섭취하나 오행이 몇 개가 없는 사람은 편식이 심해 비만이나 마른 체질이 되는 등 선천적인 영향이 있다. 그러나 대부분이 후천적으로 식습관에 따라 비만이나 마른 체질이 된다.

2) 맛있고 비싼 음식이 불량식품

서구식 식단은 햄버거, 빵 등 맛을 위주로 식재료들이 구성되어 있다. **생선, 닭고기, 돼지고기, 쇠고기 등은 머리와 내장에 미네랄이 많은데 이들을 제거해버리고 미네랄이 없는 살코기만 골라 사용하므로 가격은 더 비싸고 깊은 맛이 없다.**

중국에서 유명한 식당에 가면 생선, 동물류의 살코기 몇 점을 맛있게 요리해 놓고 한 마리 가격을 받는다. 그래서 나는 종종 맛있고 비싼 음식이 불량식품이라고 상징적으로 이야기하곤 했다.

한국의 삼계탕, 오리백숙 등의 전통 요리는 해당 음식 재료를 머리부터 발까지 통째로 넣어 끓이기 때문에 미네랄이 그대로 다 들어있어 몸에 좋다. 서양이나 중국의 요리는 이와 같은 한국의 음식과 미네랄의 함유량에서는 정반대이다.

3) 비만에 시달리는 서구

비만이 미국 등 서양에 많은 이유가 빵과 살코기로 된 햄버거 등을 자주 먹을 수밖에 없는 데다 이런 음식물에 미네랄이 없는 순소금을 사용하므로 배는 부른데 몸에서는 미네랄이 부족해 공급해달라고 계속 신호를 보낸 결과라고 본다. **한국인도 이런 서양 식단의 확대에 따라 체형도 서양인을 닮아 비만이 늘어간다.** 비만의 기본적인 식습관을 고치지 않고 운동만으로 해결하기는 어렵다. 우리 몸이 필요로 하는 미네랄을 충분히 공급해주는 방향으로 식습관을 고쳐야 한다.

생선이나 육고기를 먹을 때는 가능하면 머리, 창자, 살코기 등 여러 부위를 다 먹으면 미네랄이 풍부해 좋다. 그래서 한국에서는 옛날부터 **'조기 머리는 씹을수록 맛있다.'**라고 했다.

5. 식탁 위에는 소금 통을

건선 등 피부질환이나 식탐으로 인한 비만 등을 개선하기 위해서는 체내 혈액의 소금기(염분) 농도 0.9%인 약알칼리성(pH 7.4)을 유지해야 한다. 이를 위해 음식이나 음료수를 섭취할 때마다 미네랄이 풍부한 소금으로 그때그때 간을 맞춰 먹어야 좋다. 그렇지 않고 싱겁거나 짜게 먹으면 혈액의 항상성을 위해 뇌, 세포, 혈액, 콩팥(신장), 간 등이 매 순간 노력해 우리 몸이 그만큼 피곤해지고 여러 질병으로 이어지기 쉽다. 특히 콩팥이 좋지 않은 사람은 악순환이 되풀이된다.

식사 때 몸이 요구한 대로 싱겁지도 짜지도 않게 간을 맞춰 먹으려면 식탁 위에 소금 통이 있어야 한다. 현대인은 가정에서 먹기보다 외식이 더 많고 빵, 햄버거, 과자, 음료수 등 식품회사에서 만든 음식을 더 많이 먹게 된다. 식품회사의 음식, 음료수에는 간을 맞추기에 편리한 순소금인 정제염을 주로 사용한다. 여기에 외식할 때도 식탁에 소금 통이 없어 순소금이라도 몸이 필요로 하는 양을 채우기도 힘들다. **이런 환경에서는 가정에서라도 죽염, 천일염을 섭취해 우리 몸이 필요로 한 소금기와 미네랄을 보충해야 한다.**

전통적인 한국의 밥상에는 한가운데 소금 통이나 간장 종지가 있었는데 요즈음은 사라져버렸다. 이제는 소금 통이라도 놓아 몸이 원하는 대로 간을 맞추고 미네랄을 공급해줄 것을 권한다.

식탁 위의 소금 통은 소금을 국, 과일 등 음식물에 넣어 바로 녹을 수 있도록 분말로 된 죽염, 천일염이 좋다. 채소, 과일을 먹을 때는 소금을

소금의 진실과 건강

뿌리거나 포크, 젓가락으로 소금을 찍어 발라먹으면 맛이 더 깊고 먹을 때부터 미네랄이 균형이 있고 혈액의 항상성을 유지해 몸에도 좋다.

채소, 과일 등을 소금 없이 많이 먹을 경우는 육상에 많이 함유된 포타슘(칼륨 K), 칼슘(Ca) 등이 체내에 축적되어 미네랄의 균형이 깨지게 된다. 이런 식생활이 지속되면 세포와 혈액이 힘들고, 다음으로 콩팥(신장)에서 포타슘, 칼슘 등을 소변 등 체외로 배출시키기 위해 무리해서 **콩팥과 연관된 요도, 방광 등이 멍들어 일시적으로 소변보기도 힘들어진다.**

6. 소금과 술, 커피, 카페인 음료

술을 마시기 전후에 죽염, 천일염 등의 소금물을 마시면 다음 날 짭짤한 국물 생각이 덜 나고 뱃속이 훨씬 편하다. **술, 커피, 녹차 등 카페인이 함유된 음료는 이뇨 작용이 있어 마신 만큼 두세 시간 안에 소변으로 배출된다. 카페인이 체외로 배출될 때 카페인만 배출되지 않고 물, 포타슘(칼륨 K), 소금기인 소듐(나트륨 Na)이 함께 배출된다.**

배출되는 소변에 있는 소금기만큼 체내 소금기가 부족하게 되는데 혈액의 항상성을 위해 큰창자에 있는 소금기, 물이 혈액으로 빠져나가 변에 수분이 부족해져 술을 마신 다음 날은 변비가 온다. 알코올중독자도 술을 마실 때 소금기가 있는 안주를 함께 먹지 않고 술만 많이 마시기 때문에 체내 소금기, 물의 부족으로 몸이 바싹 마르게 되는데 같은 원리이다.

카페인이 들어있는 음료를 마실 때 별도로 소금기를 섭취하지 않기 때문에 술, 커피 등을 많이 마신 다음 날은 짭짤한 국물이 생각나게 된다. 우리 몸이 혈액의 항상성을 유지하기 위한 자연스러운 요구이다. 이런 신체의 요구를 무시하면 세포 내외의 미네랄의 불균형이 생겨 소화기관, 콩팥 등이 힘들어진다. 술을 많이 마시고 나면 몸이 힘들고 피곤한 이유이다.

 필자는 저녁에 회식이 있는 날은 퇴근할 때 소금물 반 컵 전후를 미리 마시고 술자리로 가곤 했다. 소금물을 마시지 못했을 경우는 내 술잔에만 소금을 넣어 간을 맞춰 마셨다.

 1) 멕시코에서는 술과 소금을 함께 먹는다.
 멕시코에서는 용설란 선인장으로 만든 고유의 술, **데킬라(tequila)**를 마실 때 왼손의 엄지와 검지 사이 움푹한 손등에 소금을 올려놓고 핥아 가면서 술을 마시거나, 술잔의 맨 위에 입술이 닿는 둥그런 둘레에 소금을 발라 술을 마실 때 함께 먹는다. 이것도 술에 소금을 넣어 먹는 것과 같은 원리로 크게 보면 한국과 같은 돌궐족의 음식문화의 하나이다.

 술이나 커피를 마실 때 소금기가 많은 과자를 안주로 먹으면 술에 소금을 넣어서 먹는 것과 같은 효과가 있다. 카페인이 함유된 술, 커피, 녹차, 음료를 마실 때는 미네랄이 풍부한 죽염, 천일염을 넣어 간을 맞춰 먹으면 좋다. 카페인이 소변 등 체외로 배출될 때 카페인, 물, 소금기가 체내에 들어와 배출될 때까지 혈액의 항상성에 큰 변화를 주지 않고 체외로 배출되기 때문에 술, 커피 등의 맛도 좋고 건강에도 좋다.

2) 술안주로 소금기가 있는 과자를 먹는다.

요즘 사람은 술을 마실 때 안주로 소금기가 많은 과자를 즐겨 먹는다. 현재 시중에 판매되고 있는 과자류나 차 중에 소금이 비교적 짭짤하게 들어있는 제품은 죽염 건빵, 죽염 천마차, 죽염 커피, 소금 커피, 치즈 맛 나쵸 등 나쵸류, 히말라야 히포(Himalaya Hippo), 히말라야 솔트(Himalaya Salt) 등 짭짤한 과자들이 증가하고 있다.

현재는 일부 과자, 커피, 차에 죽염, 암염, 정제염을 사용하고 있지만 앞으로 죽염, 천일염을 사용한 제품이 다양해지면 건강에도 더 좋을 것이다. 술 등 카페인 음료와 이런 과자를 함께 먹으면 음료에 죽염, 천일염을 넣어 먹는 효과가 있어 체내 소금기, 미네랄의 균형도 깨지지 않아 건강에도 좋고 맛도 좋다.

7. 발목의 쥐(근육통)

필자가 몇 년 전 미얀마에 몇 달 머물면서 더위에 탈수로 지쳐 저녁에 잠들어있는 상태에서 가끔 발목 바로 윗부분의 종아리에 쥐가 나 발목의 인대가 꼬이고 뒤틀려 순간적인 고통이 심했다. 몇 번 겪고 나서 쥐가 날 때 발가락과 발바닥에 힘을 줘 아래쪽으로 쭉 펴면 그 순간에는 좋아지곤 했었다.

쥐가 나는 것은 체내 소금기와 물, 운동 부족이 주요 원인이다. 의학적으로 **혈액과 근육 세포 사이의 수분이 부족하면 근육의 탄력성이 약화되어 근육이 뭉치게 된다. 근육 세포가 심장처럼 수축과 이완을 반복하**

는데 수축 후 이완이 안 돼서 일어난 현상이다.

근육이 수축할 때는 근육 세포 안에 있는 칼슘(Ca)이 역할을 하며, 세포 안에 있는 칼슘이 근육을 수축한 후 세포 밖(간질액)으로 이동한다. 이때 세포 안에 있는 칼슘(Ca)과 세포 밖에 있는 소듐(나트륨 Na)의 교환으로 수축과 이완이 이루어지는데 **세포 밖에 소듐이 부족하면 칼슘과 교환이 일어나지 못해 근육 세포가 수축한 후 멈춰있어 쥐가 난다. 이렇게 체내 소금기인 소듐이 부족해 근육 세포가 순간적으로 멈춰있는 것이 쥐(근육통)이다.**

체내 소금기가 부족하면 물도 부족해 탈수가 심한 사람이 쥐가 자주 나며 물 부족이 쥐가 나는 원인으로 인식되고 있다. 더 근본적인 원인은 체내 소금기 부족에 의한 탈수이다.

8. 소금 섭취량과 변비, 설사 등 대변의 상태

대변의 상태는 여러 가지 원인이 있지만 중요한 요인 중의 하나가 **체내 소금기(염분)이고 과다하거나 부족함에 따라 다르다.** 작은창자(소장)는 영양분을 흡수하고, 큰창자(대장)는 변이 원활하게 배출될 수 있도록 수분을 조절한다. 체내 물이 부족하면 큰창자에서 물과 소듐(나트륨 Na), 포타슘(칼륨 K) 등 미네랄을 흡수해 체내로 보낸다.

큰창자에서 대변 중의 수분이 어떻게 조절되는지를 파악하기 위해서는 물이 소변, 땀, 눈물로 체외로 배출될 때 물만 배출되지 않고 소금기인 소듐(Na)과 포타슘(K)이 함께 배출되는 원리를 이해해야 한다. 소듐과 포타슘은 활성도가 높은 미네랄로 물과 만나면 누가 먼저랄 것도 없이 서로 좋아 결합해서 손을 잡고 우리 몸을 함께 떠난다.

세포, 혈액 등 체내에 소금기가 부족하면 먼저 콩팥(신장)에서 소금기를 재흡수하고 그래도 부족하면 큰창자(대장)에서도 흡수한다. 큰창자는 변이 잘 배출될 수 있도록 물기를 유지하려고 노력한다. 그러나 **체내 소금기인 소듐(나트륨 Na)이 부족하면 큰창자에서 소듐을 흡수해 체내로 보낼 때 물도 소듐과 함께 흡수, 배출되므로 큰창자에 물기가 부족해 변비가 오게 된다.**

반대로 체내 소금기가 적절하면 큰창자에 있는 소금기(Na)를 재흡수할 필요가 없고 변을 원활하게 배출하기 위해 큰창자 밖으로 물을 배출할 때도 큰창자에 있는 물과 소금기인 소듐을 함께 배출해도 큰창자에 물기가 있어 변비가 생기지 않는다.

필자의 체험으로는 체내에 소금기가 부족할 때는 변이 황금색으로 변비가 되고, 소금기가 적절할 때는 노란 색으로 자연스럽게 변을 보고, 소금기가 많을 때는 변이 푸르스름하고 묽은 등 설사기가 있다.
변의 상태를 관찰하면 내 몸에 소금기가 적절한지 부족하지를 일상에서 쉽게 알 수 있다. **변비나 설사기가 있는 것은 큰창자에서 원활한 대변을 위해 조절하는 기능이 한계를 벗어난 상태임을 주인에게 알려 주는 신호이다.**

이렇게 대변을 관찰하면서 소금의 섭취량을 조절해주면 내 몸이 원하는 대로 소금을 섭취할 수 있고 **일상에서 소금을 얼마나 섭취해야 하는지를 가늠할 수 있는 하나의 척도가 된다.**

체내 소금기와 관련해 대변의 상태를 관찰하는 것은 주로 단기간의 현상이다. **습관화와 체질화된 체내 소금기가 적절한지 과다, 과소한지를 파악하는 쉬운 방법은 식사할 때 음식물과 국물의 짠맛을 서로 비교해보는 것이다.**

식당에서 여럿이 식사할 때 국물이 짠지, 싱거운지를 물어보면 저마다 다르다. 똑같은 국물인데 체질에 따라 싱겁고, 적절하고, 짜다고 느끼는 것이다. 저염식이 체질화된 사람은 싱거운 것도 짭짤하다고 느끼며, 본인은 짭짤하게 먹고 있다고 생각한다.

그래서 체형이 비만이거나 마르지 않고 건강한 사람이 느끼는 짠맛이 비교적 정확하므로 그 사람이 느끼는 짠맛과 비교해보는 것도 한 방법이다.

소금의 진실과 건강

제2절   고난과 함께한 소금 관련 체험

필자가 겪은 소금 관련 체험 중에서 소금의 과다나 과소 섭취로 인한 체내 작용에 대한 경험이다. 30여 년 동안 겪은 체험 중에서 유형별로 몇 가지를 소개한다.

1. 미얀마에서 저염 탈수로 급성장염

정년퇴직을 한 60대 초인 2015년 10월에 이런저런 목적을 위해 체류 기간 미정으로 미얀마로 출국했다. 편안한 마음으로 미얀마 북쪽에 있는 도시 만달레이(Mandalay)를 지나 산악지역을 거점으로 약 6개월간 머물렀다.

한국의 한겨울에 해당하는 11월 전후, 미얀마는 우기가 끝나고 건기가 시작되는 살기 좋은 시기에다 고산지대인데도 낮에는 무더워 물병 하나 들고 땀을 흘리며 통역하는 현지인과 함께 산길을 가거나 때로는 홀로 다녔다.

필자와 동행한 현지인이, **미얀마 사람은 산길을 가다 땀이 나면 나무 그늘에서 쉬었다 가곤 한다고 필자한테 충고를 해줬다.** 그러나 나는 부지런히 가자고 하면서 땀을 흘리며 산행했다.

연말에 미얀마 남쪽 바닷가로 10일간 멀리 여행을 갔다 숙소로 돌아왔다. 그사이에 쥐들이 방에 들어와 이불에 오줌, 똥을 싸고 집을 만들어

놓는 등 방안이 난장판이었다. 잠깐 밖에 나갔다 돌아오면 그사이에 쥐가 방에 들어와 있었다. 쥐가 화장실에서 밖으로 연결되는 파이프 속으로 출입하는 것을 알고 돌로 막아보고 했으나 소용이 없었다. 쥐가 이렇게 영특한지를 처음 알았다.

며칠을 쥐와 함께 살다가 할 수 없어 1월 중순에 숙소를 다른 데로 옮겼다. **숙소를 옮긴 첫날 밤에 잠을 자려고 침대에 눕자마자 창밖에서 새까만 사람이 나를 지켜보고 있었다. 불과 1미터~2미터 거리인데 눈빛만 빛나고 머리부터 온통 새까만 형상이었다.**

필자는 산속에 묘지가 있어 귀신이 나타났나 보다 하고 잠들었다. 다음 날 일을 마치고 어제 본 새까만 귀신이 궁금해 숙소 뒤를 둘러보았다. 묘지는 없고 돌로 축조한 작은 피라미드 모양이 있어 미얀마 사람에게 물어보니 공동묘지라 했다. 어제 본 새까만 사람이 여기서 온 귀신이었나 보다 하고 말았다.

1) 탈수에서 급성장염으로

미얀마에 도착해서부터 먹는 물이 위험하니 조심하라는 이야기를 많이 들었기에 판매하는 생수를 커피 보트에 끓여서 보온병에 담아 다니면서 마셨다. 몇 달이 지나도 별 탈이 없어 급할 때는 판매하는 생수를 바로 마시기도 했는데 그 후 가끔 배 속이 지긋이 아픈 느낌이 들 때도 있었다.

2월 중순에 산길을 걷고 숙소로 돌아오면서 **심한 갈증을 느껴 물을 계속 마시는데도 갈증이 해소되지 않고 지속되어 물을 마시려고 몸부림치**

는데도 마시기가 힘들었다. 저녁이 되면서 몸살처럼 아프기 시작했는데 '괜찮아지겠지' 하고 잠을 잤다. 다음 날 오후가 되면서 상태가 갑자기 돌변했다.

배가 풍선처럼 부풀어 올라 금방 터질 것만 같았다. **아픈 것도 아픈 것 이지만 정말 배가 폭탄처럼 폭발할 것 같아 멀리 떨어진 작은 도시에 있 는 병원에 갔다.** 의사가 급성장염이라고 하면서 어떤 물을 마셨는지 묻 기에 물 이름을 말하니까 미얀마에서 제일 좋은 물이어서 괜찮을 것인데 이상하다고 했다. 병원에서 링거주사를 맞고 약을 먹은 후 숙소로 돌아 오는 길에 많이 좋아지고 다음 날부터 거의 정상으로 회복되었다.

의학서적에 생리식염수액이 장염의 특효약이라고 한 것을 별 관심 없 이 지나쳤는데 겪어보니 신기하고 실감이 났다. 장염이 있으나 병원에 갈 수 없을 때는 소금물을 마시는 것이 좋다는 것을 알았다. 며칠 후 몸 의 회복을 위해 만달레이시의 한국식당에 가서 닭백숙을 먹으며 주인에 게 급성장염의 이야기를 했더니 다행이라고 하면서 급성장염으로 사망 한 사람이 많다고 했다.

탈수로 체내 소금기는 부족한데 목마르다고 물만 많이 마시므로 혈액 이 물로 희석되어 혈액의 소금기(소듐 Na)가 부족한 전형적인 저소듐혈 증(hyponatremia)이었다. **혈액의 pH 7.4가 유지되지 못하고 산성 쪽으 로 낮아져 미얀마에서 제일 안전하다는 생수 중에 있는 세균 등 병원균 에도 장이 견디지 못한 것이다.**

평소에 소금에 관심이 많고 군대에서 행군할 때도 소금을 먹었던 필자 는 산길에 소금물을 갖고 다니며 먹고 싶었는데도 산속에서 히말라야 소 금 장수를 만나지 않으면 소금을 구할 수 없었다. 또한 미얀마에서는 점심을 먹고 나면 낮잠 자고 땀이 나면 그늘에서 쉬었다 가는 미얀마 사람처럼 살아야지 한국 사람처럼 살아서는 안 된다는 것을 깨달았다.

3월이 되면서 날씨는 한여름으로 더위는 심해지는데 건강은 점점 더 안 좋아져 **기氣가 빠지고 의욕이 없고 하고자 하는 일도 되지 않았다.** 한국으로 돌아가려고 해도 비자를 연장하면서 미얀마 외무부에 비자기간 연장 신청서와 함께 여권도 제출했는데 되돌려주지 않았다. 갖은 노력을 해 2016년 4월에 귀국했다.

2) 급성장염에서 급성간염으로

귀국하여 이삼일 후에 집 근처 식당에서 친구와 저녁을 먹고 돌아와 **잠을 자다가 소변을 보러 화장실에 갔다 오던 중 쓰러져 거실에 있는 냉장고에 기대고 있었다. 마치 내 몸이 종이를 구겨놓은 것 같은 느낌이 들었고 '나 여기에 쓰러져 있다.'라고 말하려 해도 목소리가 나오지 않았다. 기氣가 바닥까지 빠진 것을 느꼈다.** 학교 교실에서 학생들이 떠들면 선생님이 조용히 하라고 말하면 되는데 말이 안 나와 학생들이 계속 떠드는 것과 같은 느낌이었다.

그때까지만 해도 여기는 한국이니까 2주~3주 옛날처럼 지내면 건강이 회복될 줄 알고 크게 신경 쓰지 않고 지냈다. 그러나 1주, 2주가 지나도 회복되지 않고 오히려 더욱 심해졌다.

며칠 뒤 저녁 잠자려고 침대에 눕자마자 창문이 있는 쪽 벽에서 **눈만 빼고 온통 시커먼 사람이 나를 유심히 쳐다보고 있었다. 직감적으로 저승사자임을 느꼈고, 미얀마에서 귀신이라고 여겼던 그 시커먼 인물과 똑**

소금의 진실과 건강

같음을 알았다. 순간적으로 '나를 데리러 오려면 하늘의 선녀가 와야지 왜 저승사자가 왔을까.?' 라는 생각이 들어 다시 쳐다봤더니 사라지고 없었다.

우리 속담에 간 기능이 강해 겁이 없이 나대면 '간덩이가 부었다.'라고 하며, 반대로 **간 기능이 떨어져 기氣가 빠지면 저승사자도 나타난다는 것을 알았다.**

저승사자를 두 번이나 보고 나니 안 믿을 수도 없어 **5월에 병원에 가서 진찰받았는데 급성간염이라고 했다.** 간

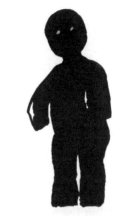

그림 8-2 필자가 본 저승사자의 모습

과 관련된 여러 가지 수치가 정상보다 크게 높았으며(rGTP의 경우 정상이 8U/L~61U/L인데 검사 결과 406U/L이 나옴) 어떤 항목은 3배, 7배, 10배가 높아 깜짝 놀랐다.

병원에서는 간염의 원인을 알아야 처방하는데 원인을 찾기 위해 며칠 간격으로 피검사하고 그동안에는 고단위 우루사를 복용하라고 했다.

약 3개월 동안 원인을 찾기 위해 A, B, C형 간염, 심지어 에이즈 (AIDS)까지 검사했으나 원인은 밝혀지지 않았다. 간세포를 어떤 세균, 바이러스 등이 손상했는지를 찾는 과정에서 검사할 때마다 간염 관련 수치는 점점 정상에 가까워져 병원에 입원하지 않아 다행이었으나 원인이 밝혀지지 않아 우루사 이외 다른 약물을 복용할 수도 없었다.

3개월이 지나도 원인은 밝혀지지 않았고 간염 관련 수치는 정상 근처로 돌아왔으나 체력은 회복되지 않고 약물 처방도 되지 않아 병원 치료를 포기하고 운동하면서 민간요법에 의존하게 되었다.

3) 필자가 본 간염의 원인

혈액이 소금기(염분) 농도 0.9%인 약알칼리성을 유지해야 하는 것은 체내의 산소, 영양분의 공급과 이산화탄소의 배출도 하지만 세균감염을 예방하는 역할도 한다. 소금기 부족에 의한 탈수로 물만 많이 마시면 혈액이 묽어져 혈액의 소금기 농도는 0.9% 이하로 떨어져 세균감염의 가능성이 커진다.

이미 미얀마에서 혈액의 소금기가 낮아 미얀마의 먹는 물에 들어있는 세균을 막아내지 못해 급성장염이 발생된 것이다. 그때부터 소금기 부족으로 혈액의 항상성(homeostasis ; 소금기 농도 0.9%, pH 7.4)이 개선되지 못하자 콩팥(신장)이 혈액의 항상성을 유지하려고 무리해서 약해졌다.

체내 노폐물 대사는 콩팥에서 소금기(나트륨)와 물에 의해 이루어지는데 소금기 부족으로 노폐물 배출이 제대로 되지 못해 간에 부담이 가서 간세포가 손상된 것이다. 간세포의 손상으로 기능이 떨어지면 쓸개즙(담즙)의 생성도 줄어들고, 간염을 유발하는 세균이나 바이러스를 막아내지 못해 급성간염이 온 것이다. 간세포의 손상으로 간에서 만드는 쓸개즙이 줄어들어 샘창자(십이지장)로 보내지 못하면 쓸개즙이 간으로 역류해 간세포가 물리적으로 손상을 입는 외분비성 간염이었던 것으로 추정된다.

소금의 진실과 건강

4) 급성간염에서 백발로

필자가 병원에 피검사를 하
러 다닐 때 **어머니는 저염식
의 습관화와 체질화로** 몇십
년 위장약 등을 계속 복용해
오다 소장 괴사로 샘창자(십
이지장)에서 소장(작은창자)
으로 이어지는 입구에서부터
소장 80cm를 잘라내는 수술

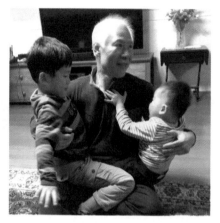

그림 8-3 하루아침에 백발이 되어 손자들과 함께

을 받았다. 본의 아니게 필자는 저염식으로 급성간염 환자가 되었고, 어
머니는 저염식의 체질화로 소장을 잘라야만 했다.

저염식이 건강에 미치는 영향을 뼈저리게 느끼며 고난의 세월을 보내
고 있었다. 2016년 5월 급성간염 진단을 받고 몇 개월이 지난 그해 늦가
을 **어느 날 아침에 세수하면서 거울을 보니 머리카락이 온통 하얗게 물
들어 있었다.** 내가 내 얼굴을 보면서도 깜짝 놀랐다. 흰색으로 염색한
것 같았고 산신령처럼 보였다. 하룻밤 사이에 백발이 됐다는 중국 한시
漢詩가 떠오르면서 그게 허풍이라고 평소에 생각해왔는데 사실이었음을
절실하게 느꼈다.

5) 백발에서 다시 검은 머리카락으로

두 눈을 뜨고 저승사자도 보고 급성간염에 머리카락까지 백발이 되다
보니 죽을 준비를 하면서 한편으로는 간장에 좋다는 문어를 먹는 등 민
간요법에 의존하며 살려고 노력했다.

죽기 전에 당장 해야 할 일 중
의 하나가 젊어서부터 틈틈이 써
놓은 서정시와 한국 상고사의 발
원과 민족의 이동 경로를 찾아 중
앙아시아, 아제르바이잔, 터키,
중국, 바이칼호수와 아시아 동북
지역, 캐나다, 멕시코 등지의 유
적지를 다니면서 써 놓은 시詩와
고대사 관련 자료를 정리하는 것
이었다. 이 시를 정리하지 못하고

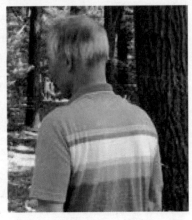

그림 8-4 백발이 검은 머리카락으로 바뀌고
있는 모습

죽을 수도 있다고 생각하니 안타까워 2016년 늦가을부터 정리하기 시작
해 **2017년 봄에 시집 '지가 좋아 꽃 피거늘'**을 출판하였다.

출간한 시집을 아는 분들에게 보냈다. ㈜인산가의 김윤세 회장에게도
시집을 보내고 통화를 하면서 급성간염으로 머리가 백발이 됐다고 하니
까 죽염에 흑마늘을 복용하라고 하였다. 몇 년 전부터 죽염에 흑마늘을
가끔 먹어왔고 그 당시에도 집에 흑마늘이 많이 있었는데도 긴장했던 탓
인지 전혀 생각하지 못했다.

김윤세 회장의 이야기를 듣고 바로 시작해 3개월간 죽염에 흑마늘을
찍어 먹고 그 후 3개월을 쉬고, 다시 3개월간 먹고를 세 차례 반복했더
니 다음 해인 2018년 초여름이 됐다.

연초 설 무렵에도 백발이었는데 나도 모르는 사이에 **머리 윗부분과
아랫부분부터 검은 머리카락으로 변하고 있었다.** 이때부터 유심히 머리

소금의 진실과 건강

카락 색깔을 관찰했는데 한두 달에 전부 검은 머리카락으로 바뀌었다.

이해 11월에 정기건강검진을 받았는데 정상이었고 오히려 심뇌혈관 나이는 실제 나이보다 3년이나 젊게 나왔다.

이와 같은 경험으로 볼 때 급성장염, 급성간염 등으로 체력이 떨어지고 생활이 어려워도 기氣가 살아있으면 의욕을 갖고 노력하면서 회복할 수 있는데 **간장이 안 좋아 기氣가 빠지면 마음도 약해져 일상생활은 물론 생명까지도 포기하기 쉽다는 것을 절실하게 느꼈다.** 몸에서 기가 빠졌다는 신호가 저승사자를 보는 것이고 갑자기 백발이 된다는 것을 체험으로 알게 되었다.

머리카락이 백발이 될 때는 검은 머리카락이 빠지고 흰 머리카락이 나오지 않고 검은 머리카락 자체가 흰 머리카락으로 변했다. 기가 빠져 백발이 될 때는 한순간에 흰머리가 되었고 흰 머리카락이 다시 검은 머리카락으로 바뀔 때는 한두 달이 걸렸다.

저염식으로 콩팥(신장), 간 등에 미치는 영향이 이렇게 생명까지 위태로워졌다. 여기서 회복되지 않고 지속될 경우는 부정맥, 심정지 등 심장 관련 질환이 오고 이어서 폐 질환으로 확대되는 것이 저염식으로 병들어 고생하는 경로임을 알고 있었기에 살아도 제대로 살기 힘들다고 생각해 생명을 포기하게 된 것이다. 지금 생각해 보면 **소금으로 병들고 결국 소금으로 회복되었다.**

이 모든 질병은 체내 소금기(염분)의 부족으로 인한 탈수증이 지속 확대된 결과였다.

2. 기를 회복시키는 죽염에 흑마늘

마늘의 기본 성질은 체온을 높여주고 혈액을 맑게 해 면역력 등을 향상해준다. 흑마늘을 죽염에 찍어 먹는 효과에 대해서는 앞에서 설명했다. 여기서는 **흑마늘을 만들어 복용하는 방법**을 설명한다.

1) 흑마늘 만들기

마늘을 오랫동안 발효시키면 크기가 작아지므로 발효 후에도 마늘쪽(알맹이)이 어느 정도 커야 먹기에 편리하고 좋다. 마늘쪽의 숫자가 낮을수록 알맹이가 상대적으로 크며 흑마늘에는 **서산 6쪽 마늘을 비롯한 밭 마늘을 많이 이용**하며, **흑마늘을 만드는 방법**은 다음과 같다.

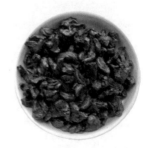

그림 8-5 흑마늘

- 마늘 통에서 마늘 대인 종을 여유 있게 길게 잘라낸다.
- **보온 기능이 있는 전기밥솥에 밭 마늘을 껍질째 넣고 보온으로 2주 동안 숙성시킨다.** 며칠 지나면 마늘이 발효되면서 냄새가 많이 나므로 보온 전기밥솥을 환기가 잘 되는 창가나 마루 등에 두는 것이 좋다.
- 2주가 지나면 숙성이 되어 마늘이 검게 되고 물기가 많아 끈적끈적한다. 숙성된 흑마늘을 꺼내 서늘한 그늘에서 물기가 빠져 젤리처럼 말랑말랑할 때까지 말린다. 건조한 4월~6월이나 9월~10월에 만들면 발효된 흑마늘을 건조하기에 좋다.
- 건조된 흑마늘을 냉장 보관하고 필요할 때 복용하면 된다.

소금의 진실과 건강

2) 흑마늘 복용 방법과 효과

(복용 방법) 흑마늘을 분말로 된 9회 죽염에 가능하면 많이 찍어 먹으면 된다. 다만 몇 가지 주의해야 하는데 그렇지 않으면 인체에 좋지 않은 영향을 미치기 때문에 복용 방법을 구체적으로 서술한다.

- 흑마늘을 복용하는 순간에는 직접적으로 몸에 어떤 부작용을 미치지 않기 때문에 식전에 먹어야 효과가 크다. 이는 식전에 먹어야 하는 약을 복용 하는 것과 같다. 먹을 때는 흑마늘을 전자레인지 등을 이용해 뜨거울 때 먹는 것이 먹기도 편하고 몸에도 좋다.

- 처음 흑마늘을 먹는 사람은 한 끼에 열 쪽 이상을 먹기가 힘들다. 6쪽 마늘이므로 마늘 알맹이 6쪽을 먹으면 마늘 한 통에 해당하는데 10쪽 전후를 먹으면 6쪽 마늘 약 2통에 해당한다. 많이 먹으려고 해도 먹기 어려우므로 **내 몸이 허락하는 대로 먹으면서 점점 늘려가야 한다.**

   죽염 책(신약 본초)에는 하루 20통 이상 먹으라고 하는데 사람마다 체질이 다르므로 최대한 많이 먹으려고 노력하면서 먹을 수 있는 만큼 먹으면 된다. 필자의 경험으로는 한 끼에 4통 전후로 하루 10통~15통을 참으면서 먹을 수 있었다. 그래도 효과는 좋았다.

- 참고 먹을 수 있을 만큼 먹되 **한 번 먹기 시작하면 약 3개월간 지속으로 먹고 그다음 3개월 동안은 중지해야 한다.** 중지하지 않고 계속 먹을 경우는 간, 콩팥(신장) 등 체내 기관이 이런 환경에 적응하거나 좋지 않은 영향을 미칠 수 있으므로 먹는 기간만큼 체내 기관이 쉬면서 정상적으로 회복할 수 있도록 한다.

   이는 항암치료를 할 때 한 번 치료받고 나면 체력이 어느 정도 회복될 때까지 기다렸다 다시 항암치료를 받는 원리와 같다.

- 이렇게 해서 목표로 한 인체 기관의 기능이 정상으로 회복되면 그 이후에는 흑마늘을 먹고 싶을 때 가끔 먹으면 된다.

(흑마늘의 효과) 흑마늘은 항산화 효과, 면역체계 개선, 혈액을 맑게 하는 등 효과가 다양한 것으로 알려져 있다. 여기에 아홉 번 구운(9회) 죽염이 합해져 복합적인 효과가 있으나 학문적으로 하나하나 규명하기는 어렵다.

필자의 경험으로 보면 흑마늘, 죽염도 항산화 효과가 있고 체내 필요한 다양한 미네랄을 공급하기 때문에 간 기능, 면역력 향상, 혈액을 맑게 해 혈액순환 등에 효과가 큰 것으로 판단된다. **특히 간 기능을 정상으로 회복시켜 기氣를 살리는데 효과가 지대하였다.**

3. 죽염과 코로나바이러스-19

여섯 살 된 외손자를 돌보는데 아침에는 사위와 딸이 손자를 유치원에 데려다주고 오후에는 필자가 유치원에서 데려와 사위나 딸이 퇴근할 때까지 손자와 같이 몸으로 놀아준다. 주중에 한나절 외부의 아주머니가 와서 잠깐 돌봐주고 나머지는 필자와 필자의 아내가 함께 손자를 돌본다.

코로나바이러스(COVID-19)가 2020년 봄에 시작해 1년이 지난 2021년 1월 중순에 극성을 부리던 때였다. 잘 놀던 손자가 목요일에 감기 증상처럼 콧물을 흘리며 미열이 있어 근처 병원에서 진찰하고 해열제를 처방받아 먹었다. 그때부터 2일~3일 해열제를 복용하면서 필자가 콧물을 그치게 하는 식염수를 만들어 콧속에 뿌려줬는데 정상으로 회복됐다.

소금의 진실과 건강

약 일주일 후에 구청보건소에서 주중에 한나절 손자를 돌보는 아주머니가 코로나 검사 결과 양성이 나왔으니 손자와 부모, 손자를 돌보는 할아버지, 할머니도 구청보건소에 와서 검사받으라고 했다.

연락받고 나서야 일주일 전에 손자가 감기처럼 살짝 아픈 것이 코로나 19였음을 알았다. 손자와 검사를 받은 결과 손자는 양성이고 필자는 음성이었다. 평일에는 내가 손자를 목마도 태워주는 등 주로 몸으로 놀아주기 때문에 필자가 손자와 접촉이 가장 많았으므로 필자도 양성이 나올 수 있겠다고 생각했는데 음성이었다. 그 후 2주일 격리기간이 지난 후 손자는 음성으로 정상이었다.

1) 코로나바이러스는 산성에서 활성화

코로나바이러스 등 대부분의 바이러스는 독립적으로 증식하거나 활동하지 못하며, 산소를 운반하는 적혈구 등 정상세포에 기생하고 약한 산성에서 잘 번식한다. 목구멍의 약한 산성에서 급속하게 증식하고 기생할 수 없는 환경이 되면 증식을 중지한다.

우리 몸에 산성이 제일 강한 곳이 위장의 위액(pH 1.2~2.5)이며 입안은 약한 산성(pH 6.3~6.8)이다. 코로나19가 비말飛沫로 체내에 들어오면 먼저 목구멍과 콧구멍이 만나는 곳에서 3일~4일을 지내면서 약한 산성이면 계속 증식해 숫자가 많아지면 폐로 내려가 본격적으로 증식하고 혈액에서 백혈구와 싸우게 된다.

그러나 **가끔 죽염 알맹이 등 소금 알맹이를 먹어 입안의 약한 산성이 알칼리성으로 자주 바뀌면 코로나가 목구멍에서 번식하기 힘들어 죽거나 번식해도 약할 수밖에 없다.** 코로나에게는 열대지방에 살다 추운 북극에 가서 사는 것과 같은 것이다.

돌이켜보면 평소에 자죽염 알맹이를 가지고 다니면서 가끔 먹었던 결과 코로나가 호흡으로 목 안에 들어왔는데도 목과 체내의 약알칼리성에 견디지 못해 죽은 것으로 보인다.

손자는 어려서부터 필자와 많은 시간을 보내면서 필자가 자죽염 알맹이를 자주 먹여 습관화되었고 필자는 30여 년을 그렇게 생활해 왔다. 죽염을 먹을 때는 입안과 목구멍이 산성에서 알칼리성으로 바뀌어 코로나바이러스가 번식하기 어렵고, 체내로 들어가도 혈액이 약알칼리성인 pH 7.4의 항상성을 유지하고 있어 살기가 어려웠던 환경이었다.

죽염 알맹이를 갖고 다니면서 가끔 두세 알을 입에 넣고 혓바닥으로 좌우로 적셔주면서 자연스럽게 목구멍으로 넘어가도록 내버려 두는 것이 일차적으로 코로나를 예방할 수 있다는 것이 체험으로 입증된 것이다.

여기에 죽염, 천일염으로 짭짤하게 간을 맞춰 식사하면 혈액도 약알칼리성인 pH 7.4의 항상성을 유지해 코로나바이러스가 폐 등을 통해 체내에 들어와도 백혈구가 코로나바이러스와 싸우는 면역력에 효과가 있다는 것을 유추할 수 있다.

2) 자죽염의 면역력은 탁월

자죽염의 효능은 첫째는, 소금기가 있어 혈액이 약알칼리성인 pH 7.4의 항상성 유지에 좋고 둘째는, 미네랄이 많고 균형이 있을 뿐만 아니라 환원된 철, 황(유황 S), 비소 등이 있어 항산화 효과가 있고 세포뿐만 아니라 백혈구 등이 활발하게 활동할 수 있는 환경을 만들어 면역력이 탁월하다. 셋째는, 체내 중금속을 배출시키는 기능이 있다.

소금의 진실과 건강

자죽염을 내 몸이 원하는 대로 꾸준히 섭취해주면 혈액이 산성화되지 않고 소금기(염분) 0.9%, 약알칼리성인 pH 7.4가 유지되며 체내의 중금속을 배출하고 면역력이 강화된다. 죽염을 조금씩 지속으로 섭취해 **내 몸의 면역력이 향상되면 이것이 음식 백신(food vaccine)의 역할을 한다는 것이 체험으로 입증된 것이다.**

일상에서 위드 코로나(with corona)가 생활화되려면 미네랄이 풍부하고 균형 있는 죽염, 천일염을 몸이 원하는 대로 섭취해 면역력이 향상되어야 한다.

이와 같은 종합적인 건강법을 오늘날 용어로 표현한 것이 **음식 백신**이다. 즉 체내 소금기와 미네랄을 적절하게 공급해 면역력을 높이는 식이요법이다. 현재도 **코로나19에 양성인 사람들이 주로 비만이나 산성 체질이 많은 것을 보면 일상의 음식물 섭취에 따른 면역력이 얼마나 중요한가를 알 수 있다.**

옛날부터 음식이 가장 좋은 보약이라고 했다. 일상에서 음식을 골고루 균형이 있게 잘 섭취하되 코로나처럼 특별한 환경이 될 때는 죽염, 천일염처럼 면역력에 도움이 되는 음식물을 지속으로 섭취할 필요가 있다.

3) 국가의 음식 백신 개발이 절실

앞으로 지구온난화 등으로 코로나19보다 더 강한 바이러스가 나타나는 것은 시간문제다. 현재도 코로나바이러스가 완화되는 중에 원숭이두창이 세계적으로 확대되고 있으며, 앞으로 바이러스 등 미생물과 고락을 함께 할 수밖에 없는 환경이 될 것이다. 이런 환경에 대응하기 위해서도 면역력을 높일 수 있는 죽염, 천일염을 음식 백신으로 활용한 코로나 등 바이러스의 예방과 퇴치를 위한 국가 차원의 개발이 절실하다.

서구의 일대일 대응 논리인 단형태성 이론에 의한 현대의학에 의존하면 코로나에 대한 치료 약이 개발되더라도 인체의 부작용이 따른다. 코로나 백신을 맞고 사망하는 등 백신의 부작용을 경험했을 것이다.

현대 의학은 원천적인 면역력 증강보다는 표면으로 나타나는 현상의 치료에 집중할 수밖에 없다. 원천적인 치료는 어렵고 힘들며 돈이 안 되기 때문이다. 이것이 현대의 과학이고 의학이다. 과학, 의학이 진실을 앞서갈 수는 없다. 그래서 과학, 의학이 형이하학이다.

필자의 체험과 주위에 권유해서 얻은 결과를 봐도 **죽염의 꾸준한 섭취가 코로나19 예방과 치료에 효과가 컸다.** 개인적인 체험을 넘어 국가적으로 일반화되면 한국의 전통 건강법이 세계로 확대되어 인류의 건강에 큰 도움이 될 것이다. 이에 대한 국가 차원의 노력이 절실하다.

죽염, 천일염에 대한 의학, 과학적인 분석과 동물실험의 결과, 효능 등은 이 책에서 이미 상세하게 밝혔기에 인용하여 활용만 하면 된다.

독일은 2022년 초에 오미크론의 예방을 위해 소금물로 가글 할 것을 국가 차원에서 발표했다. 유럽, 미국 등은 순소금인 정제염을 식용으로 사용하므로 오미크론 예방을 위해 소금 섭취를 권장하지 않고 가글을 권장하고 있으나 한국은 천일염, 죽염이 있어 여건이 다르다. 오미크론 예방을 위해 죽염, 천일염의 소금물로 입안을 적셔 섭취까지 하면 면역력이 훨씬 더 크고 건강에도 좋은 등 일석삼조의 효과가 있다. 다만 섭취할 수 있는 소금의 종류가 문제이다.

4. 소장 괴사 등 저염식의 고통

이 부분은 필자의 어머니, 친인척과 관련된 체험이다. 어머니는 바닷가 어촌에서 태어나 어려서부터 해초, 미역, 조개, 생선 등 주로 바다 음식물을 많이 섭취해 짭짤하게 간을 맞춰 드시는 식습관이 있었다. 여기에 시집온 마을도 바다에서 멀지 않는 농촌이어서 바닷가 사람이 낙지, 생선 등 해산물을 머리에 이고 이 마을 저 마을을 돌아다니며 팔아서 손쉽게 해산물을 접할 수 있었고 어머니는 농촌에서 건강하게 지냈다.

필자도 어릴 때부터 이런 환경에서 성장해 그 후 어느 곳을 가더라도 모천회귀하는 연어처럼 어릴 때의 맛을 기억하며 꼬막, 낙지, 주꾸미, 홍어 등 해산물을 짭짤하게 먹곤 하였다.

1970년대 무렵부터 간척지 개발사업으로 인근에 있던 바다가 없어져 해산물을 구하기가 도시보다 더 힘들어졌다. 그 후 어느 때부터인가 시골에 가서 어머니와 식사하면 음식이 싱겁게 변해가고 있음을 느꼈지만 싱겁다 짜다만 되풀이될 뿐 방법이 없었다.

1) 저염식으로 시작된 소화 관련 질환

어머니는 과거 해산물과 천일염으로 절인 젓갈 등을 많이 섭취할 때는 짠맛을 느끼지 않으면서 소금기를 간접적으로 섭취할 수 있었는데 **해산물의 섭취가 줄면서 저염식으로 점점 바뀌게 된 것이다.**

채소, 고구마, 감자 등 육상 식재료를 해산물처럼 짜게 먹기는 힘들다. 체코, 티베트, 미국 산악지역의 인디언 등은 어려서부터 인체에 필요한 소금기를 생선 등 해산물을 통한 간접적인 섭취가 없이 육상 식품으로만 충당하기 때문에 바닷가 사람보다 더 짜게 먹는다. 필자도 이들 지역에서 전통음식을 먹을 때는 너무 짜서 먹기 힘들다고 느꼈다. 이렇게 어려서부터 바닷가에 살면서 해산물을 먹던 사람이 산악지역의 사람처럼 짜게 먹기는 오히려 더 힘든 일이다.

유추해보면 필자의 어머니는 60대 전후에 위염 등 상복부 소화관련 염증으로 신트림이 나는 등 소화가 잘 안돼 소화제, 위장약으로 시작하여 혈압약 등 한두 가지씩 늘어나 여러 가지 약물을 복용했다. 돌이켜보면 소금 중에 소듐(나트륨 Na)은 혈액에, 염소(Cl)는 물과 결합해 위산인 염산(HCl)이 되어 소화기관에서 작용한다. 이에 따라 **그 무렵부터 체내 소금기(염분) 부족으로 위에서 음식물을 소화할 위산이 부족해 소화 관련 질병으로 이어지기 시작한 것이다.**

2) 소장 괴사의 원인

어머니는 80대 초 어느 날 갑자기 배가 너무 아파 새벽에 병원 응급실에 갔다. 의사가 소장(작은창자)에 염증이 심해 피가 소장 밖으로 나오는 소장 괴사인데 조금만 더 늦었으면 수술할 수도 없었다며 천만다행이라고 했다. **소장(작은창자)의 입구에서부터 80cm를 잘라냈다.**

어머니의 **소장 괴사**는 여러 요인이 작용한 결과이겠지만 중요한 요인이 저염식으로 파악된다. 소장 괴사는 제6장 위장과 소장에서 언급한 대로 **저염식으로 체내에 물과 소금기(염분) 중에 소화액을 만드는 염소 (Cl)가 부족해서 발생된 것이다. 소금기 부족으로 위에서 소화를 시킬 염산이 잘 만들어지지 않아 먼저 소화 관련질환이 왔고 그 후 위장, 작은창**

자(소장) 등으로 확대되고 심장질환으로 이어진 것이다. 위 내벽에는 알칼리성인 탄산수소이온(HCO_3^-)의 점액이 분비되어 위 안의 강한 산성을 중화시키는데 물과 소금기 중의 소듐(나트륨)이 부족하면 탄산수소이온의 분비량이 적어 위벽이 손상을 입고 위염, 위궤양, 위 천공 등으로 발전한다.

위에 있는 음식물이 위산과 섞여 3시간~4시간 후에는 샘창자를 거쳐 작은창자로 내려간다. 이때 이자(췌장)에서 알칼리성인 탄산수소소듐($NaHCO_3$; 베이킹소다, 중조)을 샘창자로 분비해 위에서 내려온 산성의 음식물이 쓸고 내려간 샘창자를 중화시킨다. 탄산수소소듐은 췌장에서 물, 소듐(나트륨 Na), 이산화탄소(CO_2)로 만들어지는데 저염식으로 체내에 물과 소금기(Cl)가 부족한 상태에서는 위산의 분비도 감소하고 탄산수소소듐의 생성도 감소한다. 이렇게 소화기관에서는 소금 중에 소듐(나트륨 Na)과 염소(Cl)의 두 가지가 다 필요하다.

이에 따라 이자(췌장)에서 샘창자로 분비되는 탄산수소소듐의 양이 적거나 분비되지 않으면 샘창자로 내려온 산성의 음식물을 충분히 중화시킬 수 없으므로 샘창자와 작은창자의 보호를 위해 위의 출구에 있는 유문괄약근이 열리지 않는다.

이렇게 되면 소화불량뿐만 아니라 음식물이 위에 계속 남아 발효되어 위에 가스가 차고, 가스가 목과 입으로 역류해 신트림, 구역질 등이 나며, 위가 상해 역류성 식도염, 위염 등이 된다. 이에 따라 어머님은 60대 전후부터 소화제, 위장약 등 위와 관련된 여러 가지 약물을 복용하셨다.

이런 식습관이 20년 이상 지속되어 80대에 근육의 힘이 약해져 이자(췌장)에서 탄산수소소듐이 샘창자로 충분히 분비되지 않았는데도 유문괄약근이 약해져 열리고 만 것이다. 체내 수분이 부족하면 근육의 탄력도 떨어져 유문괄약근의 수축력이 약해진 이유다. **유문괄약근의 조절이 안 되고 열리니까 위에 있던 강한 산성 음식물이 샘창자를 거쳐 소장으로 내려오게 되고, 샘창자에서 소장으로 연결되는 소장의 입구가 강한 산성으로 염증 등 궤양이 생기면서 소장 괴사가 되어 이 부분을 80cm 잘랐던 것이다.**

소장 괴사로 수술 후 회복하는 동안에도 우리 집 음식을 짜다고 드시지 못하자 별도로 싱겁게 만들어 드렸다. 체내 물의 양은 소금기의 양에 비례하는데 싱겁게 드시니까 물도 많이 못 드시는 등 전보다 훨씬 더 심한 저염식을 하는 것을 알 수 있었다.

그러는 동안 조금이라도 체내 소금기를 보충하기 위해 죽염을 약으로 드시게 했다. 두세 달이 지나면서 건강이 좋아지시고 혈압약만 복용하고 나머지 위장약, 신경안정제, 피를 묽게 하는 와파린 등 여러 가지 약을 중지했는데도 그 후 그와 관련해 문제가 없었다.

그로부터 몇 년 후 이 책을 오래 집필하던 중에 신기하게도 **어머니의 소장 괴사와 관련한 이 부분을 쓰고 있을 때 어머니께서 세상을 떠나셨다.** 어머니가 돌아가실 무렵에 정신의 세계는 눈에 보이지 않지만 상호 영향을 미치며 운행하고 있음을 실감했다.

소금의 진실과 건강

3) 저염식으로 인한 질환과 고통

어머니의 소장 괴사에다 필자의 막내 고모는 어머니보다 훨씬 더 젊은데도 체내 소금기(염분) 부족인 저소듐(나트륨 Na)혈증으로 거동을 제대로 하지 못한다. 고모는 병원에서 부정맥, 심정지 등의 위험이 있어 정기적으로 체내 소듐(Na)의 양을 검사하라고 해서 검사를 받으러 다니신다.

또한 필자의 처 막내 이모는 3년 전에 심장 스탠스 시술했고 얼마 전에는 숨을 쉬기가 힘들어 대학병원 응급실에 갔는데 폐결핵이었다. 필자의 아내가 집에서 잡채를 만들어 병문안 갔는데 짜다고 못 드셨다. 이상하게 생각해 그동안의 경과를 여쭈어봤더니 10년 이상 저염식을 해 필자의 집에서 만든 잡채를 못 드신 것이었다.

저염식으로 최근 10년 이내에 심장 스탠스를 하고 이번에 폐결핵으로 확대되었는데도 병원에서도, 본인도 저염식 때문인지를 그동안 몰랐다고 했다. 필자가 말해줘서 처음 알았다고 한다. 그때부터 죽염, 천일염으로 몸이 원하는 대로 간을 맞춰 먹고 몇 개월 후부터 많이 좋아지셨다.

이렇게 저염식이 습관화, 체질화되면 나이 들수록 여러 질병으로 고생하게 된다는 내용을 더 많은 사람에게 알려 그런 고통을 겪지 않도록 이 책에 포함하라는 하늘의 뜻으로 알고 나중에 이 부분을 추가하게 됐다.

이 책을 쓰게 된 동기 중의 하나도 저염식으로 골골하면서 고통과 함께하다가 죽음으로 이어지는 수많은 인류를 위해서이다.

5. 저염식 관련 질병의 확대 경로

소금 중에 염소는 위에서 음식물을 소화하는 염산이 되어 소화액으로 작용한다. 소듐(나트륨 Na)은 강한 산성인 음식물이 위에서 샘창자(십이지장)를 거쳐 소장으로 내려가면 알칼리성인 소듐이 그 흔적을 중화시켜 보호한다. 이렇게 소화기관에서는 소금 중에 염소와 소듐의 두 가지가 다 절대적으로 필요하다. 소금의 구성비를 봐도 혈압과 관련한 소듐보다 소화기관과 관련된 염소가 더 중요함을 알 수 있다. 그런데도 세계적인 저염식으로 소듐(나트륨 Na)에만 매달리고 있다. 그래서 저염식을 하면 소화 관련기관이 받는 타격이 더 심하다.

필자의 주위에 본인도, 의사도 인지하지 못하고 **저염식이 체질화되어서서히 질병이 확대되는 과정을 보면 먼저 소화기관과 콩팥(신장)의 질환이 시작되고 그다음에는 간, 심장, 폐 질환으로 진행된다.**

마치 임신 중인 태아가 양수에서 장기가 형성될 때 음양오행 陰陽五行 중 상생오행을 따라 간(목 木)에서 시작하여 심장(화 火), 지라(비장)(토 土), 폐(금 金), 콩팥(수 水))의 순으로 진행되는 것과 유사하다. 다만, 소금기가 부족해 장기가 망가질 때는 콩팥(신장)에서 출발해 간(목 木), 심장(화 火), 지라(토 土), 폐(금 金)의 순서로 이어지는 등 출발지점이 다를 뿐 경로는 같다.

소금기가 많은 주목, 구상나무는 장수한다

소금 관련 체험에서와 같이 체내에 소금기(염분)가 부족하면 시간이 흐를수록 많은 질병으로 이어져 고생고생하면서 생을 마감하게 된다. 인간뿐만 아니라 동물도 체내에 소금기가 필요할 때는 암염 등을 찾아 오간다. 미국의 **'버팔로'라는 지명은** 버팔로 소가 암염을 찾아 오가는 길에서 유래됐으며, 고비사막의 쌍봉낙타는 사막의 소금물을 먹고 생존한다.

동물뿐만 아니라 식물도 그렇다. 소금기인 염성鹽性이 많이 있는 식물은 민들레 등이며 나무는 광나무(槙木, 정목), 박달나무, 잣나무, 대나무, 소나무, 주목朱木, 구상나무 등이 있으며 수명이 길고 죽은 뒤에도 좀처럼 썩지 않는다.

이 중에 대표적인 나무가 주목朱木과 구상나무이다. 주목이나 **한국특산식물로 한국에만 서식하는 구상나무**(Abies Koreana Wilson)는 소금기가 많은 소나무과 또는 잣나무과에 속하며, 다른 나무에 비해 큰데다 수명이 길고 나무나 열매가 암을 치료하는 약재로 사용되기도 한다. **구상나무는 주목과 함께 살아 천 년, 죽어 천 년으로 한 번 태어나면 땅 위에서 2천 년간 존재하며 죽어서도 쉽게 썩지 않는다.**

이런 동식물과 소금기에서 **미네랄이 균형 있게 함유된 소금을 몸**이 원하는 대로 섭취해야 구상나무처럼 건강하게 장수할 수 있음을 알 수 있다.

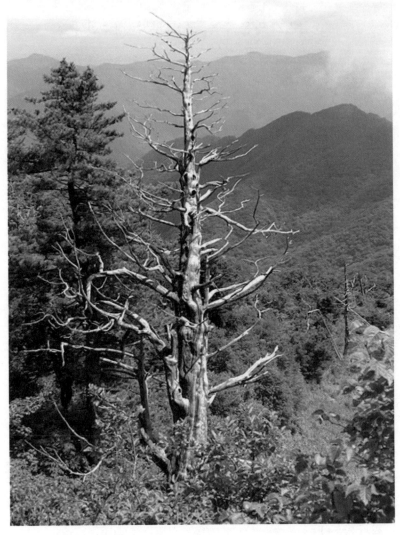

그림 8-6 덕유산의 구상나무

소금의 진실과 건강

제9장

지구환경의 변화와
소금 정책

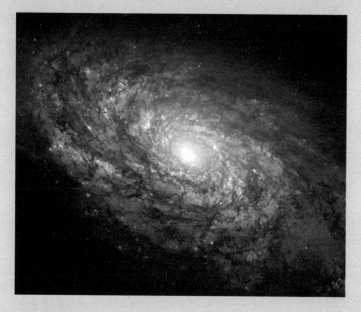

나선형 우리 은하

제1절 지구환경의 변화

우리의 나선형 은하에서 138억 년 전 어마하게 큰 얼음덩어리에서 불기둥이 솟구쳐 태양, 별들이 탄생하는데 그중의 하나가 지구이다. 약 45억 년 전이다.

지구가 생겨난 후 현생 인류의 기원이라 할 수 있는 사람 모양을 한 인류가 처음으로 등장한 시기는 약 390만 년 전이며, **인간답게 농경하며 정착 생활을 한 현재 우리의 조상이 등장한 건 약 1만 년 전이다.**

지구를 포함한 우주는 계속 팽창하고 있으며 언젠가는 폭발해 없어진다. 또한 이산화탄소, 메탄가스 등으로 인한 지구 자체의 온난화도 점점 더 빠르게 진행되고 있어 앞으로 지구의 온도는 계속 상승할 수밖에 없다. 여기에 지구가 생성되어 소멸할 때까지 과정을 유추해보면 현재 반 이상을 지난 시점이다. **지구도, 인류도 지나온 시간보다 앞으로 남은 시간이 더 짧다는 것을 알 수 있다. 지구에 인류가 인간답게 살 수 있는 기간이 지구의 나이 45억 년에 비하면 점 하나에 불과하다.**

지구 자체의 소멸과정과 지구온난화로 지구의 온도는 상승할 수밖에 없으며 여기에 대응하기 위해서는 미네랄이 풍부한 소금이 절실하다.

이 장에서는 이와 관련된 서양과 한국 고대의 우주론을 통해 이를 알아보고 소금 정책 방향을 제시한다.

1. 지구의 생성과 소멸

1) 마이클 터너가 본 지구와 인류의 미래

미국의 우주학자 마이클 터너(Michael S. Turner)는 우주의 생성과 소멸을 연구하던 중 지구에 인간이 살 수 있는 시간이 한순간에 불과하다는 것을 느꼈다. 우주는 계속 팽창하므로 우주의 평균밀도는 점점 낮아질 수밖에 없다. 지금, 이 순간이 우주의 평균밀도와 암흑에너지(dark energy)의 밀도가 비슷한 시기로 지구에 사람이 살 수 있는 환경이라는 것이다. 시간이 지나면 우주의 평균밀도는 점점 더 낮아지고 지구는 폭발해 사라진다.

마이클 터너가 이 연구를 하고 있을 때 미국에서 노르웨이 릴레함메르에서 개최 예정인 동계올림픽 피겨스케이팅 대표선수 선발전이 있었다. 미국에서 1등이던 낸시 캐리건 선수가 2등을 한 선수의 애인한테 다리를 맞아 출전할 수 없게 되었다는 언론 보도가 있었다. **언론 보도의 제목으로 낸시 캐리건이 하는 말을 인용해 "왜 하필 나야!, 왜 지금, 이 순간이야!"였다.** 릴레함메르 동계올림픽이 끝나고 나서 이런 일이 일어나지 않고 선수선발전 바로 직전에 왜 하필이면 나를 때렸는가! 라는 낸시 캐리건의 하소연이다.

마이클 터너는 지구에 인류가 살 수 있는 기간도 바로 이와 같다고 느꼈다. 바로 이 순간뿐이라는 것이다. 마이클 터너는 우주의 평균밀도를 0.27, 암흑에너지의 밀도를 0.73으로 계산하고 현재보다 차이가 더 벌어지면 지구에 인간이 살 수 없다고 봤다.

2) 한국의 천부경으로 본 지구, 우주의 일생

마이클 터너 관련 보도가 있을 때 필자는 한국 상고사를 오랫동안 연구하고 있었다. 약 9천 년 전에 나온 천부경天符經 등 한국 상고사의 자료를 보면 지구뿐만 아니라 우주의 생성과 소멸에 대해 구체적인 단계별 연도까지 계산할 수 있다. 너무 자세해서 반신반의하던 중에 마이클 터너 관련 보도를 보고 다시 적극적으로 고대사를 연구했다.

한편 이 무렵 미국 나사의 **우주 탐사선 보이저호가** 달, 화성, 목성 등을 지나 나선형 우리 은하계를 벗어날 때까지의 동영상을 보았는데 한국 고대사에서 언급된 내용과 유사했다.

지구가 속하는 나선형 은하계에서 태양계가 생긴 이후 시간상으로 현재의 위치를 한국 상고사의 천부경天符經에 언급된 개념으로 추적해보자.

천부경은 9,000년 전 환국桓國에서 구전되어오다 약 6,000년 전 배달국의 1대 환웅(BC 3897년)이 신지神志, 혁덕赫德에게 명하여 녹도문鹿圖文으로 기록하게 하였다. 뒤에 신라 때 고운孤雲 최치원崔致遠이 신지의 전서로 새겨진 천부경의 옛 비석을 보고 한자로 옮겨 세상에 전해지게 되었다.[1] 천부경의 원문은 총 81자로 다음과 같다.

(제1편 무종無終 24자)

일시무시일 석삼극 무진본 一始無始一 析三極 無盡本

---

1. 계연수, 「환단고기」, 고동영 옮김. 한뿌리, 2006, p.193.

소금의 진실과 건강

천일일 지일이 인일삼 天一一 地一二 人一三
일적십거 一積十鉅

(제2편 개천開天 36자)
무궤화삼 無匱化三
천이삼 지이삼 인이삼 天二三 地二三 人二三
운삼사성환오칠 일묘연만왕만래용 運三四成環五七 一妙衍萬往萬
來用

(제3편 무시無始 21자)
변부동본 본심본 태양앙명 變不動本 本心本 太陽昻明
인중천지일 일종무종일 人中天地一 一終無終一

   우주는 시작이 없는 하나로부터 시작되었으며, 하나가 셋이 되어 무한이 변화하는데 천지인天地人으로 하늘, 땅, 사람이 되었다. 그 후 하늘이 또 셋이 되고, 땅이 셋이 되고, 사람이 셋으로 나누어져 아홉이 된다.
   시작이 없는 하나의 내부에서 셋이 생성되는데 이것이 제1편의 **석삼극析三極**이고 천지인의 **삼태극三太極**이며 모든 만물의 근본으로 천변만화를 일으키는 씨앗이다.

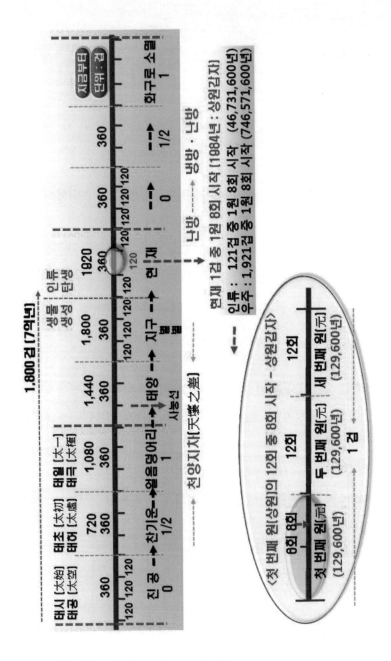

표 9-1 천부경을 기본으로 한 우주의 생성과 소멸 과정

소금의 진실과 건강

표 9-1과 같이 우주가 탄생해서 소멸할 때까지 크게 세 단계로 구분되고 이 셋이 각각 또 셋으로 나누어져 3이 9가 되고 한 번 더 나누어져 27이 되고 또 나누어져 81이 된다. **석삼극의 변화다.**

천부경의 81자도 위와 같은 3의 변화이기도 하며, 음과 양이 형성되기 이전의 일시무시일이나 일종무종일의 시공時空이 없는 상태 등을 의미하기도 한다.

봄이 오면 꽃잎이 3개인 목련 등이 피어나고 이어서 4개 잎인 개나리, 5개 잎인 진달래, 벚꽃, 무궁화 등이 핀다. 여름에는 더 많은 꽃잎이 있는 장미꽃 등이 피고 가을에는 수많은 꽃잎이 있는 국화 등이 피어 절정을 이루다 겨울에 모두 사라진다.

3에서 시작해 여름이 가고 가을이 되면서 천변만화하는 석삼극이 되고 1년 4계절은 지구 일생의 축소판이다.

특히 목련꽃은 꽃망울 1개가 바깥에 3잎, 가운데 3잎, 안쪽에 3잎 순으로 피어나 9잎이 된다. 꽃망울 1개가 9가 되는 우주 생성의 원리인 석삼극의 변화이고 표 9-1의 기본과 같다. 꽃잎 하나에도 우주의 원리가 담겨 있다.

3) 우주의 생성과 소멸

우주가 생성되어 소멸할 때까지의 기간에서 현재의 위치를 보면 중간 지점에서 약 300겁(劫, Kalpa)이 지났으며, 지구가 생긴 이후 121겁이 흘러가는 중이다.

구체적으로는 표 9-1과 같이 1984년이 인류가 태어나 120겁劫이 지나고 121겁劫이 시작해 1겁의 삼원三元 중에 첫 번째 원의 12회 중 8회를 시작하는 첫해로 이를 **상원갑자上元甲子**라 했다.[2] 물론 1겁을 몇 년으로 보느냐에 따라 (이 책에서는 1겁劫은 3원元, 1원은 12회會, 1회는 10,800년으로 보아 1겁을 388,800년으로 계산) 구체적인 숫자는 달라지나 중요한 것은 숫자보다 개념을 알 수 있다는 것이다. **지구가 속해있는 우주가 생성과 소멸의 과정에서 반 이상을 지났다는 것이다.**

미국 등에서 우주선을 통한 많은 자료를 수집해 연구해도 이렇게 구체적으로 제시하지는 못하고 있다. 그런데도 우리 조상은 9천 년 전에 우주, 지구 등의 생성과 소멸 과정을 구체적으로 숫자로 계산까지 할 수 있는 우주, 인간에 대한 철학을 갖고 있었다.

9천 년 전 우리 조상의 지혜가 내 손안에 스며들 때 그 감동이 어떠했겠는가! 조상의 지혜에 놀라고 신기해 방바닥에 엎드려 선조를 생각하고 눈물을 흘리면서 수 없이 큰절을 했다.

여기서 한국 상고시대의 천부경을 언급하는 이유는 다음과 같다.

첫째, **지구에 인간이 인간답게 살 수 있는 기간이 지나온 세월보다 앞으로 남은 시간이 더 짧다.**

둘째, 앞으로 지구가 소멸할 때는 지구의 온도가 올라가 열기로 폭발하는 등 **세월이 지날수록 무더위로 살기가 어려워진다.** 예를 들면 앞으로는 난방보다 냉방이 훨씬 더 필요하다.

셋째, 지구온난화가 점점 심해지는 가운데 조금이라도 건강하게 살려면 미네랄이 풍부한 소금이 절실하기 때문이다.

---

2. 인산 김일훈, 「신약神藥」, p.394.

2. 온난화에 따른 지구환경의 변화

산업혁명 이후 지구의 온도는 계속 상승해왔다. 과거 100여 년에 걸쳐 올라갔던 지구의 온도가 요즘은 몇십 년 만에 상승하는 등 그 속도가 점점 더 빨라지고 있다. 한국도 지난 30년 동안 평균 기온이 0.9℃ 상승했다고 한다.

지구의 중위도 지역의 농지가 사막화되고 한국처럼 온대지역이 아열대성 기후로 변화하고 있어 식물의 분포가 달라지고 바다에 사는 어류의 종류도 달라지고 있다. 제주도 한라산에 서식하는 구상나무가 현재 더위를 못 견디고 수없이 쓰러져가고 있다. 바다의 어류나 식물은 종이 없어지는 등 심각한 변화를 겪는데도 냉난방하고 지내는 인간은 그에 비해 심각하게 받아들이지 못하고 있다.

1) 2050년대 지구온난화와 인류의 위기

기후변화 전문가들은 **2050년대에는 현재의 생활환경을 유지하기 힘들 것이라고 경고**한다. 그때는 인간도 한라산의 구상나무나 바다의 어류들처럼 단명하거나 조상 대대로 살아온 터전이나 나라를 등지고 떠날 날이 머지않을 것이다. 현재도 **동남아의 메콩강 주위에는** 강물이 늘어나 농사짓기 힘들어서 고향을 떠나는 **기후환경 난민이 많이 발생**하고 있다고 한다.

지구의 온도가 올라가면 물리적으로는 온대가 아열대로 바뀌고, 북극의 빙하가 녹아 해수면이 올라가 많은 해안지역이 물에 잠겨 일부 나라는 국토가 없어지게 되는 등 지구의 모양이 달라질 것이다.

2) 지구온난화와 소금

여기서는 지구온난화에 따른 물리적인 현상은 제외하고 인체와 소금 관련 사항들만 살펴본다.

첫째, 지구온난화가 되면 탈수로 인한 온열질환자가 점점 증가하게 될 것이다. 현재도 여름철에 탈수와 온열질환으로 인한 사망자가 증가추세에 있는데 이런 현상이 훨씬 더 심각해질 것이다.

둘째, 지구의 온도가 올라가면 코로나19와 같은 바이러스가 창궐하게 된다. 바이러스뿐만 아니라 박테리아 등 갖가지 미생물과 벌레가 기승을 부려 각종 전염병이 만연하게 된다. 지구가 생성될 때 맨 처음 탄생한 생명체가 바이러스, 곰팡이 종류이며 이들은 지구의 마지막 순간까지 남아 있을 생명체들이다.

특히 바이러스는 수명이 몇억 년으로 묘지에 있는 인골, 땅속이나 생명체 등에 잠들어 있어 지구의 온도가 올라가면 잠에서 깨어날 것이다. 앞으로 코로나19보다 강한 바이러스 등의 세상이 되어 질병이 만연할 것이다. 현재도 코로나가 완화되기 시작하면서 원숭이두창이 세계저으로 확대되기 시작했다. 앞으로는 바이러스 등 이들과 함께 살수 밖에 없는 환경이 될 것이다.

셋째, 공해물질의 배출로 공기, 물의 질이 떨어지고 식재료에 함유된 중금속 중독이 심해질 수밖에 없다. **인체에 축적된 중금속으로 인한 질병이 많아질 것이나 현재의 의학으로는 배출시키는 방법이 없다.**

넷째, 지구의 엔트로피는 계속 증가한다는 것이 열역학의 법칙이며 지구온난화로 엔트로피의 증가 속도가 더 빨라지게 된다. 지구도, 세상만사도 시간이 갈수록 더 복잡한 방향으로 진행되므로 정신적, 정서적으로 현재보다 점점 더 불안정해 화를 잘 내는 등 힘들어진다.

이에 따라 **우리 몸에 필요한 소금기의 섭취도 현재 서구의 순소금(염화소듐 NaCl) 따로, 미네랄 따로 먹는 추세가 증가하게 될 것이다.**

다섯째, 지구의 역사를 보면 동물의 수명은 지구의 온도와 관계가 깊다. 온난화가 심해지면 거대한 동물부터 작은 동물 순으로 종種이 사라진다. 공룡이 지구에서 사라진 것처럼 앞으로 코끼리, 소, 말, 멧돼지 등의 순이며 이어서 인간의 차례다.

앞으로 지구온난화에 대응하려면 미네랄이 풍부한 갯벌을 잘 관리하고 천일염, 죽염을 섭취해야 조금이라도 더 건강해질 수 있을 것이다. **이런 환경에 대응하고 한국에 많은 천일염, 죽염을 잘 보존하여 섭취할 수 있도록 소금 정책의 방향이 전환되어야 한다.**

크게 보면 지구온난화 대응 방안과 소금 정책이 맥을 같이해야 한다. 온열질환자가 늘고 바이러스가 창궐하면 우선 산성 체질보다 알칼리성 체질이 면역력이 더 강하다. 따라서 음식 백신인 질 좋은 소금의 섭취가 더 절실해지고, 이를 세계로 확대해야 한국인뿐만 아니라 인류가 조금이라도 더 건강해질 수 있다.

제2절　소금 정책의 변화

　인류의 생존과 문화는 고대부터 소금과 함께해왔다. 물과 소금을 구하
기 쉬운 지역에 정착해 문명이 시작되었고 소금은 생명 유지를 위한 필
수품으로 누구나 자연에서 자연스럽게 채취해 사용했다.

　그러던 백성의 필수품인 소금이 고대사회가 국가의 형태를 갖추고 전
쟁이 일어나면서 재정을 마련하는 수단으로 소금 전매가 시작된다. 이
러한 추세는 동서양이 유사했다. **국가의 소금 전매에 따라 백성이 소금
으로 눈물을 흘리면 그 결과는 대부분이 좋지 않았다는 것은 고대부터
최근세까지의 역사가 말해주고 있다.**

　동아시아 고대사를 보면 BC 2333년 단군조선이 건국되고 약 100여
년 후에 하夏 나라가, 그 후 약 1,500여 년이 지난 BC 770년에 춘추春
秋시대가 시작된다. 춘추시대가 시작될 때까지 동아시아에서 소금은 호
수염(호염), 암염, 염정, 자염 등 자연에서 자연스럽게 섭취할 수 있는
필수품으로 나라에서 크게 관여하는 상품이 아니었다. 고대사에서 춘추
시대가 시작되기 전까지 소금과 관련해 나라에서 독점하여 생산, 판매
하는 등 전매한 기록이 지금까지 발견되지 않았다.

　서양의 소금과 관련한 수요와 공급, 정책 등에 대해서는 제3장(소금시
장의 큰 물결과 백색 소금의 확산)에서 다루었기 때문에 여기서는 한국,
중국 등 동아시아의 소금 정책을 알아본다.

1. 중국의 소금 정책

1) 춘추시대 제나라에서 소금전매 시작

나라에서 소금을 관리하는 전매제는 춘추시대 초기 제齊나라에서 시작된다. 발해만에 접해 있는 연燕 나라를 사이에 두고 연나라의 남쪽 산동 반도는 제나라이며 북쪽은 단군조선이 있었다.

제나라에는 춘추오패春秋五霸의 반열에 기여하고, 친구인 포숙鮑叔과 신뢰 관계로 잘 알려진 관포지교의 관중管仲이 있었다. 제나라 제15대 군주인 환공桓公 (BC 685년에 등극)은 관중을 재상宰相으로 등용한다.

환공이 관중에게 부국강병책을 물었다. 이에 관중은 주나라의 무왕武王이 창고에 곡식을 비축한 후에 가격이 오르자 이를 팔아 재정을 확보하고 군역을 면제해주고 백성이 세금을 내지 않게 해주었다고 대답했다. **또한 관중은 가축, 사람에게 세금을 부과할 것이 아니라 소금에 염업세를 징수하는 방법을 권했다.**

이에 대한 관중이 환공에게 대답한 '관자' 지수地數 편을 보자.

초나라에는 여한汝漢의 금이 있고, 제나라에는 거전渠展의 염鹽이 있으며, 연나라에는 요동의 자煮가 있다. 위의 세 가지는 무왕지수武王之數이다.[3]

관중은 제나라의 소금鹽에 세금을 부과하는 것이 부국강병을 위한

---

3. 『관자』 권23 지수(地數) : 管子對曰, 夫楚有汝漢之金, 齊有渠展之鹽, 燕有遼東之煮, 此三者, 亦可以當武王之數.

대책으로 꼽았다. 관중이 백성의 자유로운 소금 생산을 금지하고 국가가 전매하는 정책을 권하고 환공이 이를 시행한 것이다. 이렇게 해서 춘추시대 제나라가 동아시아 역사상 최초로 소금 전매를 시행한 국가가 된다.

관중이 환공에게 대답한 내용을 구체적으로 보면, **소금을 제나라에서는 염염鹽이라 하고 연나라에서는 자염煮라 했다는 것으로 보아,** 당시 제나라와 연나라의 소금 생산방법이 달랐음을 알 수 있다. 제나라에서는 황하강으로 연결되는 회북淮北 등 육지의 강가에서 소금을 주로 생산하고, 연나라는 발해만의 바닷물을 가마솥에 넣고 끓여서 만든 자염煮鹽을 생산했다.

이는 발해만 북쪽에 연나라와 국경을 접한 고조선에서도 당시에 자염을 생산했음을 유추할 수 있는 근거가 된다. 그런데도 배달국, 환국은 물론 고조선이 지속된 2,096년간의 역사에서 소금을 나라에서 전매했다는 기록을 발견하지 못했다. 같은 대륙에 있는 나라 간에도 나라의 근간이 달랐으며, 한국은 고대에서부터 홍익인간의 정신이 지속되었음을 알 수 있다.

2) 한 무제의 소금 전매

춘추시대 제나라에서 시작된 소금의 전매정책은 그 후 여러 나라로 확대되지는 않았다. **소금 전매정책이 부활한 것은 그 후 약 650여 년이 지난 한漢나라 7대 황제 무제武帝 때이다.**

한나라는 고조高祖 때부터 중원의 북쪽에 있는 흉노와의 전쟁으로 경제 등 어려움을 겪고 있었다. 고조가 흉노를 정벌하러 갔다가 오히려 패

배해 굴욕적인 화친을 맺고 조공을 바치는 등 흉노의 위협은 계속된다. 무제는 즉위 이후부터 흉노와 계속 전쟁을 벌이고 고조선에서 갈라져 나간 북부여도 쳐들어갔으나 패배하는 등 전쟁으로 인한 재정은 더욱 어려워졌다.

많은 전쟁으로 부족한 재정을 충당하기 위해 상홍양桑弘羊 등의 경제 관료가 소금鹽과 철鐵을 나라에서 관리할 것을 무제에게 건의해 각 지역에 염관鹽官과 철관鐵官을 두어 소금, 철에 대한 생산과 판매를 장악하는 전매정책을 시행했다.

무제의 이런 전매정책에 대해 백성과 유학자의 반대가 지속되었다. 무제의 아들인 소제昭帝는 즉위 6년에(기원전 81년) 소금과 철의 전매제도로 인한 백성의 어려움을 들어 전매제도를 개선하기 위한 '**염철鹽鐵회의**'를 열라고 지시했다. 이 회의는 찬반의 오랜 논의가 있었으며, 핵심은 흉노, 북부여 등 북방 민족과의 전쟁에 필요한 재정을 조달하기 위해 소금, 철, 술 등에 대한 전매가 필요하나 전매를 계속하면 백성이 힘들어하기 때문에 결론이 쉽게 나지 않았다. **회의 결과 술과 철의 전매제는 일부 수정되었으나 소금 전매는 크게 바뀌지 않고 지속되었다.**

이 회의 내용을 후대에 환관桓寬이라는 유학자가 정리한 것이 역사에서 유명한 '염철론鹽鐵論'이다.

이와 같은 **소금 전매정책은 후한 이후에 잠시 중지되었다가 당나라, 송나라, 원나라로 이어지는 등 크게 보면 최근세까지 지속된다.** 다만 소금의 생산과 판매 중에서 정부가 일부 또는 모두를 관장하는 등 당시의 여건에 따라 범위에 차이가 있을 뿐이다.

3) 당나라의 소금 전매제도

당나라는 안녹산의 난으로 재정이 어려워지자 재상 유안劉晏이 나서서 직접 소금과 곡물 운송을 감독했다. 이때의 소금 전매는 그 전과는 다르게 재정도 확보하고 백성에게 소금의 공급을 원활하게 하는 수단이었다. 소금 생산지에서 먼 곳에 소금을 운반, 저장해 두었다가 가격이 오르면 낮춰 판매하여 재정도 확보하고 소금공급도 원활하게 하는 제도였다.

4) 송나라의 소금 간접전매제도

소금 전매가 송나라로 오면서 나라의 직접 전매에서 간접 전매로 바뀐다. 나라에서는 지침을 정해 감독을 하고 생산, 유통, 판매는 나라에서 허가해준 상인이 했다. 이를 **관독상판官督商辦**이라 하며 나라는 감독하고 상인이 판매하는 것으로 소금을 판매하려면 관청에서 소금 판매허가증인 염인鹽引을 받아야 하고 상인이 소금과 관련된 세금을 낸다.

이를 염인법鹽引法이라 하며 이후 원나라로 이어지는 등 중국 소금 정책의 근간이 된다.

소금의 진실과 건강

2. 대한민국 이전의 소금 정책

서기 900년대 초에 중국에는 당나라가 멸망하고 960년에 송나라가 건국한다. 이 무렵 한국에는 서기 918년에 고려가 건국된다. 고려와 송나라가 건국되기 전까지 고구려, 신라, 백제의 소금 정책은 역사에 언급된 내용이 없어 유추할 수밖에 없다. **삼국사기에 언급된 고구려와 신라의 소금 관련 사항을 보자.**

1) 고구려 미천왕은 한 때 소금 장사를 했다

고구려의 14대 봉상왕이 **15대 미천왕美川王(300년~331년)**의 아버지인 동생, 돌고가 정권에 탐을 내는 등 딴 마음을 갖고 있다고 의심한 나머지 아우 돌고를 죽였다. **돌고의 아들 을불乙弗(后에 미천왕이 됨)은 화를 입을까 두려워 도망쳤다.**

도망가서 머슴살이 1년을 하고 그 집을 나와 **압록강을 따라 동촌東村 사람 재모再牟와 함께 소금 장사(판염 販鹽)를 했다.** 이때 을불은 모습이 여위고 옷이 남루해 사람들이 그를 왕손인 줄 알지 못했다고 한다. 이와 관련한 삼국사기의 기록은 아래와 같다.

동촌 사람 재모와 더불어 소금 장사를 하며 배를 타고 압록강에 이르러 소금을 강동江東 사수촌思收村 사람의 집에 두고 머물러 있게 되었다.

그런데 그 집 노파가 소금을 달라고 청하므로 한 말쯤 주었으나 다시 청하므로 주지 않았더니, 그 노파는 원한을 품고 몰래 자기 신을 소금 가마니 속에 감추어 두었다.

을불은 이를 알지 못하고 소금 짐을 지고 길을 떠났는데, 노파는 쫓아와서 그에게 신발을 훔쳐 갔다고 압록재(鴨淥宰: 원님)에게 무고하였다. 압록재는 신발의 값으로 소금을 빼앗아 노파에게 주고 태형을 가한 다음 놓아 보냈다.

이때 그의 모습은 여위고 옷은 남루하여 사람들은 그를 보아도 그가 왕손인 줄을 알지 못하였다.

이 무렵 국상國相 인 창조리倉助利가 14대 봉상왕을 폐하려고 계획하고 왕손인 을불을 찾게 했다. 을불을 찾은 후 봉상왕을 별실에 가두고 을불을 왕위에 오르게 했으며, 이 을불이 15대 미천왕이다.

삼국사기의 이런 내용으로 볼 때 고구려시대에 소금을 나라에서 전매하는 등 관리했다면 미천왕이 왕이 되기 전에 소금 장사를 할 수 없었을 것이다. **이로 미루어 볼 때 고구려에서는 소금을 전매하지 않았다는 것을 유추할 수 있다.**

2) 신라에서는 소금 창고가 울었다

신라 40대 애장왕哀莊王은 소금 창고가 울고 나서 숙부한테 시해되었다. 애장왕은 13세에(800년)에 즉위했는데 어렸기 때문에 왕의 숙부이면서 병부령兵部令으로 있던 언승彦昇이 섭정했다. 애장왕은 즉위 3년인 802년에 합천 해인사를 창건했다.

애장왕이 즉위하고 10년이 된 해인 서기 809년 6월에 있었던 삼국사기의 기록은 다음과 같다.

서형산성(西兄山城, 경주)의 소금 창고(鹽庫 염고)가 우는데 그 소리가

소 울음소리와 같았고, 벽사碧寺의 두꺼비들이 뱀을 잡아먹었다.[4]

이 일이 있고 나서 한 달 후 7월에 왕의 숙부 언승은 군사를 거느리고 궁내에 들어가 난을 일으켜 애장왕을 시해하였다. 애장왕은 어린 나이에 왕위에 올라 약 10년간 숙부의 섭정에 따라 왕 노릇을 한 후 숙부한테 죽고, 숙부인 언승은 41대 현덕왕이 되었다.

소금 창고가 울고 나서 왕이 시해된 것으로 보아 **소금이 눈물을 흘리면 좋지 못한 일이 일어난다는 것을 암시하고 있다.**

위의 기록으로 볼 때 신라시대에도 소금 창고가 있었으나 나라에서 전매했다는 기록은 없다. 이 소금 창고는 구황염救荒鹽을 보관하는 창고일 가능성이 크다. 옛날에 가뭄이 들고 먹을 곡식이 없어 초근목피할 수밖에 없는데 초근목피도 소금이 있어야 가능하므로 가뭄에 소금은 생명과 같았다. 가뭄에 대비해 나라에서 백성에게 나누어 줄 최소한의 소금을 비축한 것이 구황염이었다.

한국 고대사에서 소금 전매의 기록을 찾지 못했으며, 삼국사기의 고구려, 신라의 두 가지 사례로 미루어 볼 때 **소금의 전매는 삼국시대까지는 없었으며 고려시대에 처음으로 시작된다.**

3) 고려 충선왕 때 처음으로 소금 전매제도 시행

고려 태조가 918년에 개국하기 직전 후고구려와 후백제의 금성(현재

---

4. 김부식, 『삼국사기』, 김종권 역, 명문당, 1995, 권 제10 신라본기 제10 : 夏六月, 西兄山城 鹽庫嗚, 聲如牛, 碧寺蝦蟆食蛇.

나주)을 공격했으며, 소금 산지인 금성에서 막대한 재정적 이득을 얻었다는 기록이 있다. 또한 고려를 개국할 당시에 소금으로 생긴 이득이 경제적 기반이 되었다는 기록도 있다. 이런 정황으로 보면 고려는 개국 초기부터 소금에 세금을 부과하거나 어떤 형태로든지 정부가 관여했음을 유추할 수 있다. 다만 명확한 기록이 없거나 못 찾을 뿐이다.

고려가 개국하고 130여 년이 지난 11대 문종 때(1046년~1083년) 도염원都鹽院을 두어 염분鹽盆관리와 염세鹽稅를 징수했다는 기록이 있다. 이때부터는 소금의 전매는 아니더라도 소금에 세금을 부과했음을 알 수 있다.

고려 후기로 가면서 소금에 대한 세금, 전매가 본격 시행되고 정착된다. 25대 충렬왕은 24대 원종의 장남으로 세자 시절 1274년에 원나라인 몽골 쿠빌라이의 공주와 결혼하게 되는데 그 해 원종이 사망하자 왕위를 계승해 충렬왕이 된다. 쿠빌라이는 1271년 몽골을 장악하고 국호를 원元이라 했으며, 1279년에는 남송 정벌에 성공해 중국을 통일하는 몽골의 전성기였다.

25대 충렬왕 14년부터 원나라의 소금 제도를 고려에 적용해 소금 정책을 적극적으로 시작한다. **충렬왕 18년(1292년)에는 소금을 많이 생산한 전라, 충청, 경상의 3도에 염세별감鹽稅別監을 파견해 소금에 세금을 징수했다.**

충렬왕과 제국대장공주의 아들이 26대 충선왕으로 원나라가 어머니의 나라가 된 것이다. 충선왕은 세자 시절에도, 왕이 된 후에도 원나라에서 몇 년을 보낸다. 원나라는 충선왕을 잘 알다 보니 원나라의 지배가 심해져 재정이 극도로 어려워졌다.

26대 충선왕은 재정이 어려워져 복위 원년인 1309년 2월에 한국 역사에서 처음으로 소금 전매법인 각염법権鹽法을 시행했다. 각염법은 소금을 생산하는 소금가마(소금을 굽는 솥)를 국고로 귀속시켜 국가에서 관리하는 것이다. 당시 원나라는 소금세가 국가 재정의 3분의 2를 차지했는데, 충선왕은 고려에서도 원나라처럼 하려는 뜻이 있었던 것 같다.

각염법의 시행 이후 소금을 구하기 위한 백성들의 고통은 세월이 흐를수록 참담했고, 백성이 먼저 국가에 옷감인 베를 바치고 소금은 나중에 받는데 국가에서 소금을 제때 주지 않았다. 이런 폐단은 공민왕 때는 극에 달했다. 백성이 국가에 베를 먼저 바치고도 10년 동안 소금을 못 받고 있다고 고려의 최고 행정기관인 문하부門下府에서 공민왕께 보고한다.

소금이 전매로 밀매가 성행해 백성들의 눈물이 되고 생활필수품인 소금에 임금과 백성이 목메어 있는 형국이었다. **소금의 폐단이 심해질수록 고려의 하늘은 석양이 깊어가고 있었다.**

4) 조선 태조의 소금 정책

조선이 건국된 이후에도 재정이 어려울 때 소금의 관리와 세금은 왕에 따라 다소 차이는 있었으나 큰 틀에서는 바뀌지 않았다.

조선을 건국한 태조가 1392년에 국정운영의 방침을 정한 즉위교서를 발표했는데 이 중의 하나가 고려 왕조가 소금의 전매를 했던 각염법을 폐지한다는 것이다. 그러나 시행된 내용을 살펴보면 국가에서 소금을 관리하되 고려시대의 폐단을 줄이고 사염私鹽을 생산할 수 있게 한데 의미가 있으며, 큰 틀에서는 국가가 소금을 관리하는 것이다.

나라가 소금에서 손을 떼는 것이 이렇게 어려웠다.

제도 개선의 핵심은 바닷가의 주군에 염장鹽場을 설치해 관에서 소금을 굽고, 소금 가격에 따라 값을 계산하여 백성에게 소금을 먼저 준 다음 소금 가격을 나중에 쌀이나 베로 내게 한 것이다. 고려 말에 비하면 많이 개선되었으나 국가에서 소금을 관리하는 체제는 비슷했다. 또한 관에서 염장을 설치해 소금을 생산하나 이 제도가 사염을 제재하려는 것은 아니라는 점이다. 이에 따라 소금가마(솥)의 숫자가 고려 후기에 비해 조선 전기에 약 2배가 증가했으며 생산된 모든 소금에 세금을 부과하기 위해 나라에서 소금가마 숫자를 파악했다.

5) 세종의 의염색 설치

의창義倉을 돕는다는 명분으로 세종 27년(1445년) 8월에 '의염색義鹽色'이라는 특별한 관청을 설치했다가 일 년도 안 돼 문을 닫았다. 의창은 백성에게 춘궁기인 봄철에 곡식을 빌려주고 가을에 이자를 붙여 받아들이는 제도로 곡식을 보관하는 창고다. **의염색은 국가가 소금을 생산, 판매한 이익으로 의창의 손실분을 보충한다는 것이다.**

세종 19년(1437년)에 의염색 설치에 대한 논의가 시작되어 8년 후인 세종 27년에 설치하고 그해 가을 시험을 했다. 의염색의 운영으로 이익을 얻을 수는 있었으나 시간이 지나면서 폐단이 나타났다. 의염색의 관리자들은 민간의 소금가마를 회수하거나 사적인 소금 판매를 금지하고 관에서 독점하기도 했다. 이에 따라 소금을 구하기가 전보다 더 힘들어지고 폐단이 많아 의염색을 폐지했다.

의염색을 설치하게 된 배경은 처음에 좌의정 신개가 사염私鹽을 금지하고 소금의 전매를 주장했고 이를 공조참판 권맹손이 거들고 한참 후에는 세자가 가세했다.

이를 두고 **영의정 황희는 백성을 구휼하기 위해 재정상 필요한 소금인 의염義鹽이 변하여 이염利鹽이 되었다고 한탄했다.** 세종대왕도 의염색에 대한 논의를 요구하고 나서 의염색이 변질해 고려 말의 상황이 재현될까 우려했었다.

6) 임진왜란으로 의염색이 염철사로 부활

임진왜란이 일어나자 세종 때의 의염색 義鹽色과 유사한 염철사 鹽鐵使 제도가 150여 년 만에 부활한다. 임진왜란 당시에 백성들은 소금이 없어 초근목피도 어려워 죽어가고, 명나라에 군대가 오더라도 이들에게 줄 식량이 부족한 상황이 되었다.

영의정 류성룡은 난국을 해결하는 방안으로 소금(鹽, 염)과 철鐵을 정부가 관리해야 하며, 정부가 해변에서 소금을 구워 곡물과 교환하고 일부는 소금이 없어 죽어가는 백성에게 공급해 백성을 살릴 수 있다고 선조에게 상소했다.

염철사 제도는 류성룡이 선조에게 상소하고 주도했다. 임진왜란이 일어난 일 년 후 선조 26년(1593년)에 황해, 경기, 충청, 전라의 서해안 **소금 생산지에 염철사라는 관리를 파견해 소금의 생산과 유통을 관리하는 사실상 소금의 전매제였다.** 염철사도 세종 때의 의염색처럼 소금을 생산, 판매하는 종사관이 규정을 지키지 않아 폐단이 일어나자 다음 해

5월에 폐지됐다.

염철사 제도는 약 40년 후 병자호란이 일어나자 청나라에 바치는 공물을 마련하기 위해 부활한다.

또한 임진왜란으로 부족한 군량을 보충하기 위해 염철사를 폐지한 선조 27년(1594년)에 종전에 특산물로 세금을 내게 하던 것을 토지 1결에 쌀 2말씩 쌀로 통일해서 징수하는 **대동법大同法**을 시행했으나 일 년도 안 돼 폐지됐다.

7) 영조의 균역법 시행으로 염세가 균역청으로 이관

조선시대에는 남자 16세~60세가 병역의무 대상이었으며 현역으로 복무하지 않을 때는 그 대신에 세금을 내게 해서 현역 군인을 돕게 했다. 이와 관련한 폐단이 심해지자 중종 36년(1541년)에 현역 복무에 나가지 않을 때는 포를 바치게 하는 **군포제軍布制**가 제도화되었다.

임진왜란 후 모병제를 하면서 군역軍役을 군포 2필을 바치는 것으로 대신하게 했다. 조선 후기로 가면서 돈 있고 세력 있는 사람은 관리와 결탁해 군역을 면제받는 등 군포가 여러 폐단을 일으켰다. 영조는 이를 개선하기 위해 **1751년(영조 27년)에 균역청均役廳을 설치하고 군포 2필을 1필로 줄이는 균역법을 선포한다.** 군포를 줄임에 따라 발생된 부족한 재원은 왕족이나 궁방宮房에서 사용하던 어전세, 염분세鹽盆稅, 선세 등 바다와 관련된 해세海稅를 국고로 돌려 균역청의 수입으로 관리하도록 했다. 영조는 소금세 등 바다와 관련된 세금의 수입을 포기하면서 백성을 위해 군포의 폐단을 개선한 것이다.

그런 뜻에도 불구하고 조선 말기로 가면서 균역법과 소금 관리의 폐단은 점점 더 심각해진다. 소금에 대한 세금도 왕족이나 궁방에서 관리하다 정부로, 정부에서 궁방으로 반복을 되풀이하다가 일제 강점기에 궁방에서 탁지부(현 기획재정부)로 이관된다.

구한말 세관(당시는 해관, 海關)이 설치된 것은 1883년이며, 해안의 세관에서 징수하는 소금과 관련된 어염세 魚鹽稅와 해세 海稅 등의 세금은 왕실의 소관으로 왕실의 제정에 충당되었다.

고려 말 이후 소금 관련 정부의 정책은 제도만 다를 뿐 사실상 전매였으며 정부의 관리 정도가 다를 뿐 조선말까지 지속되었다. 조선시대 말로 가면서 염세와 소금착취를 둘러싼 폐단은 점점 심각해지다가 일제 강점기에 극에 달한다.

8) 일제 강점기의 소금 정책

일제는 소금의 생산과 판매를 정부에서 관리하려고 노력했다. 그때까지 조선의 소금세는 소금을 굽는 가마솥 또는 염정鹽井에 부과하기도 하고, 등급을 나누어 부과하기도 하고, 지방에 따라 다른 등 일정하지 못했다. 또한 소금세의 소관도 탁지부度支部, 농상공부, 궁내부宮內府 등으로 오가다를 반복하다 일제 강점기가 될 때는 궁내부 소관이었다.

일제는 1907년에 칙령으로 '염세 규정'을 반포했다. 소금을 생산하고 있거나 생산을 시작하려는 사람은 탁지부로부터 면허를 받아야 하는 사실상 허가제를 시행하고, 소금의 무게에 따라 세금을 부과했다. 또한 왕실을 약화시키고 재정수입을 늘리기 위해 궁내부 소관의 해세, 어염세 등을 나라의 재정을 담당하는 탁지부(현재 기획재정부)로 이관했다. 소금의 생산과 관리를 사실상 정부가 하고 소금에 대한 세금을 철저하게 징수하겠다는 의도였다.

이 염세 규정은 소금을 생산하는 염민鹽民의 지속적인 반대와 저항으로 1920년에 폐지된다. 염세 규정의 폐지로 그 후 약 20여 년간 소금 생산량은 약간 증가했으나 일제는 한국의 전통 자염보다는 갯벌천일염의 개발, 생산에 집중했다.

일제가 1937년에 중일전쟁, 1941년에 태평양전쟁을 일으키자 미국 등 여러 나라에서 일본에 수출하는 공산품, 소금 등을 통제했다. 소금 조달이 어려워지자 **군수용, 화학 공업용의 소금을 조달할 목적으로 한국의 소금을 독점하기 위한 염전매령을 1942년에 공포한다.** 일제 강점기 초에 재정을 늘리기 위해 1908년에 홍삼전매법을, 1921년에 연초전매령을, 약 20여 년 후인 1942년에 염전매령을 공포한다.

소금의 전매가 늦은 이유는 전통 자염을 생산하던 염업자의 반대가 심해 자염을 사염私鹽으로 하고, 천일염을 관염官鹽으로 하는 등 그 방안을 찾는 데 시간이 걸렸다. 또한 태평양전쟁 등으로 필요한 소금의 조달을 위해 한국 소금의 독점이 절실했기 때문이었다.

수천 년을 전통으로 생산해오던 미네랄이 풍부한 자염은 사라지게 되고 천일염의 전매로 생명 유지를 위한 국민의 필수품에서 재정의 수단이 되고 군수 물품으로 전환된다. 자염, 천일염도 마음대로 생산, 섭취할 수 없게 되었다.

제3절 광복 이후 대한민국의 소금 정책

광복되었다고 해서 소금 정책이 바뀌지 않았으며 일제 강점기와 같이 소금의 배급이 계속되고 전매국 염삼과鹽蔘課에서 관리했다. 천일염 생산지는 대부분이 북한의 서해안 지역에 있고 남한은 주로 자염을 생산하고 있었기 때문에 남한의 소금 생산, 공급이 절대적으로 부족한 상태였다. 이를 잘 보여주는 1947년 2월 28일자 동아일보의 기사를 보자.

남조선 2천 만 인민의 생활 유지에 필요한 물자는 그 종류에 있어서나 그 수량에 있어서나 막대한 숫자를 헤아리고 있으나 일본의 전쟁 행정책과 해방 이후 남북조선이 삼팔선으로 양단된 우에 기술의 빈곤과 시설의 퇴폐 운영의 졸열로 말미암아 물자 부족으로 대중 생활은 극도의 불안과 도탄 속에서 눈물 지우고 있다. 더구나 대용품이 없는 소금의 부족으로 장유醬油 양조기를 앞둔 가정의 불안은 심대하고 거리의 소금값은 날을 따라 오르기만 하는 것이 요즈음의 시세이매 군정 당국은 무슨 대책을 준비하고 있는가? 조선사람은 다른 민족보다 소금을 더욱 사용해 왔는 것으로 한 사람 평균 연 15근을 쓴다고 치면 약 20만 톤을 필요로 하는 이외에 어업용 공업용으로 약 10만 톤은 있어야 할 것인데 지금 생산은 겨우 관염전과 민간 염섭을 통틀어 16만 톤을 넘지 못하는 형편이므로 결국 소비량의 4할 10여만 톤은 외지염 수입에 의존할 수밖에 없이 되었다. 그러나 대중對中 무역이 부진하고 산동山東 지방의 병화兵火로 인하여 수입은 절망 상태에 있으므로 민생문제를 생각하는 군정 당국은 생산을 철저히 독려 증강하며 생산품의 시장방출을 감시하고 외지염 수입에 과단성 있는 시책이 강구되어야

할 것이 절실히 요망되어 있다.[5]

　광복 이후 소금 수요는 약 30만 톤인데 생산은 16만 톤으로 수요의 절반 수준이었다. 정부가 할 수 있는 유일한 정책이 민간의 자염 생산을 장려하고, 천일염전의 허가도 내주는 등 소금 생산을 장려하는 것이었다. 이때 삼양사三養社가 전북 고창군에 남한에서 민영으로는 가장 큰 320여 정보의 천일염전을 개발, 생산했다. 또한 충남 서산에도 천일염전의 개발이 시작됐다.
　자염의 생산을 장려하고 민간에서 천일염전을 개발해 소금을 생산해도 소금 전매법이 유지되고 있어 생산된 소금을 전매국으로 수납해야 했다. 소금 생산이 절대적으로 부족한데도 소금 생산을 자유화하지 않고 전매를 유지한 것이다.

　6.25 전쟁이 일어나 충남 서산의 천일염전 개발도 중단되는 등 천일염전의 확대는 더욱 어려웠다. 기존 자염, 천일염의 생산도 어려워 소금 부족은 전쟁 전보다 더 심해졌다.
　백성은 피난 생활에 소금까지 부족해 극심한 고통을 겪을 수밖에 없었다. **고려시대 이후 백성이 생활이 어려울 때마다 초근목피도 소금이 있어야 가능하다고 한탄했다.**

5. 유승훈, 『작지만 큰 한국사, 소금』, 푸른역사, p.213.

1. 염증산 5개년계획의 시행

6.25 전쟁이 끝나자마자 1952년에 '염증산 5개년계획'을 수립, 시행했다. 1956년까지 국유염전과 민간염전을 합해 총 1만 정보의 염전을 확보해 소금 43만 톤을 생산한다는 계획이었다. 이때 염증산 5개년계획의 추진과 북에서 내려온 피난민의 일자리 차원에서 전남 신안에 천일염전을 대대적으로 개발했다.

염증산 5개년계획은 성공했다. 5개년계획의 후반인 1955년에 35만 톤의 소금이 생산되어 자급자족을 넘어섰다. **1957년에는 10만 톤이나 과잉 생산되어 재정의 부담으로 작용하는 등 남는 소금의 처리방안이 제일 시급한 문제가 되었다.**

2. 소금의 전매제 폐지와 염관리법의 제정 - 민영화

과잉 생산된 천일염의 처리 등을 위해 1960년에 염업정비임시조치법을 발표했고, **1960년대 이후부터는 소금 증산이 아닌 천일염전을 감축해야만 했다. 고려시대부터 반복을 되풀이한 소금의 전매제가 1962년에 폐지된다.** 또한 소금 전매의 폐지를 보완하기 위해 1963년 10월에 염관리법을 제정했으며 주요 내용은

- 국유염전을 제외한 나머지 염전을 민영화하고
- 소금에 대한 품질검사를 최초로 실시하며
- 천일염 등 소금을 광물로 분류했다.

민영화 이후 시중에 유통되고 있는 소금의 품질관리 문제가 대두되어 1967년 염관리법을 개정했으며 주요 내용은 아래와 같다.

- 염전에서 염 또는 염수를 제조하고자 하는 자는 상공부장관의 허가를 받도록 하고
- 품질검사 대상을 천일염, 재제염, 가공염 등 모든 소금으로 확대하고 불합격한 소금에는 벌칙 규정을 적용했다.
- 1967년 3월 대한염업조합법을 제정하여 염업조합을 설립할 수 있도록 하고 소금의 품질검사를 조합이 하도록 했다.

3. 소금수입자유화와 구조조정

1962년 소금의 전매제가 폐지되고 20여 년이 지난 후 **한국의 소금산업은 양과 질에서 획기적인 변화가 있었다.**

1979년에 ㈜한주가 한국의 울산에서 기계염을 연간 15만 톤 생산하고, 그 후 강릉에 10만 톤 규모의 제2공장이 가동되어 총 30만 톤의 기계염을 생산해 양적으로 급격히 확대되었다. 또한 1988년에 ㈜인산가에서 세계에서 처음으로 죽염을 생산, 판매하기 시작했다.

㈜한주 기계염과 ㈜인산가의 죽염생산으로 소금의 양과 질에서 가장 풍요로운 시기를 맞이하자마자 **1990년대 초 세계적으로 거대한 수입자유화의 물결이 밀려왔다.**

예외 없는 시장개방에 대한 우루과이 라운드 협상이 막바지에 있던 1993년에 필자는 상공부(현 산업통상자원부)에서 소금 업무 등을 담당

하는 사무관으로 근무하게 되어 소금과 첫 인연을 맺게 되었다. 그 후 약 10년이 지난 2000년대 초에 과장으로 다시 소금 업무를 맡게 되는 소금과 끈질긴 인연이 지속되었다.

1) 소금의 수입자유화

소금의 수입자유화는 제2차 세계대전 이후 세계의 무역체계에 따른 농수산물 등의 협상과 궤를 같이하므로 먼저 당시 세계의 무역관련협상 추이를 보자.

제2차 세계대전 이후 미국, 영국 등 자유진영국가가 시장개방을 통한 자유무역으로 경제번영을 촉진하기 위해 1947년에 관세와 무역에 관한 협상을 위해 **가트(GATT : General Agreement of Tariff and Trade)를** 설립했다. 한국은 제2차 경제개발 5개년계획을 시작하는 해인 **1967년 4월에 72번째 회원국으로 가트에 가입했다. 가입 당시 가트 제18조 국제수지(BOP : Balance of Payment)에 의해 시장개방을 유예받았다.**

그러나 약 20년 후 1986년부터 대한민국은 국제수지가 흑자기조로 전환되기 시작하면서 수입 개방을 더 이상 미룰 수가 없게 된다. 가트는 1986년에 한국의 농산물시장의 전면 개방을 요구하기 시작했다. 1986년 9월 관세와 무역에 관한 협상위원회는 우루과이에서 농산물의 예외 없는 시장개방과 농업보조금 삭감 등을 위한 우루과이 라운드(Uruguay Round) 협상 개시를 선언했다.

1987년에 가트 국제수지위원회(GATT BOP)는 한국이 국제수지를 이유로 농산물 등 특정 산업의 보호를 위한 수입제한조치는 더 이상 정당

화될 수 없다고 언급하고 수입제한조치의 해제 일정을 제시해 주기를 요구한다.

1989년 10월 가트 국제수지위원회는 한국의 국제수지(BOP)졸업을 결정했고 1967년 가트 가입 시부터 22년간 유지해온 농산물수입제한조치를 철폐하게 된다.

1986년부터 쌀시장 등 농산물의 예외 없는 시장개방을 추진해온 우루과이 라운드가 1993년 12월에 타결되고 이에 따른 이행계획최종안을 1994년 2월까지 가트 사무국에 제출하게 된다.

이때 한국은 개도국 지위를 인정받아 쌀시장개방을 10년간 유예받는 대신에 그 외의 농산물, 소금 등은 가트 사무국에 제출한 일정에 따라 개방하게 되었다.

소금은 1994년 3월 28일 산업정책심의회에서 1997년 7월 1일부터 수입자유화하기로 결정하고 4월 가트 사무국에 제출했다. 이 일정에 따라 소금수입자유화가 1997.7.1.부터 시행되므로 1994년은 자유화에 따른 대책 마련이 시급한 상황이었다.

소금수입자유화가 국내외적으로 논의, 결정되는 1993년~1994년에 소금과 관련해 처음 겪는 많은 일이 일어났다. 천일염 생산자는 과천정부청사 앞에서 소금수입자유화에 따른 대책을 마련하라며 수시로 시위했다. 당시 국산 천일염은 톤당 약 11만 원이며 수입 천일염은 약 4만 2천 원으로 40% 이하 가격이었다. 국산 천일염에 대한 대책 없이 수입자유화가 된다면 국내 천일염전은 문을 닫아야 할 형편이니 당연하다는 생각도 들었다.

　　　　　　　　　　　　　　　　　소금의 진실과 건강

당시는 갯벌천일염의 질보다는 가격에 수요가 좌우되는 환경이었으며, **소금 생산자는 천일염 1kg 값이 40원으로 껌 한 통 값도 안 된다고 하소연했다.** 공감이 가는 이야기였다.

여기에 텔레비전 방송에서 암 환자가 죽염을 먹고 사망했다는 심층취재를 한 보도를 하자 방송을 보고 항의하는 민원이 이어졌다. 방송 내용을 자세히 살펴보면 말기 암 환자가 병원에서 더 이상 치료가 안 돼 민간요법을 찾던 중 죽염으로 암을 치료한다는 소문을 듣고 마지막으로 죽염을 복용하다 사망한 것이었다.

그런데도 소금이 마치 독약이나 원수처럼 여겨지게 되고 소금의 관리가 문제라는 등식이 성립되기 시작한다. 소금수입자유화 관련 업무도 바쁜데 시위에다 방송에서 죽염에 큰 문제가 있는 것처럼 보도되어 소금의 품질과 규격이 문제가 되기 시작했다. 그때까지만 해도 소금의 검사는 불용분 등 몇 가지에 대한 검사가 전부였으며, 소금에 함유된 중금속 등 미네랄에 대한 규격이 없었다.

겨울이 가고 봄이 와 산야에 이름 모를 수많은 꽃이 피듯 소금수입자유화가 지나가면서 유사 이래 쌓였던 수많은 일이 동시다발로 일어난 것이다. **고려 이후부터 소금 전매 등으로 나라의 통제를 받아온 소금이 자연으로 돌아가려는 아픔을 겪게 된다.**

2) 소금산업 구조조정 추진

1994년 3월 산업정책심의회에서 소금의 수입자유화를 결정할 때 소금산업의 구조조정에 대한 큰 틀도 함께 결정됐다. 주요 내용은 **1997년 7월 1일부터 소금 수입을 자유화하되 국내 소금산업의 구조조정을 위해**

수입 소금에 관세 및 수입 부담금을 부과할 수 있도록 하고, 이를 소금수입자유화 일정과 함께 1994년 4월 가트에 통보했다.

소금수입자유화에 대비한 소금산업의 구조조정추진을 뒷받침하기 위해 1995년 12월 염관리법을 전문개정 했으며 주요 내용은 다음과 같다.

- **소금수입자유화 일정에 맞춰 국내 천일염전 중 일부를 1997.7.1부터 2001.12.1.까지 폐전**하고, 폐전 비용을 지원(폐 염전의 가치 중 일부와 근로자 실직대책비 등)하되 폐전 기간 동안 수입 소금에 부담금을 부과할 수 있도록 했다. 부담금은 수입 소금 톤당 67,440원에서 매년 조금씩 낮춰 2000년에 48,550원이었다가 2001년 말에 폐지되었다.

이는 폐전 지원을 위해 염안정기금을 만들고 수입 소금 부담금을 염안정기금의 수입으로 해서 폐전을 지원하는 등 품질이 우수한 국내 천일염의 가격경쟁력을 위한 방안이었다. 당시에는 세계적으로 화학공업용, 식용 등 소금 수요가 증가하면서 호주, 멕시코 등 저가의 천일염과 암염, 기계염이 시장을 주도하고 있었다. 소금의 품질보다는 가격이 우선해 저가의 해외 수입 소금이나 기계염을 선호했다.

- 기계염, 천일염, 가공염 등 소금에 대한 제조허가제를 신고제로 전환하고
- **소금에 함유된 중금속 등의 한계치를 정한 소금품질검사 기준을 처음으로 제정하여 법으로 시행했다.**
- 재제조염再制造鹽, 가공소금 등 식용 소금의 관리기관이 산업통상자원부에서 보건복지부(식품의약품안전청)로 이관되었다. 이에 따

소금의 진실과 건강

라 식용 소금의 관리가 1996년 7월 1일부터 염관리법에서 식품위생법(의약품안전청)으로 이관된다. 그 후 2007년 11월 염관리법 및 식품위생법의 개정에 따라 2008년 3월 28일부터 오랜 세월 광물로 분류되어 오던 천일염도 식품으로 분류하고, 업무도 지식경제부에서 농림수산식품부로 이관되었다.

이에 따라 식용 소금은 식품의약품안전처에서 관리하고 소금제조업자가 제조한 소금과 수입하는 비식용 소금은 농림수산식품부 장관이 관리하는 등 품질검사기관(국립수산물품질검사원)의 검사를 받도록 변경되었다.

국내 천일염전의 폐전은 소금수입자유화와 함께 1997년 7월 1일부터 시작되었으며 폐전 규모를 두고 논란이 있었다. 국산 천일염의 가격경쟁력의 차원에서는 많은 천일염전을 폐전해야 하지만 소금의 질적인 차원에서는 미네랄이 풍부한 국내 천일염전을 당장은 어렵더라도 장래를 생각할 때 가능하다면 많이 확보하는 것이 필요했다. 이에 대한 논란이 있었으나 **폐전을 하되 가능한 국내 천일염전을 많이 확보하기로 결론이 났다.** 당시 정책결정 과정에 참여한 국실장, 차관, 장관 등 선배 공무원의 미래에 대한 안목과 철학 없이는 그렇게 결정하기 힘든 사항이었다.

당시 국내 천일염전은 총 8,464헥타르(ha)였으며, 폐전을 시작한 1997년에 약 1,200헥타르가 신청되고, 그다음부터는 점점 줄어들어 2004년 말까지 총 2,243헥타르에 약 245억 원이 지원되었다. 폐전지원 기간이 2001년에서 2004년 말로 3년 연장되었다.

천일염전 폐전 후 남은 천일염전은 2003년 말 기준으로 총 4,000헥타르에 전남이 88%, 충남이 8%로 국내 천일염전의 대부분을 차지했으며, 생산은 160천 톤으로 국내 소금 수요 3백 1만 톤의 약 5%였다.

국내 천일염전의 폐전과 함께 소금산업경쟁력강화를 위한 사업도 추진되었다. 대불산업단지에 소금종합유통센터의 건립을 추진하고, 천일염의 세척, 포장 등 부가가치를 높이는 가공공장의 건립도 추진했다. 중국산 천일염의 국내산으로의 둔갑 방지를 위해 소금 포대에 바코드를 부착하도록 의무화했다.

한편 국산 천일염을 세계적으로 홍보하기 위한 노력도 했으나 당시 소금의 시험분석 수준으로는 과학적이고 체계적인 우수성의 확립이 어려운 실정이었다.

4. 소금 수요의 변화

1990년대는 세계적으로 소금뿐만 아니라 공산품, 농수산물도 대부분 수입자유화가 되었다. 소금수입자유화로 국산 천일염보다 50% 이상 저가인 호주, 멕시코의 천일염, 암염, 기계염의 공급이 확대되었다. 세계적으로도 화학 공업용, 식품 가공용, 식용 등 소금 수요가 증가하면서 저가의 순도가 높은 천일염, 암염, 기계염 등이 시장을 장악했다. 한국도 유럽, 미국처럼 소금의 품질보다는 백색으로 겉모양이 깨끗하고 가격이 싼 수입 순소금을 선호했다

1) 김치 젓갈이 곰삭지 않는 수입염

1997년 7월 소금수입자유화가 시작된 해에는 소비자가 수입 천일염과 국산 천일염의 품질 차이를 잘 알지 못해 국산 천일염을 사용하던 대로 수입 천일염을 사용했다. **'천일염이면 다 같을 것이다'라는 막연한 추측이었다.**

그해 가을 김장철에 수입 천일염을 사용해 김장한 사람은 김치가 잘 발효되지 않아 김치 맛이 나지 않는다는 불평이 나왔다. **그해 가을에 젓갈(추젓)을 담그고 나서 다음 해 봄이 되어도 젓갈이 곰삭지 않아 먹거나 사용할 수 없었다.** 그다음 해 6월에 육젓을 담아두고 가을 김장철이 되었는데도 젓갈이 발효되지 않아 김치를 제대로 담그지 못한 사람이 많이 나오고 사회적으로 문제가 되었다.

한국의 갯벌천일염에는 다양한 미네랄과 젓갈 등의 발효를 시켜주는 미생물이 있는데 수입 소금에는 이들이 없는 결과였다. 한국인은 한국 갯벌천일염의 우수한 점을 몸소 체험하면서도 이러한 내용이 과학적이고 종합적으로 밝혀지지 않았던 탓인지는 몰라도 그 변화의 중요성을 크게 인식하지 못하고 지나갔다.

2) 국산 천일염은 수출되고 수입 소금을 선호

소금수입자유화 이후 2년~3년이 지나면서 국산 천일염으로는 김치, 젓갈 등을 담고, 수입 천일염은 재제염이나 공업용으로 사용하는 수요의 변화를 보이기 시작했다.

그러나 그것도 잠시였고 그 이후 저가의 중국산 천일염이 포대만 바꿔서 한국산으로 둔갑하는 등 저가의 소금을 선호하는 기조는 지속되었다.

아이러니하게도 질이 좋은 국산 천일염은 대부분 일본에 식용으로 수출되고 한국인은 미네랄이 거의 없는 저가의 중국산, 호주산 천일염을 주로 사용했다. 이런 추세는 그 이후에도 지속되었다.

일본은 1972년에 순수한 소금인 기계염을 처음으로 양산하면서 갯벌 천일염전을 폐전했다. 그 후 30여 년간 순소금인 기계염을 섭취하면서 일본인은 한국산 천일염의 좋은 점을 몸소 느끼고 있었던 결과였다.

5. 천일염, 죽염은 대한민국의 유산
   - 소금 정책 방향

역사적으로 볼 때 국가의 소금 정책은 국민을 위해 품질이 좋은 소금을 공급하기보다는 재정확보에 더 큰 목적이 있었다. 덕이 있고 백성을 자기 몸처럼 사랑하는 임금은 소금을 백성에게 원활하게 공급하기 위해 전매할 때도 일부 있었지만, 세계적으로 어느 나라나 소금은 대부분은 재정을 마련하기 위한 수단이었다. **생명 유지에 필수인 소금을 담보로 염세鹽稅를 부과해 나라의 재정을 조달하기 위한 수단으로 활용되었으며, 그 결과는 임금도 나라도 참담했다는 것을 알 수 있다.**

지구는 앞으로 시간이 지날수록 온난화가 심해지면서 환경은 오염되고 폭염과 폭우로 고향을 떠나고 인류는 서서히 지구를 떠나게 될 것이다. 인간은 인공지능, 과학의 발달로 로봇과 핸드폰에 몰두하는 등 몸은 편할지 모르나 정신적, 정서적으로는 많은 괴로움이 뒤따를 것이다. 지구와 인간의 엔트로피(entropy)는 계속 증가할 수밖에 없기 때문이다.

그것이 지구와 인간이 나아가는 방향이고 인간이 노력해도 약간 늦출 수는 있어도 막을 수는 없다.

소금도 순소금 따로, 미네랄 따로 섭취하는 방향으로 발전해 왔고 그렇게 발전해 갈 것이다.

여기에 **인류의 체질은** 시간이 지날수록 생명의 고향인 바다를 떠난 지 오래되어감에 따라 **현재 혈액의 소금기(염분) 0.9%로 약알칼리성인 pH 7.4보다 더 낮아져 산성화 될 것이다. 이에 따라 소금에 대한 의존도가 감소하게 되고 일부 동물들처럼 동식물의 음식 재료에 함유된 소금만으로도 생명을 유지할 수 있게 될 것이다.**

앞으로 세계적으로 산업용 순소금의 수요는 증가해도 갯벌천일염 등 식용 소금의 수요는 점점 감소하고 우리 몸과 관련한 소금의 중요성은 줄어들게 될 것이다. 옛날에는 인간의 체질이 소금기를 많이 요구하므로 소금 없이 살 수 없었기에 소금에 세금을 부과하는 등 재정 조달의 수단이 되었지만, 앞으로 소금에 대한 세금은 고려 대상이 되지 않을 것이다. 몇십 백년이 지나면 식용 소금에 관심이 없어지고 쳐다보지도 않을지 모른다.

향후 인류도 동물처럼 소금을 별도로 섭취하지 않고도 살 수는 있겠지만 **표 9-2와 같이 체내에 부족한 소금기 대신에 신경질과 화를 내는 등 육체적, 정신적, 정서적인 불안정과 우울증 등 질병이 그 자리를 메우게 될 것이다.** 음양오행에서도 수水에 해당하는 콩팥(신장)이 화火에 해당하는 심장의 심열心熱을 견제하는 등 제어하는데, 수水인 소금기가 부족하면 콩팥이 약해져 심장의 열기, 화기를 다스리지 못해 신경질적이며 화를 더 잘 내게 된다.

빛과 소금이 점점 줄어들면서 인류는 정신적, 정서적, 육체적으로 고난을 더 겪게 되고 수명도 환경에 따라 일시적으로 증가할 수는 있겠지만 장기적으로는 **짧아지게 될 것이다.**

표 9-2 시대별 소금 섭취의 감소와 화(성냄, 히스테리)의 증가 추이

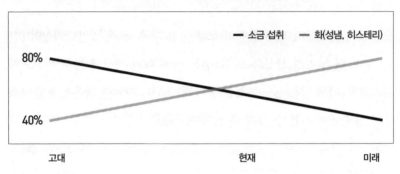

이러한 지구와 인류가 가는 방향을 전망할 때 삼천리 금수강산에 있는 한국은 복 받은 나라다. 금수강산이 있어 미네랄이 풍부한 갯벌이 있고 여기에 어류와 미네랄이 풍부하고 균형 있는 갯벌천일염이 있는 데다 이를 활용한 죽염이 세계에서 유일하게 한국에만 있다. 질 좋은 갯벌천일염을 생산하는 나라가 과거에도 세계에서 몇 군데 되지 않았는데 그나마 공장 등의 공해로 바다가 오염되어 갯벌천일염전이 없어지고 지금은 몇 곳밖에 남지 않았다. 그중의 하나가 대한민국이다.

1) 한국의 갯벌 세계자연유산으로 등재
한국의 갯벌천일염과 죽염은 천혜天惠의 자연과 선조先祖가 현재의 한국인에게 물려준 보물이고 유산이다.

이러한 의미 깊은 현황을 이심전심으로 알았을까? 2021년 7월 유네스코 세계유산위원회(WHC)에서 한국의 서천, 고창, 신안, 보성·순천 등 4개 갯벌을 세계자연유산(World Natural Heritage site)으로 등재를 결정했다. 한국의 갯벌이 세계 인류를 위해 보호되어야 할 보편적인 가치가 있다고 인정한 것이다.

2) 인류 건강을 위한 갯벌천일염의 과학적 정립

한국은 갯벌을 잘 보호하고 관리해 여기서 생산되는 갯벌천일염과 수산물 등으로 지구환경과 인류의 건강에 이바지할 수 있도록 아래와 같이 소금 정책을 펴고 노력해야 할 것이다.

- 한국의 갯벌천일염, 죽염의 우수성을 과학적, 체계적으로 정립해야 한다. 정부는 이에 필요한 시험분석 등 연구를 지원해 **세계가 미네랄이 풍부한 한국의 소금을 합리적으로 받아들일 수 있도록 규격화해서 프랑스 게랑드(Guerande) 천일염처럼 정당하게 평가받고 제 가격으로 거래될 수 있도록 해야 한다.**

  여기에 필요한 과학적인 시험분석과 동물실험 자료는 이 책에서 이미 밝혀졌기에 이 자료를 활용하면 된다.

- 세계에서 미네랄이 균형 있고 풍부한 한국의 천일염, 죽염을 현재와 같이 조미료로 분류해서는 일상에서 사용, 섭취뿐만 아니라 세계 시장으로 진출하는데도 어려움이 따른다. 순소금인 정제염과 미네랄이 풍부한 소금(천일염, 죽염 등)의 규격을 구분하고 다양한 미네랄의 한계치 등을 규격으로 정하는 것이 시급하다.

- 한국산 천일염, 죽염이 세계적으로 널리 알려져 인류의 건강에 이바지할 수 있도록 관련 기업은 물론 정부도 홍보하고 노력해야 한다.

3) 친환경 갯벌의 유지 노력

천일염 생산자와 정부가 자연과 친화적인 갯벌을 유지해 세계적인 갯벌천일염전이 된 프랑스 게랑드를 본받아야 한다. 천일염의 가격경쟁력 등으로 천일염전을 폐전하거나 갯벌이 오염되어 천일염을 공업용으로 전환한 나라의 선례를 되풀이해서는 안 된다. 머지않아 후회가 뒤따를 것이다.

과거 1970년대 바다의 갯벌에 제방을 만들어 농경지로 전환하는 간척지 개발사업으로 농지가 많이 생겼다. 그러나 갯벌에 농사를 지으려면 염분이 빠지는데 오래 기다려야 했고 겨우 시작한 벼농사는 몇십 년 하지도 못하고 쌀이 남아돌게 되었다. 게다가 농촌인구의 감소로 농부도 없어 현재는 잡초밭으로 변했다. 갯벌이 없어지고 잘 먹던 해산물도 손쉽게 먹지 못하게 된 것이다.

현재 갯벌천일염전에 설치된 태양광 발전시설도 이와 유사할 것으로 전망된다. **향후 바이오 등으로 혁신적인 수소가 값싸게 생산되면 송전과 축전 등의 환경이 열악한 갯벌천일염전의 태양광 발전시설부터 폐물이 될 것이다.**

수소의 생산은 현재는 물을 전기 분해해서 만들고 있으나 세계 여러 나라에서 많은 연구비를 투자해 식물, 발효 가스 등 바이오 등을 활용해 저가로 제조하는 방안을 추진해오고 있다.

우수한 한국의 갯벌이 세계자연유산으로 지정되고 미네랄이 풍부한 천일염이 생산되고 있는데 최근에도 천일염의 생산이 지속되지 못하고 경제성이 없어 폐전을 추진하고 있다고 한다.

여기에 2018년경부터 정부의 탈원전과 신재생에너지 활성화 정책에 따라 갯벌천일염전에 태양광 발전시설을 설치하는 붐이 일어났다. 천일염의 경제성이 없어 폐전을 한다면 정부가 지원해서라도 장기적으로 볼 때 태양광 발전시설보다는 양식장으로라도 전환하는 방안 등을 강구해야 더 바람직할 것이다.

염전에 태양광 발전시설을 설치하는 것은 태양광 판넬의 수명이 다하면 갯벌이 중금속으로 오염되고, 필요시 갯벌을 회복하려면 몇십 년, 몇백 년이 걸려 결국 갯벌만 없어지게 된다. **갯벌천일염전에 태양광 발전시설을 설치해 생산된 전력 가격보다 질이 좋은 갯벌천일염을 섭취하지 못해 생기는 질병으로 인한 고통과 의료비가 훨씬 더 크다는 것을 실감하게 될 것이다.**

유네스코는 한국의 갯벌을 세계자연유산으로 지정했는데, 한국은 이 갯벌천일염전에 태양광 발전시설을 설치하고 있어 대한민국의 정책이 무엇인가 잘못되어 가고 있다. 이것은 갯벌에 대한 과학적인 인식 부족과 근시안적인 정책이 가져온 결과다.

신라시대에 소금 창고가 마치 소 울음처럼 강렬하게 울고 나서 왕이 죽었다. 한국의 갯벌과 소금 정책을 현재와 같이 관리하면 한국의 갯벌천일염전이 울게 될 것임을 명심해야 한다.
지금도 한국의 갯벌과 갯벌천일염이 울고 있다.

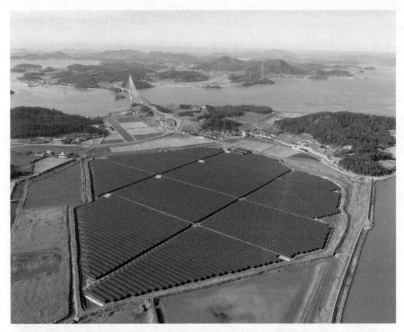

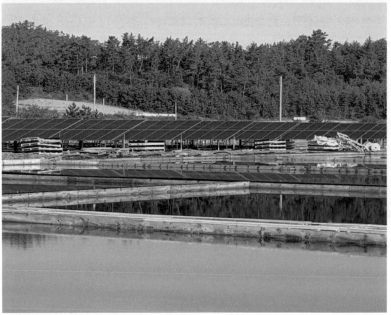

그림 9-1 갯벌천일염전에 설치된 태양광 발전시설

소금의 진실과 건강

4) 전통 갯벌천일염의 복원

현재의 천일염 생산은 자연 갯벌만을 이용한 전통적인 방법인 토판염土版鹽은 드물고 갯벌에 타일, 장판 등을 깔아 생산한데다가 바닷물의 오염까지 겹쳐 천일염이 인체에 미치는 영향이 우려되고 있는 것이 현실이다.

프랑스 게랑드 염전처럼 비닐장판, 타일, 금속 공구 등 인공의 재료나 장비를 사용하지 않고 자연 친화적인 전통 방법으로 소금을 생산해 공해와 관련한 소비자의 불안을 해소해야 한다.

5) 면역력을 높이는 음식 백신으로 개발

세계적으로 순소금인 정제염 따로, 인체에 필요한 미네랄 따로 약 먹듯이 섭취하는 문화가 증가하는 추세다. 이에 따라 인체의 면역력은 점점 떨어진 반면에 지구온난화로 온열환자는 많아지고 코로나보다 더 강력한 바이러스가 빈번하게 출현할 것이다.

앞으로 한국의 갯벌천일염, 죽염은 인체의 면역력 향상을 해결할 수 있는 음식 백신 중의 하나로 보약이 될 것이다. 갯벌천일염과 죽염에는 우리 몸이 필요로 하는 미네랄을 풍부하고 균형 있게 함유하고 있기 때문이다.

이를 위해서라도 정부는 천일염, 죽염을 음식 백신으로 개발, 보급하기 위해 노력해야 한다.

6) 인류를 위한 한국의 갯벌천일염, 죽염으로

이 책에서 순소금과 갯벌천일염, 죽염에 대한 특성과 차이점이 밝혀졌기에 그 특성에 따라 우리 몸이 원하는 대로 간을 맞춰 섭취하면 건강할 수 있다. 미네랄이 풍부한 한국의 갯벌천일염, 죽염이 세계적으로 확대되어 인류의 건강에 도움이 될 수 있도록 소금업계와 정부가 노력해야 할 것이다.

또한 이 책으로 세계적으로 소금을 원수처럼 대하는 저염식 문화의 인식이 전환되어 소금에 대한 긴 겨울잠에서 깨어나 인류의 건강 향상에 바탕이 되기를 간절히 바란다. 소금을 하찮게 여기면 소금은 그 대가를 인류에게 되돌려 준다는 것을 명심해야 한다.

이것이 지구, 나선형 은하를 구성하고 있는 우주와 자연의 순리이므로 여기에 순응해 적응하면 건강하고 아름다우나, 그렇지 못하면 들꽃보다도 더 힘들어질 것이다.

소금의 진실과 건강

아름다운 사람

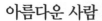

조 기 성

천지의 운항을 마음속 깊이
느끼면 나이 들수록 아름답고
느끼지 못하면 추하다

자연의 순리를 따르는
봄에 핀 들꽃,
가을 단풍은 얼마나 아름다운가

가는 세월에
무엇을 탓하고
발버둥 치던가

영원한 아름다움을 추구하는 사람은
천지의 운항에서도 벗어나려고
목숨을 걸 뿐

참고문헌

- 계연수 ,『환단고기』, 고동영 옮김, 한뿌리 · 북캠프, 2006.

- 고동영,『단군조선 47대사』, 한뿌리, 1999.

- 고린 고바야시,『게랑드의 소금 이야기』, 고두갑 · 김형모 옮김, 시그마프레스, 2008.

- 공원국,『춘추전국 이야기』, ㈜위즈덤하우스, 2010.

- 공자,『평생에 한 번은 꼭 논어를 읽어라』, 김이리 엮음, 주변인의길, 2015.

- 국립수산물품질검사원 목포지원,「소금의 변신」, 2010.

- 김병원 · 배형준 · 이옥경 · 강지혁 · 김정남 · 김효신 · 오지은 · 유성률 · 윤중수 · 윤형우 · 이선경 · 최철원,『인체생리학』, 도서출판 대학서림, 2018.

- 김부식,『삼국사기』, 김종권 옮김, 명문당, 1995.

- 김윤세,『신약본초』, 광제원, 1993.

- 김윤세,『죽염요법』, 광제원, 1993.

- 김은숙 · 장진기,『짠맛의 힘』, ㈜앵글북스, 2019.

- 김정민,『단군의 나라 카자흐스탄』, 글로벌콘텐츠, 2015.

- 나성훈,『사춘기와 성』, ㈜예림당, 2010.

- 다카야스 마사카쓰,『기적의 소금』, 국문사, 2005.

- 도서출판 장생 편집부 편저,『나도 미인이 될 수 있다』, 도서출판 장생, 1994.

- 마이클 로이젠 · 메멧 오즈, 『내 몸 사용 설명서』, 유태우 옮김, 김영사, 2007.

- 마크 클란스키, 안효상 옮김, 『소금 세계사를 바꾸다』, 웅진주니어, 2009.

- 박시우, 『죽염은 과학이다』, 어드북스, 2011.

- 박의규, 『소금과 물, 우리 몸이 원한다』, 지식과 감성, 2016.

- 박주용, 『소금 인간』, 홍익재, 2020.

- 박하산, 『소금, 소금은 정말 최고더라!!』, 예예원, 2011.

- 반봉찬 편저, 『천연간수와 천일염』, 홍익재, 2011.

- 백승헌, 『체질 죽염으로 병을 고친다』, 하남출판사, 2001.

- 브라이언 그린, 『우주의 구조』, 박병철 옮김, 도서출판 승산, 2005.

- 빌 브라이슨, 『바디 우리 몸 안내서』, 이한음 옮김, 까치글방, 2020. 사마천, 『사기』, 김진연·김창 옮김, 서해문집, 2007.

- 사토우 미노루·우에다 히데오, 『한국 소금에 미친 남자』, 홍유선 옮김, 맑은소리, 2005.

- 새뮤얼 애드셰드(Samuel Adshead), 『소금과 문명』, 박영준 옮김, 2001.

- 송월, 『신사주학 핵심비결』, 관음출판사, 2010.

- 스티브 호킹, 『호두 껍질 속의 우주』, 김동광 옮김, 까치, 2002.

- 시라또리 사나에, 『놀라운 Zn성분의 비밀』, 한미약품(주).

- 심백강, 『황하에서 한라까지』, 참좋은 세상, 2007.

- 안국준, 『물과 소금 어떻게 섭취하면 좋을까?』, 태웅출판사, 2017. 유승훈, 『작지만 큰 한국사, 소금』, 푸른역사, 2012.

- 윤내현, 『한국 고대사 신론』, 도서출판 만권당, 2017.

- 윤재일, 『건선 클리닉』, ㈜사계절출판사, 1998.

- 윤태호,『소금 오해를 풀면 건강이 보인다』, 행복나무, 2019.

- 이병희,『생리학』, 박애출판사 1971.

- 인산 김일훈,『신약』, 광제원, 1993.

- 일연,『삼국유사』, 김원중 옮김, 민음사, 2007.

- 정동효 편저,『소금의 과학』, 유한문화사, 2013

- 정락현 편저,『대나무 소금』, 밀알, 1996.

- 정연규,『대한 상고사』, 한국문화사, 2005.

- 정종희,『생명의 소금』, 올리브나무, 2010.

- 제임스 디니콜란토니오(James DiNicloantio),『소금의 진실』, 하늘소금, 2019.

- 조기성,『병을 이기는 건강법은 따로 있다』, siso, 2018.

- 주기환,『혈액과 물과 공기』, 배문사, 2017.

- 채점식,『소금과 물, 바로 알면 건강이 보인다』, 책과나무, 2000. 최동환,『삼일신고』, 지혜의 나무, 2005.

-『천부경』, 지혜의 나무, 2000.

-『한역』, 지혜의 나무, 2001.

- 클라우수 오버바일(Klaus Oberbeil),『소금의 역습』, 배명자 역, 가디언, 2011.

- 피에르 라즐로,『소금의 문화사』, 김병욱 옮김, 가람기획, 2001.

- 함경식 · 정종희 · 양호철,『소금 이야기』, 동아일보사, 2008.

- 허영섭,『미래의학』, 한국CTP, 2008.

- 황무연,『한의학과 인체의 신비』, 도서출판 고려의학, 1993.

- Brown · LeMay · Bursten · Murphy · Woodward · Stoltzfus, 화학교재

연구회 옮김, 『일반화학 제14판』, 자유아카데미, 2020.

- B. R. Nanda, 『Mahatma Gandhi a Biography』, Manzar Khan, Oxford University Press, 2003.

- Sarojini Sinha Illustrations by Mrinal Mitra, 『A Pinch of Salt Rocks an Empire』, Children's Book Trust, New Delhi, 2011.

- Evan Marlett Boddy, 『The Natural History of Common Salt』, London.

- Charles Tomlinson, 『The History of Salt』, London.

- The American Journal of Medicine, 『The History of the Salt Wars』, Elsevier Inc. 2017.